中医必读典籍白话译注丛书

温疫论译注

[明] 吴又可 著

曹东义 杜省乾 译注

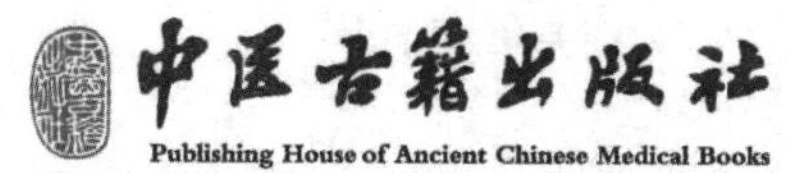

图书在版编目（CIP）数据

温疫论译注 /（明）吴又可著；曹东义，杜省乾译注 .－北京：中医古籍出版社，2020.5（2023.1重印）

（中医必读典籍白话译注丛书）

ISBN 978-7-5152-1545-7

Ⅰ.①温… Ⅱ.①吴…②曹…③杜… Ⅲ.①瘟疫论－中国－明代 Ⅳ.①R254.3

中国版本图书馆CIP数据核字（2017）第214468号

中医必读典籍白话译注丛书

温疫论译注

（明）吴又可 著　曹东义 杜省乾 译注

责任编辑　郑蓉　张宇

封面设计　马倩

出版发行　中医古籍出版社

社　　址　北京市东城区东直门内南小街16号(100700)

电　　话　010-64089446（总编室）　010-64002949（发行部）

网　　址　www.zhongyiguji.com.cn

印　　刷　三河市良远印务有限公司

开　　本　710mm×1000mm　1/16

印　　张　19.5

字　　数　319千字

版　　次　2020年5月第1版　2023年1月第2次印刷

书　　号　ISBN 978-7-5152-1545-7

定　　价　88.00元

吴又可自序

温疫之为病，非风非寒，非暑非湿，乃天地间别有一种异气所感。其传有九，此温疫紧要关节。奈何自古迄今，从未有发明者。仲景虽有《伤寒论》，然其法始自太阳，或传阳明，或传少阳，或三阳竟自传胃，盖为外感风寒而设。故其传法，与温疫自是迥别。嗣后论之者纷纷，不止数十家，皆以伤寒为辞，其于温疫证则甚略之。是以业医者所记所诵，连篇累牍，具系伤寒，及其临证，悉见温疫。求其真伤寒，百无一二。不知屠龙之艺虽成，而无所施，未免指鹿为马矣。余初按诸家，咸谓春夏秋皆是温病，而伤寒必在冬时。然历年较之，温疫四时皆有，及究伤寒，每至严寒。虽有头痛身疼，恶寒无汗发热，总似太阳证，至六七日失治，未尝传经，每用发散之剂，一汗而解。间有不药亦自解者，并未尝因失汗，以致发黄谵语，狂乱苔刺等证，此皆感冒肤浅之病，非真伤寒也。伤寒感冒，均系风寒，不无轻重之殊。究竟感冒居多，伤寒稀有。况温疫与伤寒，感受有霄壤之隔。今鹿马攸分，益见伤寒世所绝少。仲景以伤寒为急病，仓促失治，多致伤生，因立论以济天下万世，用心可谓仁矣。然伤寒与温疫，均急病也，以病之少者，尚谆谆以告世，至于温疫，多于伤寒百倍，安忍反置勿论？或谓温疫之证，仲景原别有方论，历年既久，兵火湮没。即《伤寒论》，亦系散亡之余，王叔和立论造方，谬称全书。温疫之论，未必不由散亡也明矣。崇祯辛巳，疫气流行，山东浙省，南北两直，感者尤多，至五六月益甚，或至阖门传染，始发之际，时师误以伤寒法治之，未尝见其不殆也。或病家误听七日当自愈，不尔，十四日必瘳，因有失治。不及期而死者，亦有治之太晚，服药不及而死者，或妄用峻剂，攻补失序而死者，或遇医家见解不到，心疑胆怯，以急病用缓药，虽不即受其害，然迁延而致死，比比皆是。所感之轻者，尚获侥幸。感之重者，更加失治，妄死不可胜计。嗟乎！守古法不合今病，以今病简（检）古书，原无明论，是以投剂不效。医者彷徨无措，病者日近危笃，病愈急，投药愈乱，不死于病，乃死于医。不死于医，乃死于圣经之遗亡也。吁！千载以来，何生民不幸如此。余虽固陋，静心穷理，格其所感之气，所入之门，所受之处，及其传变之体，平日所用历验方法，详述于下，以俟高明者正焉。

时崇祯壬午仲秋姑苏洞庭吴有性书于澹澹斋

年希尧序

古之医以实学行道而济世，今之医以不学谋利而肥家。即其立心，已君子小人之迥判矣。若世俗之医，则罪有尤甚。微独不通方书，并不知脉，指下胸中，茫然莫辨，又安能辨病之经络耶？更有不但不辨药性，而并不识药品，惟牢记凉者凡某某味，暖者凡某某味，以及某形者为某味，某色者为某味，某臭气者为某味而已。至于孰为道地，孰为精良，一无所据，而敢于悬壶入市者，总欺世人不读医书，不讲医理，不参医法，第就时俗之闻见，因朋友之表扬，遂忘其药为刀锯，而杀人如草菅矣。昔余奉命抚兹粤东，甫抵任，即闻医皆庸劣，而多伤人性命者，犹未之遽信也。未几，家人病形瘦而神旺，体作热，舌生苔，此实证之宜下而汗解者，医以为须温补，及不效，更加参附，不数服而死者，此其一。继而差某官至粤辄病，此北人而感南方之疫气，亟宜下而解者，越数日病益剧，余差人视之，见其口燥语谵，舌苔黑而生刺，此疫毒固结生热，热极反兼水化故也。非大剂急下，不能拔病回生，而医谬为阴证伤寒，辄用桂附等药，余见方即差人往止勿服，服必大误，讵伊家人不信，竟以此药进，而某官即于是夜毙。后有官吏病，乃时疫也，宜下宜汗者，而医以吏年高，用补剂，以致毒气内闭，拥塞垂危。及明者诊之，询其所服汤剂，惟有顿足长吁，不可以药救药，此轻用补剂以杀人者又其一。适家人双目赤肿，头晕胸懑，此疫也。医不以为温疫，而以为火眼，竟用大凉之剂，服之愈加昏聩，闷塞，赖明者诊之曰：如再投凉剂，命必休矣。急用达原饮，一服便减，继以两三服全瘳。甚矣，此仆之得生，幸早遇明者也！然而天下之医，其术类乎此者比比而是，既（概）未由家喻而户晓之。爰检余所藏书，有《温疫辨证秘集》，详读熟玩，益信向之所以病而辄死者，皆庸医之杀之也。乃稍微诠次疏解，授诸梓人，刻成散布。凡医给以全卷，愿熟读而详究焉。其亦知汝前此之误杀人，而懵不自觉乎！其亦知今此之对是书，而惭焉内悔乎？其试依其脉诀，审其病症，按其节气，而斟酌慎重以用药乎？其细察表里虚实，阴阳寒热，主客缓急，了然于心，了然于指，不复任情率意，妄施参附乎？果尔，则庶几以后此救人之功，补前此杀人之过，虽谋衣食，成家产，而寸心不欺者，鬼神可恕也。倘仍自以为是，以人之性命为儿戏，纵幸逃于王法，而能逭于冥诛哉！是以不惮叮咛告诫，而复为之序。

广宁年希尧偶斋书

目 录

上 卷

原病 …… (1)
温疫初起 …… (16)
传变不常 …… (24)
急证急攻 …… (28)
表里分传 …… (30)
热邪散漫 …… (31)
内壅不汗 …… (34)
下后脉浮 …… (36)
下后脉复沉 …… (38)
邪气复聚 …… (39)
下后身反热 …… (40)
下后脉反数 …… (42)
因证数攻 …… (43)
病愈结存 …… (47)
下格 …… (48)
注意逐邪勿拘结粪 …… (50)
蓄血 …… (57)
发黄 …… (63)
邪在胸膈 …… (65)
辨明伤寒时疫 …… (67)
发斑战汗合论 …… (73)
战汗 …… (75)
自汗 …… (79)
盗汗 …… (81)
狂汗 …… (84)
发斑 …… (86)

数下亡阴 …………………………………………………… (88)
解后宜养阴忌投参术 ……………………………………… (90)
用参宜忌有前利后害之不同 ……………………………… (94)
下后间服缓剂 ……………………………………………… (100)
下后反痞 …………………………………………………… (101)
下后反呕 …………………………………………………… (103)
夺液无汗 …………………………………………………… (106)
补泻兼施 …………………………………………………… (109)
药烦 ………………………………………………………… (114)
停药 ………………………………………………………… (115)
虚烦似狂 …………………………………………………… (117)
神虚谵语 …………………………………………………… (119)
夺气不语 …………………………………………………… (120)
老少异治论 ………………………………………………… (122)
妄投破气药论 ……………………………………………… (124)
妄投补剂论 ………………………………………………… (127)
妄投寒凉药论 ……………………………………………… (130)
大便 ………………………………………………………… (137)
小便 ………………………………………………………… (141)
前后虚实 …………………………………………………… (144)
脉厥 ………………………………………………………… (147)
脉证不应 …………………………………………………… (149)
体厥 ………………………………………………………… (152)
乘除 ………………………………………………………… (156)

下　卷

杂气论 ……………………………………………………… (163)
论气盛衰 …………………………………………………… (169)
论气所伤不同 ……………………………………………… (171)
蛔厥 ………………………………………………………… (174)
呃逆 ………………………………………………………… (176)

似表非表似里非里 …………………………………………………… (177)
论食 ………………………………………………………………………… (180)
论饮 ………………………………………………………………………… (182)
损复 ………………………………………………………………………… (184)
标本 ………………………………………………………………………… (186)
行邪伏邪之别 ……………………………………………………………… (189)
应下诸证 …………………………………………………………………… (191)
应补诸证 …………………………………………………………………… (204)
论阴证世间罕有 …………………………………………………………… (206)
论阳证似阴 ………………………………………………………………… (208)
舍病治弊 …………………………………………………………………… (210)
舍病治药 …………………………………………………………………… (211)
论轻疫误治每成痼疾 ……………………………………………………… (213)
肢体浮肿 …………………………………………………………………… (216)
服寒剂反热 ………………………………………………………………… (219)
知一 ………………………………………………………………………… (221)
四损不可正治 ……………………………………………………………… (225)
劳复、食复、自复 ………………………………………………………… (229)
感冒兼疫 …………………………………………………………………… (231)
疟疫兼证 …………………………………………………………………… (233)
温疟 ………………………………………………………………………… (234)
疫痢兼证 …………………………………………………………………… (236)
妇人时疫 …………………………………………………………………… (238)
妊娠时疫 …………………………………………………………………… (241)
小儿时疫 …………………………………………………………………… (243)
主客交 ……………………………………………………………………… (247)
调理法 ……………………………………………………………………… (251)
统论疫有九传治法 ………………………………………………………… (253)
正名 ………………………………………………………………………… (263)
《伤寒例》正误 …………………………………………………………… (267)
诸家温疫正误 ……………………………………………………………… (287)

上 卷

原 病

【原文】

病疫之由[1]，昔以为非其时有其气[2]，春应温而反大寒[3]，夏应热而反大凉[4]，秋应凉而反大热[5]，冬应寒而反大温[6]，得非时之气[7]，长幼之病相似以为疫[8]。余论则不然[9]。夫寒热温凉，乃四时之常，因风雨阴晴，稍为损益[10]。假令秋热必多晴[11]，春寒因多雨，较之[12]，亦天地之常事，未必多疫也[13]。伤寒中暑[14]，感天地之常气[15]。疫者感天地之疠气[16]，在岁有多寡[17]；在方隅有厚薄[18]；在四时有盛衰[19]。此气之来[20]，无论老少强弱[21]，触之者即病[22]。

邪自口鼻而入[23]，则其所客[24]，内不在脏腑[25]，外不在经络[26]，舍于伏脊之内[27]，去表不远[28]，附近于胃，乃表里之分界[29]，是为半表半里[30]，即《针经》所谓横连膜原是也[31]。胃为十二经之海[32]，十二经皆都会于胃[33]，故胃气能敷布于十二经中[34]，而荣养百骸[35]、毫发之间[36]，靡所不贯[37]。

凡邪在经为表[38]，在胃为里。今邪在膜原者，正当经胃交关之所[39]，故为半表半里[40]。其热淫之气[41]，浮越于某经[42]，即能显某经之证[43]。如浮越于太阳[44]，则有头项痛、腰痛如折[45]；如浮越于阳明[46]，则有目痛、眉棱骨痛、鼻干；如浮越于少阳[47]，则有胁痛、耳聋、寒热、呕而口苦。大概观之[48]，邪越太阳居多，阳明次之[49]，少阳又其次也。邪之所着[50]，有天受[51]，有传染[52]，所感虽殊[53]，其病则一。

凡人口鼻之气，通乎天气[54]，本气充满[55]，邪不易入；本气适逢亏欠[56]，呼吸之间[57]，外邪因而乘之[58]。昔有三人，冒雾早行[59]，空腹者死[60]，饮酒者病[61]，饱食者不病，疫邪所着[62]，又何异耶？若其年气来盛厉[63]，不论强弱，正气稍衰者，触之即病，则又不拘于此矣[64]。其感之深者[65]，中而即发[66]；感之浅者，邪不胜正，未能顿发[67]，或遇饥饱劳碌，忧思气怒，正气被伤，邪气始得张溢[68]，营卫运行之机[69]，乃为之阻，一身之阳气，因而屈曲[70]，故为病热。其始也，格阳于内[71]，不及于表[72]，故先凛凛恶寒[73]，甚则四肢厥逆[74]。阳气渐积[75]，郁极而通[76]，则厥回而中外皆热[77]，至是但热而不恶寒者[78]，因其阳气之通也[79]。此际应有汗[80]，或反无汗者，存乎邪结之轻重也[81]，即便有汗，乃肌表之汗[82]，若外感在经之邪，一汗而解[83]。今邪在半表半里，表虽有汗，徒损真气，邪气深伏，何能得解[84]？

必俟其伏邪渐退[85]，表气潜行于内[86]，乃作大战[87]，精气自内由膜中以达表[88]，振战止而复热[89]，此时表里相通，故大汗淋漓，衣被湿透，邪从汗解，此名战汗[90]。当即脉静身凉[91]，神清气爽[92]，划然而愈[93]。然有自汗而解者[94]，但出表为顺，即不药亦自愈也[95]。伏邪未退，所有之汗，止得卫气渐通，热亦暂减，逾时复热[96]。午后潮热者[97]，至是郁甚[98]，阳气与时消息也[99]；自后加热而不恶寒，阳气之积也[100]。其恶寒或微或甚，因其人之阳气盛衰也[101]；其发热或久或不久，或昼夜纯热[102]，或黎明稍减[103]，因其感邪之轻重也[104]。

疫邪与疟仿佛[105]。但疟不传胃，惟疫乃传胃[106]。始则皆先凛凛恶寒，既而发热，又非若伤寒发热而兼恶寒也[107]。至于伏邪动作[108]，方有变证[109]，其变或从外解，或从内陷[110]。从外解者顺，从内陷者逆[111]。更有表里先后不同[112]：有先表而后里者[113]，有先里而后表者[114]，有但表而不里者[115]，有但里而不表者[116]，有表里偏胜者[117]，有表里分传者[118]，有表而再表者[119]，有里而再里者[120]，有表里分传而又分传者[121]。从外解者[122]，或发斑[123]、或战汗、狂汗[124]、或自汗、盗汗[125]；从内陷者[126]，胸膈痞闷[127]，心下胀满[128]，或腹中痛，或燥结便秘，或热结旁流[129]，或协热下利[130]，或呕吐、恶心、谵语[131]、舌黑、苔刺等证。因证而知变，因变而知治[132]。此言其大略，详见脉证治法诸条[133]。

【注释】

［1］病疫之由：病，患病，名词活用为动词。疫，流行性疾病，古人有时也称之为天行、时行、疠气、疫疠。《素问·刺法论》："五疫之至，皆相染易，无问大小，病状相似。"《说文解字》："疫，民皆疾也。"由，缘由，病因。

［2］昔以为非其时有其气：昔，过去，以往。以为，认为。时，四时，季节。非其时，不是那个季节。气，此处指气候，气象。非其时有其气，不是那个季节却有了那个季节的气候。

［3］春应温而反大寒：春天的气候应当温暖，却相反地出现了非常寒冷的气象。古人认为春天的气候，应当以温暖适宜万物萌生为主。《素问·四气调神大论》："春三月，此谓发陈，天地俱生，万物以荣。"反：反而，相反。大寒：天气非常寒冷。

［4］夏应热而反大凉：夏季应当天气炎热，以利于万物的生长，却突然吹来了代表主杀气的金秋凉气。《伤寒例》："三月四月，或有暴寒，其时阳气尚弱，为寒所折，病热犹轻；五月六月，阳气已盛，为寒所折，病热则重。"

［5］秋应凉而反大热：秋天的气候应当逐渐寒凉，却表现为暑热不退，耗伤人体气阴。《素问·经脉别论》："春秋冬夏，四时阴阳，生病起于过用，此为常也。"

［6］冬应寒而反大温：冬天的气候应当寒冷，却反而很温热，使万物失于固密。《素问·四气调神大论》："夫四时阴阳者，万物之根本也，所以圣人春夏养阳，秋冬养阴，以从其根。"《素问·金匮真言论》："夫精者，身之本也。故藏于精者，春不病温。"

［7］得非时之气：受到不正常气候的侵袭。得：得到，此处用于被动，意为受到。

［8］长幼之病相似以为疫：老少同时得一样的病症就称为疫病。吴又可上一段论述，主要来源于《伤寒例》。吴又可与昔人不同，此处的引用不是借其中的理论阐述自己的观点，而是将其作为批驳对象的传统论点。

［9］余论则不然：我的观点却不是这样的。论：论说，观点，结论。然：

这样。

［10］稍为损益：损，减少。益，增加。此处指由于多风密雨，或持久阴天、酷暑久旱，而影响了春温夏热、秋凉冬寒的自然气候。

［11］假令秋热必多晴：假若秋天的气候过于闷热，一定是久旱天晴造成的。假令：假如，如果。

［12］较之：与正常的气候相比较。较：比较，对比。之：此处代指四季正常的气候。

［13］未必多疫也：不一定会使疫病有更多的流行机会。

［14］伤寒中暑：伤寒，《素问》指伤于寒，如“今夫热病者，皆伤寒之类也”“人之伤于寒也，则为病热”“冬伤于寒，春必温病”等，都是伤于寒而产生温热病。《难经·五十八难》“伤寒有五”的学说提出之后，伤寒才作为病名固定下来。中暑：即中于暑，指夏季感受暑热之气而发病。

［15］感天地之常气：伤寒与中暑，都是感受了自然界平常就有的寒凉、暑热之气而发的病。

［16］疫者感天地之疠气：疫，古文作“役”，如甲骨文中有“疒役”记载十余处，认为传染病就像服徭役一样，人人有份，故称其为役（疫）病。疠，同厉。厉，迅急、猛烈，古有厉风、厉鬼之称。《庄子·齐物论》：“厉风济，则众窍为虚。”《左传·昭公七年》：“今梦黄熊入于寝门，其何厉鬼也?”厉，又通疠，如《管子·五行》：“旱扎，苗死，民厉。”《左传·哀公元年》：“天有灾疠。”疠气：指有强烈传染性的邪气，不同于自然界的寒凉与暑热。

［17］在岁有多寡：岁，年，每年。多寡，次数有多有少。

［18］在方隅有厚薄：方隅，四方，地方。厚薄，指病情轻重。

［19］四时有盛衰：四时，四季的不同季节。盛衰，指病情的严重程度有轻重的区别。

［20］此气之来：气，指疫气，或称之为疠气、疫疠之气。

［21］无论老少强弱：不管年龄老少、体质强弱。疫气流行，人群普遍易感，体质不虚的人也可发病，这是疫气不同于六淫邪气的地方。比如非典型肺炎（SARS），其患病就以青壮年为主。

［22］触之者即病：触之，接触疫气。即病，就发病。

［23］邪自口鼻而入：《素问》载：“清邪则伤上。”王好古、王安道都有伤寒邪气从口鼻入的论述，吴又可此论疫气从口鼻入的观点，被喻嘉言、叶天士等所鉴。龚绍林云：“惟自口鼻而入，所以感疫者，或重似伤寒，或轻若

虚劳，初起总是胸膈紧闷。故凡遇病人脉数有力，胸膈不快，或重似伤寒，不可发散，以虚其表；或轻似虚劳，不可温补，以固其邪。照后方（达原饮）加减用之，万治万效。”

［24］所客：客，客居。所客，指疫气停留的地方。

［25］内不在脏腑：脏腑，《素问》认为六腑属阳，“传化物而不藏”，腑病可以用通下的方法治疗；五脏属阴，“藏精气而不泄”，邪气深入五脏，多为难治，故云：“治五脏者，半死半生。”脏腑有病，预示着病情深重。吴又可此处说，疫气虽然从口鼻深入体内，却没有在脏腑之内。

［26］外不在经络：经络，人体的经脉，其深而直行者为经，其浅而别行者为络。经络内联脏腑，外络肢节，是人体气血运行的道路，此处泛指体表。

［27］舍于伏脊之内：舍，停留的地方。伏，隐藏。脊，脊柱。吴又可认为疫邪停留的地方靠近脊柱。

［28］去表不远：距离体表不远。去：离开，距离。

［29］表里之分界：古人认为，脏腑属里，脏腑之外的皮肉经脉都属表。仲景《伤寒论》将六经伤寒热病，分为表证和里证两大类。

［30］半表半里：“半表半里”是人们研究仲景《伤寒论》时得出的一种概念，有时指少阳病，或称小柴胡汤证。因为太阳属表，阳明属里，少阳介于它们之间，所以叫半表半里。有时又叫“半在表半在里”，这种提法又不相同。半表半里，好像是一个“夹层”，属于第三空间；而半在表半在里，则表里之间只有一个观念的分界，没有“厚度空间”的含义。吴又可的半表半里是属于第三空间的概念。

［31］《针经》所谓横连膜原是也：《针经》，古医经名，又称《九卷》《灵枢》，一般认为它与《素问》合在一起，就是《汉书·艺文志》所说的“《黄帝内经》十八卷”。横连，横向连接。膜原，《素问》《灵枢》书中所指的一个部位，其部位似在膈肌与肠系膜附近。膜，即幕，指膈肌像天幕之形，又似薄膜。原，即本原，根本。《灵枢·岁露论》：疟邪“内搏于五脏，横连募（膜）原。”《素问·疟论》：“其间日发者，由邪气内薄于五脏，横连募（膜）原也。”《素问·举痛论》：“寒气客于肠胃之间，膜原之下，血不得散，小络急引故痛。”

［32］胃为十二经之海：胃主受纳水谷，水谷中的精微物质能够化生气血，充于各处的经脉之中，故称胃为十二经之海，又叫水谷之海，又说胃为十二经主气。《素问·五脏别论》：“胃者，水谷之海，六腑之大源也。”年希

尧云："手足各三阴三阳，为十二经也。"

［33］十二经皆都会于胃：都，共。都会于胃，全部都会聚于胃。十二经的气血全在胃部会合。

［34］敷布：敷，铺开。布，分布，散播。

［35］荣养百骸：荣养，营养，滋润。百骸，泛指全身的骨关节。

［36］毫发之间：泛指全身最细微的皮肤孔窍末端组织。毫发：长而细的毛发。

［37］弥所不贯：没有不贯穿的地方。弥：遍布、充满。贯：穿通，连接。

［38］凡邪在经为表：凡，所有的、不论什么。邪，此指疫气。经，经脉、经络。

［39］正当经胃交关之所：正当，正是。经胃交关，即表里之间。所，地方。

［40］故为：所以是。

［41］其热淫之气：其，指疫病。淫，过盛、太过。

［42］浮越：向外奔涌、充斥弥漫。年希尧云："伤寒感冒，邪从外入，谓之中经；瘟疫邪发膜原，由内而出，谓之浮越。"

［43］某经之证：五脏六腑各有经络与外界连通，经络所过部位的病痛，或内在脏腑的病理表现，都可以叫某经之证。

［44］浮越于太阳：足太阳膀胱经，起于目内眦，上头过项，经后背夹脊下行，从两腿后外部至足小趾。

［45］腰痛如折：腰部疼痛像折断一样剧烈。

［46］浮越于阳明：足阳明胃经，起于目下，夹鼻环口，过颊上颞；另一支从颊部下行锁骨上窝，至胸过乳头，下腹夹脐，行下肢前边，至足大趾。

［47］浮越于少阳：足少阳胆经，起于目外眦，上头行耳后，下项行人身体的侧面，过两胁，至腿外侧，达足背。

［48］大概观之：总体来看。

［49］次之：少于上一种情况。

［50］邪之所着：疫邪附着侵害的地方。

［51］天受：借助自然界的空气传来，类似空气传播。

［52］有传染：有的属于接触传染。

［53］所感虽殊：感受邪气的途径虽然不同。所感：所字结构，指代感受

的途径。

［54］凡入口鼻之气，通乎天气：乎，同于。古人认为，六淫之气可从鼻子吸入，而食物五味，属于地气，从口而入，与吴又可此说不同。

［55］本气充满：本，本身，本来。气，正气，抗病的能力。充满，充足不亏。

［56］本气适逢亏欠：适，切合，相合。逢，遇到。亏欠，不足。此句说明患者本来体质尚可，恰巧偶有不慎，一时体虚也会发病。

［57］呼吸之间：含义有二，其一是感受途径，邪气可以从呼吸侵入；其二是说在很短的时间内，犹言转眼之间。

［58］乘之：乘虚、趁机而入。

［59］冒雾早行：不顾有雾而早起赶路。冒：顶着、不顾。

［60］空腹：饥饿，胃气不充。

［61］饮酒者病：古人认为，酒为水谷之悍气，过饮则助湿生热。

［62］疫邪所着，又何异也：疫气侵犯人体的情况，与此有什么不同呢。

［63］若其年气来盛厉：盛，深厚，规模大。厉，猛烈。

［64］不拘于此：不受这种胃气强弱的影响。

［65］感之深者：感受邪气厚重、浓密。既云“邪伏膜原”，则不应再有部位深浅之分，故此处的感邪深浅，实指邪气的浓厚、重浊与浅淡、轻薄之分。

［66］中而即发：一遭受邪气的侵袭就发病，也就是潜伏时间很短暂。

［67］未能顿发：顿，忽然，立刻。

［68］张溢：即涨溢，指邪气迅速充溢全身，而不是逐渐传变。

［69］营卫运行之机：行于脉中的营气和行于脉外的卫气，它们运行的机能。《灵枢·营卫生会》：“人受气于谷，谷入于胃，以传于肺，五脏六腑，皆以受气，其清者为营，浊者为卫，营在脉中，卫在脉外，营周不休，五十而复大会。阴阳相贯，如环无端。”

［70］因而屈曲：因病邪而瘀滞，不能畅行。

［71］格阳于内：疫邪在体内和阳气搏斗。

［72］不及于表：人体阳气不能达到体表。

［73］凛凛恶寒：严重怕冷，而且这种感觉加厚衣被不能消失。

［74］四肢厥逆：手冷过肘，足冷过膝。

［75］阳气渐积：体内的热气逐渐增加。

［76］郁极而通：阳热之气瘀滞到极点，通透于体表。

［77］则厥回而中外皆热：厥回，四肢逆冷消失。中外皆热，表里都热。

［78］至是但热而不恶寒：到此时只有发热而不伴随恶寒。

［79］因其阳气之通也：身体由发热恶寒，转为只热不恶寒，是由于阳热之气充满周身，通达表里形成的。

［80］此际应有汗：这个时候应当有汗出。中医认为但热不寒为里热证，应当有高热汗出、口渴、脉搏洪大。龚绍林云："此际应有汗句，非谓用药表汗也。当此之际，其病将愈，应有汗。盖瘟疫汗解在后，伤寒汗解在前也。"

［81］或反无汗者，存乎邪结之轻重也：应当汗出却没有出汗，这是由于邪气郁结太深重，不能蒸汗外出。轻重，偏义复词，偏义于重。中医认为，"阳加于阴谓之汗"，汗出既需要阳气的蒸腾，也要阴血津液充足，才能汗出。

［82］即便有汗，乃肌表之汗：里热的汗出，往往汗出而热不退，与表证的发热一汗而解不同。

［83］若外感在经之邪，一汗而解：假如是外感在经的表证，往往汗出而热退。正如《素问》所说"体若燔炭，汗出而散"。

［84］何能得解：哪能一经发汗就痊愈呢。

［85］必俟其伏邪渐退：一定要等待病人沉伏于膜原的邪气逐渐减退。

［86］表气潜行于内：在表的抗病的正气，也向体内运动增援。

［87］乃作大战：就与邪气进行激烈的斗争。

［88］精气自内由膜中以达表：人体的正气与水谷精微物质，从体内的膜原部位向外输送于体表。

［89］振战止而复热：寒战停止之后又发热。振战：寒战，因恶寒而颤抖。

［90］此名战汗：这个病理过程叫战汗。

［91］当即脉静身凉：随之出现脉搏由躁数转为和缓，身体由烘热转为温和。静，安静、平静，此处与其前的躁数相比而言，不是真正的"安静"不动。凉与静的含义一样，也是与烘热相对而言，不是真正的凉。

［92］神清气爽：此与其前的神昏烦躁相对而言，自觉病痛如失。

［93］划然而愈：划，分开。划然，同截然、豁然。此处形容疾病愈合的速度极快。

［94］自汗而解者：自汗，疾病的过程中自然汗出，邪气随汗外解。此与平常所说的无邪自汗、盗汗意义不同。

［95］但出表为顺，即不药亦自愈也：古人认为，侵入人体的邪气，可以随汗液的外出，或通过大便的泄下而离开人体。在肌体表面的邪气，常常因汗解而愈，由于邪气轻浅，一般不需要用药。

［96］逾时复热：过一段时间就会再次发热。如果邪气不在肌表，汗出只能使被郁滞的营卫气机暂时疏通，邪气未去，所以会再次发热。

［97］午后潮热者：按照中医脏腑与一天十二时的配对关系，午后的申酉之时属于阳明胃腑，每到此时发热或者热势增高，往往意味着邪气结于阳明。

［98］至是郁甚：据《素问·血气形志》记载，三阴三阳的气血分别有多血少气、多气少血的情况，只有“阳明常多血多气”。邪至阳明，邪正斗争最激烈，故云至此郁结最重。

［99］阳气与时消息也：人体的阳气与自然界的四时阳气，及一天之中的阴阳变化周期一起增长消退。消息：消，消退；息，繁殖。

［100］自后加热而不恶寒，阳气之积也：外感邪气从进入阳明之后，热势逐渐增加，并且不再出现表证时期的恶寒证状，这是由于阳明经的阳气最盛形成的。

［101］其恶寒或微或甚，因其人之阳气盛衰也：病人恶寒轻重的根本原因，是由人体的抗病的阳气的强弱决定的。

［102］或昼夜纯热：有的病人黑夜白天只发热，不恶寒，也不寒热往来。像现在所说的稽留热，多在病情严重时出现。

［103］或黎明稍减：有的病人发热，在清晨时热势有所下降。

［104］因其感邪之轻重也：发热情况不同的原因，是由于感受的邪气有轻有重。

［105］疫邪与疟仿佛：疫气致病的特点与疟疾相似。《灵枢·岁露论》：疟邪“内搏于五脏，横连募（膜）原。”《素问·疟论》：“其间日发者，由邪气内薄于五脏，横连募（膜）原也。”疫邪也伏于膜原，与疟疾相似。

［106］但疟不传胃，惟疫乃传胃：但是，疟邪只在表里之间传变，不深传到胃腑，无可下之证。只有疫邪可以深入胃腑，故可以用下法。龚绍林云：“疟为少阳经病，居半表半里之间，故不传胃。疫邪伏膜原，去胃不远，故多传胃。凡遇证似疟疾，舌苔黄者，三消饮取愈；舌苔不黄者，三消饮去大黄。此中辨别，万无一失。”

［107］又非若伤寒发热而兼恶寒也：疫邪和疟邪致病，都是先恶寒，然后只发热不恶寒，不像伤寒病发热恶寒同时存在。

［108］至于伏邪动作：动作，指疫邪从所藏的膜原，向里或向外传变。

［109］方有变证：才产生了不同于邪伏膜原时的证候。

［110］或从内陷：有的病邪从膜原入里，逐渐深重。

［111］从外解者顺，从内陷者逆：疫邪从膜原出表，汗出而解者是好的变化趋势，相反疫邪从膜原深陷入里，则是病情加重的逆证。

［112］更有表里先后不同：除了顺逆两种情况之外，还有其他先后传表传里的不同情况。

［113］有先表而后里者：有的传变情况是疫邪先在表，后来离开表发展为里证。

［114］有先里而后表者：有的开始时病情表现为里证，经过治疗或者病人正气奋起抗邪，里证消失却出现了表证。

［115］有但表而不里者：有的病情始终表现为表证，而不出现里证。

［116］有但里而不表者：也有的病人始终表现为里证，没有出现过表证。

［117］有表里偏胜者：有的病人表里都有病邪，只是或侧重于里证，或侧重于表证。

［118］有表里分传者：有的病人邪气从膜原分别传向体表与体内，表现为继发的表里同病。

［119］有表而再表者：有的病人表证消失之后，又出现了比较轻的表证，这种现象就叫“表而再表”。

［120］有里而再里者：有的病人里证缓解之后，不久又出现了更为深重的里证，这种变化就叫“里而再里”。

［121］有表里分传而又分传者：有的病人先见到邪伏膜原的情况，然后表现为表里同病，接着又出现邪伏膜原证候，很快又转为表里同病。这种复杂变化就叫“表里分传而又分传”。

［122］从外解者：邪气从内向外退却，病情有外解之机。

［123］或发斑：有的表现为肌肤片状的斑。中医认为，疹小如粟，触之碍手，斑为片状，隐伏于肌肤之内，无碍手的感觉。华佗认为斑出是胃热过盛。叶天士《温热论》：“斑属血者恒多，疹属气者不少。斑疹皆是邪气外露之象，发出宜精神清爽，为外解里和之意，如斑疹出而神昏者，正不胜邪，内陷为患，或胃津内涸之故。”

［124］或战汗、狂汗：战汗，先有战栗，而后汗出，表示邪正斗争激烈，敌我力量相当。狂汗，病人先有烦躁不安，其人如狂，而后有汗出，似热邪

深入，心神被扰。

［125］或自汗、盗汗：疫病过程中，不经发汗，而有汗出为自汗；寐而汗出为盗汗。

［126］从内陷者：疫邪从膜原向内深入，成为里证。

［127］胸膈痞闷：由于胸及上腹部的气机被疫邪阻滞，而出现懑满滞塞的感觉。

［128］心下胀满：心下，心窝部，也就是剑突下。

［129］或热结旁流：肠中有热邪与宿食残渣形成的结块，不能便出，却有稀的粪便排出，这种情况叫热结旁流。

［130］或协热下利：热邪影响肠道的泌别作用，造成腹泻叫协热下利。胃肠型感冒与此相似，既有表证，又有腹泻。

［131］或呕吐、恶心、谵语：谵语，热病过程中出现的神昏妄语。伤寒学家认为此属阳明，而温病学家认为此是热邪深入营血所致。

［132］因证而知变，因变而知治：由证情的变化，知道疾病的发展情况；根据变化后的证情，而知道应当采取的治疗措施。也就是张仲景所说的“观其脉证，知犯何逆，随证治之”的辨证论治精神。

［133］详见脉证治法诸条：更详细的关于温疫病脉搏证候和治疗方法的论述，参见后面的有关章节。

【译文】

患疫病的原因，过去认为是由于四季天气的变化过于激烈，超出了那个季节应当有的变化范围造成的，比如春天的气候应当温暖，却反而很寒冷；夏天的气候应当暑热，却反而很凉爽；秋天的气候应当寒凉，却反而非常热；冬天的气候应当寒冷，却反而很温暖。人们受到反常气候的影响，不论老少患病的表现都相似，就把这种病叫做疫病。我的观点却不是这样，气候的寒热温凉，是四季的正常现象，由于刮风下雨、阴天日晒，稍微影响气候的变化。假如秋天的气候偏热，必定是由于晴天过多；春天的气候过于寒冷，其原因即是多雨。比较起来，也是自然界常有的事情，不一定造成疫病的流行。伤寒和中暑的病证，是感受寒邪和被暑热所伤，都是被自然界的正常气候伤害，而患疫病却是被自然界特殊的“疠气”伤害的结果。

疫病在一年之中，发病情况有多有少；在四方的病情，有轻有重；在四季的分布，患病率有的多有的少。这一类疫病流行的时候，不管男女老少，体质强弱，只要接触了这种疫气，就会发病。疫气之邪从口腔和鼻息进入人体，它所停留的地方，不在内部的五脏六腑，也不在体表的经络之中，而是停留在脊梁骨附近，离开体表不远，接近于胃的部位，这里是肌体表层与内脏的分界线，也就是一半在表一半在里的地方。这个地方就是《针经》所说的“膜原”，也就是横向连接着膈肌与肠系膜的地方。

胃受纳水谷，是十二经脉气血的总来源，所以叫十二经之海。人体的十二条正经，都依赖于胃气的充养，所以说胃气能够输送到十二经脉之中，由此营养四肢的各个关节，即使是最末端的毫毛汗孔，也没有不受胃气滋养的。凡是邪气在十二经脉就叫在表，邪气在胃腑就叫在里。现在疫邪伏于膜原，正是十二经脉与胃交接的地方，所以叫半表半里。

疫邪属于热气过剩的邪气，它充斥弥漫在哪一条经脉，就会表现出那一条经脉的证候。比如疫邪充斥于太阳经，就会出现头部、颈项部位的疼痛不适，腰痛得如同折断一样。如果疫邪充斥在阳明经，就会出现眼睛痛，眉棱骨处的疼痛，并且鼻子干燥。如果疫邪充斥在少阳经，就会出现两肋下疼痛，听力下降或耳聋，寒热往来，呕吐和口苦。总体来看，疫邪充斥在太阳经的最多，侵犯阳明经的少一些，侵犯少阳经的更少见。疫邪侵入人体，有空气传播，有密切接触传染，感受邪气的方式虽然不同，发为疫病却是一样。

人体口鼻的气体，与天空的大气相通。人体抗病的正气充足而没有虚损，外来的邪气就不容易侵入体内，而人体正气恰巧不足的时候，呼吸之间的瞬间，外来的邪气就能乘虚而入，侵犯人体。过去有三个人，顶着雾气及早赶路，其中没有吃东西空着肚子的人就死了，此前饮酒的人发了病，而吃饱肚子胃气充足的人就没有得病。疫气侵入人体，与此又有什么不同呢？假如当年疫气来得很猛烈，不管原来的体质如何，只要接触了这种疫气就会发病，这不能用胃气强弱来区别是否发病。其中受邪气侵害严重的，即刻就会发病。受邪气侵害较轻的，邪气斗不过人体的正气，不能立刻发病。或许到了人体因为饥饱过度、劳累、忧愁、愤怒的时候，抗病的正气受到伤害，邪气有了可乘之机，迅速蔓延，人体营气与卫气运行的机能，因此受到阻碍，我们身体的阳气，也因此而不能伸展敷布，所以就产生以发热为主证的热病。热病的开始，阳气与邪气在体内格斗，不能到达体表，所以疾病的初期恶寒很严重，甚至会出现手冷过肘，足冷过膝。阳热之气在体内逐渐蓄积，蓄积到很高的程度，阳气就会通达到肌体的体表，手脚逆冷的现象消失，体内体表都充满了阳热之气，至此只发热而不恶寒，这是由于阳热之气可以通达于内外的结果。这时应当见到出汗，如果反而无汗，是由于邪气郁结太重。此时即使有汗，也是肌表的汗出。假如邪气仅在肌表，就会随着汗出而病愈。现在邪气在半表半里的部位，肌表虽有汗出，邪气也不能外解，只是白白损伤正气，邪气深陷在体内，怎能得到解除？一定要等到半表半里的邪气已经瓦解，在表的正气也向体内集结，人体的正气与外来的邪气大战一场。人体精微物质组成的正气，从膜原的深处向外到达体表，身体寒战停止之后，表现为发热而不恶寒，表里之气在这时也达到畅通，所以大汗淋漓，衣服被子也会因汗出而湿透，邪气随从汗出而解散，这就叫战汗。当时脉搏由躁数变为和缓，身体由炽热变成凉爽，精神由昏糊变为清爽，疾病一下子就消失了。当然，也有自己汗出而痊愈的，体内的邪气向体表解散，是一种好转的顺证，这种情况下即使不用药物治疗，疾病也可以自愈。如果深伏在膜原的邪气，没有因为汗出而溃散，仍然盘踞于内，汗出仅使得卫气暂时得以畅通，热势虽然暂时下降，过不了多久还会再热起来。

每天下午发热，或者下午热势加重，这是由于阳明经多血多气，每到下午与邪气斗争比较激烈，人体气血的盛衰与天地阴阳消长的变化相一致。自从战汗之后，热势逐渐加重而不再恶寒，这是阳气积聚隆盛的表现。疫病过程中，恶寒有的重有的轻，其原因就在于人体的阳气是强盛还是虚弱。疫病的发热时间，有的短有的长，有的病人黑夜白天都发热，有的则在清晨热势有所降低，这是因为感受的邪气有轻有重。

疫邪与疟邪相似，都可以内伏膜原，但是疟邪不传到胃腑，只有疫邪经常传到胃腑。疫病和疟病的开始，都会出现很重的恶寒，紧接着就发热，不像伤寒那样发热与恶寒同时存在。等到深伏于膜原的邪气进攻人体之后，才会有相应的证候变化。膜原疫邪的变化，总括起来，有的向外解散，有的向内深陷。向外解散的属于顺证，向内深陷的属于逆证。还有疫邪先后向表、向里发展变化的复杂情况：有的病人先前表现为表证，然后又表现为里证；也有的病人先表现为里证，然后才表现为表证。有的病人始终只有表证，而没有出现里证；也有的病人始终只有里证，而没有表证。有的病人表现的既有表证，也有里证，但常以里证或以表证为主。有的病人邪气从膜原分两路传变，分别传向体表和体内更深的部位。有的病人表证消失之后，不久又出现了较轻的表证；也有的病人里证消失之后，不久又出现了更为深重的里证。

疫邪从体表解散时，可以出现片状的发斑，有的则出现先寒战而后大汗出的“战汗”，也有的见到神情烦躁不安汗出的“狂汗”，有的见到不经发汗而自然汗出的“自汗”，也有的见到入寐之后汗出醒后而止的“盗汗”。疫邪向内深陷时，可以出现胸懑膈塞；或者上腹胀满；有的腹部疼痛；有的热邪与肠中的宿食糟粕形成硬结；也有的既有肠中结粪，又有泻下稀粪便，叫作“热结旁流”；也有的热邪逼迫肠道，形成腹泻；有的热邪使气机上逆，出现呕吐、恶心；热邪壅盛，还会出现神志不清、胡言乱语，舌苔发黄、发黑，或者舌苔干燥突起形状如有芒刺在舌等证候。临床上因为症状的不断变化，就可以知道它属于什么证；根据变化之后的证候，再决定相应的治疗方法，也就是辨证施治。

以上谈的，只是疫病的大概情况，详细的脉证和治疗方法，可以参见后边的论述。

【评介】

《原病》一篇是吴又可为《温疫论》写的总论。原，最初、本原，此处意为病原，或是推求疫病的根本。“格物致知”是中国知识分子认识世界的光荣传统，吴又可将自己的理论，建立在对疫病的深刻认识上，为其学说建立了牢固的基础。

吴又可不同意《伤寒例》“非其时而有其气”的疫气学说，认为“疫者感天地之疠气”，不同于六淫之邪，因此，瘟疫也与伤寒、中暑有别，这体现出吴又可的独创见解。

古人认识流行性疫病的历史已经很悠久了，人们不断地对疫病的病因、病证和治疗进行探讨。《素问·刺法论》的“五疫之至，皆相染易，无问大小，病状相似”也曾经被作为经典的论述，一直影响到现在。金木水火土五疫之说，虽然不同于《伤寒例》的寒疫学说，但仍在六淫与季节主气的影响之下。南宋郭雍《仲景伤寒补亡论》：“若夏暑成疫，秋温成疫，冬寒成疫，皆不得同治，各因其时而治之。况一岁之中长幼疾状相似者，即谓之疫也。如疟痢相似，咽喉病状相似，赤目相似，皆即疫也。”郭雍虽然突破《素问》的五疫学说，指出了疫气为病的多样性，但其病因仍然在六淫邪气的范围之中。只有吴又可指明了“瘟疫之为病，非风非寒，非暑非湿，乃天地间别有一种异气所感”。认为疫气不限于五种，而是每一种热病都由不同的疫气所引发。他在《温疫论》的“杂气论”中说：“为病种种，难以枚举。大约病偏于一方，沿门合户，众人相同者，皆时行之气，即杂气为病也。为病种种，是知气之不一也。”吴又可关于不同疾病，由不同病原“杂气”所引发的论述，最接近微生物致病学说，在这个意义上可以说吴又可的“疫气说”是当时世界上最先进的病原学说。“气之不一”，“专发为某病”，不仅仅限于人类，更是吴又可“疫气学说”的一大贡献。

吴又可认为，疫气之邪从口腔和鼻息进入人体，它所停留的地方，不在内部的五脏六腑，也不在体表的经络之中，而是停留在脊梁骨附近，离开体表不远，接近于胃的部位，这里是肌体表层与内脏的分界线，也就是一半在表一半在里的地方。这个地方就是《素问》和《针经》所说的“膜原”，也就是横向连接着膈肌与肠系膜的地方。这一伏邪的部位，与伤寒的伏邪于肌肤、伏邪于少阴等学说也有所不同。为其阐发疫邪九传学说和辨明达原饮的治疗思想奠立了基础。

吴又可论述瘟疫的传变时，强调“疫有九传”，但是“九传”皆不离表里，这也是他受仲景学说影响的一面。因为《素问·热论》《难经·五十八难》论述热病伤寒都不分表里证，只有仲景特别强调表里治法的先后区别。《温疫论·统论疫有九传治法》云：“夫疫之传有九，然亦不出乎表里之间而已矣。所谓九传者，病人各得其一，非谓一病而有九传也。”九传现象的多样性，与伤寒病的“太阳六传”一样，既反映了不同人体对同一种病抗病反应的区别，也从一个侧面反映出吴又可所说的瘟疫，包括了现代医学的多种传染病，病种不同，传变也不会一样。

龚绍林评论说：“深者一中即发，为害犹小。何者？初发如伤寒状，医纵昧为疫，犹作伤寒治之。表剂不见效，至用三承气时，亦或获愈。盖治伤寒与治疫，邪传到胃，同一治也。至感之浅者，初不见甚病，及遇饥饱劳碌，忧思气怒，或五心潮热，或日晡热甚，或足膝无力，或头眩背疼，或心疼气痛，或胁痛腰疼，或咳嗽吐血，或协热下利，病者不知先感有疫，止述目前病状；医者不知先感有疫，止据现在病证，妄拟投剂，愈治愈剧，虽不即死，必成痼疾。其为害无底矣，急宜留心此编。”

吴又可关于发斑、战汗、苔黑、苔刺的论述，深受后世医家的重视，叶天士《温热论》就吸收了他的精华。

温疫初起

【原文】

温疫初起，先憎寒而后发热，日后但热而无憎寒也[1]。初得之二三日，其脉不浮不沉而数，昼夜发热，日晡益甚[2]，头疼身痛。其时邪在伏脊之前，肠胃之后[3]。虽有头疼身痛，此邪热浮越于经，不可认为伤寒表证[4]，辄用麻黄、桂枝之类强发其汗[5]。此邪不在经，汗之徒伤表气，热亦不减[6]。又不可下，此邪不在里，下之徒伤胃气，其渴愈甚[7]。宜达原饮。

达原饮

槟榔二钱　厚朴一钱　草果仁五分　知母一钱　芍药一钱　黄芩一钱　甘草五分

右用水二盅，煎八分，午后温服。

按：槟榔能消能磨[8]，除伏邪[9]，为疏利之药，又除岭南瘴气[10]；厚朴破戾气所结[11]；草果辛烈气雄，除伏邪盘踞[12]；三味协力，直达其巢穴[13]，使邪气溃败，速离膜原，是以为达原也[14]。热伤津液，加知母以滋阴；热伤营气，加白芍以和血；黄芩清燥热之余；甘草为和中之用[15]。以后四味，不过调和之剂，如渴与饮，非拔病之药也[16]。凡疫邪游溢诸经[17]，当随经引用，以助升泄[18]。如胁痛、耳聋、寒热、呕而口苦，此邪热溢于少阳经也[19]，本方加柴胡一钱；如腰背项痛，此邪热溢于太阳经也[20]，本方加羌活一钱；如目痛、眉棱骨痛、眼眶痛、鼻干不眠，此邪热溢于阳明经也[21]，本方加干葛一钱。证有迟速轻重不等[22]，药有多寡缓急之分，务在临时斟酌，所定分两，大略而已，不可执滞[23]。间有感之轻者，舌上白苔亦薄，热亦不甚，而无数脉，其不传里者，一二剂自解[24]；稍重者，必从汗解[25]。如不能汗，乃邪气盘踞于膜原，内外隔绝，表气不能通于内，里气不能达于外，不可强汗[26]。病家见加发散之药，便欲求汗，误用衣被壅遏，或将汤熨蒸，甚非法也[27]。然表里隔绝，此时无游溢之邪在经，三阳加法不必用，宜照本方可也[28]。感之重者，舌上苔如积粉，满布无隙，服汤后不从汗解，而从内陷者，舌根先黄，渐至中央，邪渐入胃，此三消饮证[29]。若脉长洪而数，大汗多渴，此邪气适离膜原者，欲表未表，此白虎汤证[30]。如舌上纯黄色，兼之里证，为邪已入胃，此又承气汤证也[31]。有两三日即溃而离膜原者，有半月十数日不传者[32]，有初得之四五日，淹淹摄摄，五六日后陡然势张者[33]。凡元气胜者毒易传化，元气薄者邪不易化，即不易传[34]。设遇他病久亏，适又微疫能感不能化，安望其传[35]？不传则邪不去，邪不去则病不瘳[36]，延缠日久，愈沉愈伏，多致不起[37]。时师误认怯证[38]，日进参芪，愈壅愈固，不死不休也[39]。

【注释】

［1］憎寒：憎，厌恶，憎寒就是恶寒。

［2］日晡益甚：晡，申时，黄昏。古人以十二地支记录一天中的时间，申时相当于下午三至五点。申时与阳明经相对应，这时的气血最旺，热势也最高。《伤寒论》认为日晡潮热，属于热结阳明腑燥屎已成，需要用下法。

［3］其时邪在伏脊之前，肠胃之后：吴又可认为这就是膜原的部位。

［4］邪热浮越于经，不可认为伤寒表证：经，此处代指肌表。伤寒太阳表证，有发热恶寒、头身疼痛的证候。

［5］辄用麻黄、桂枝之类强发其汗：辄，总是，每至此。麻黄、桂枝，此指麻黄汤、桂枝汤，是仲景《伤寒论》治疗表证的代表方剂，药性偏于辛温。龚绍林云："瘟疫之脉，必数而实；伤寒之脉，必迟而紧。今人不知脉理，每见病人头疼身痛，诊得数脉，认为紧脉，以为伤寒表证，漫用麻黄桂枝汤，以虚其表，故病转剧。甚矣！学者之不知脉也。"笔者认为，瘟疫不应用麻黄桂枝汤辛温解表的观点是正确的，但伤寒是热病而不是寒病，云伤寒见迟脉，未必如此。《伤寒论》所云麻黄汤、桂枝汤证都可见数脉。

［6］邪不在经，汗之徒伤表气，热亦不减：《素问·阴阳应象大论》："其在皮者，汗而发之。"发汗是治疗邪气在表的主要治疗方法。邪在膜原而

不在表，所以用汗法无益而有害。

［7］此邪不在里，下之徒伤胃气，其渴愈甚：《素问·阴阳应象大论》："其下者，引而竭之。"泻下法是治疗胃肠邪热积滞的常用方法。而汗法、下法都必须借助于体内的津液，汗下伤耗人体的津液，所以口渴加重。

［8］槟榔能消能磨：消，消化积滞；磨，磨坚硬的东西。《药性论》称槟榔"破坚满气"。《日华子本草》："破癥结，下五膈气。"

［9］除伏邪：伏邪，深藏在体内的邪气。《本经别录》称槟榔"除痰癖，杀三虫"。《本草通玄》："止疟疗疝。"

［10］除岭南瘴气：《本草纲目》称槟榔"疗诸疟，御瘴疠"。

［11］厚朴破戾气所结：戾气，凶残、乖张的邪气，此指疫气。《神农本草经》："厚朴主中风伤寒，头痛，寒热惊悸。"《药性论》："主疗积年冷气，腹内雷鸣。"

［12］草果辛烈气雄，除伏邪盘踞：辛，辣味。烈，药性猛烈。气雄，药气力强。伏邪，伏于膜原的疫邪。盘踞，牢固占领。《本草纲目》："草果，与知母同用，治瘴疟寒热。"

［13］直达其巢穴：巢穴，指邪气所在的膜原。

［14］是以为达原也：是以，即以是，因此。达原，直达膜原。

［15］甘草为和中之用：《神农本草经》：甘草"主五脏六腑寒热邪气，坚筋骨，长肌肉，倍力"。《别录》："温中下气。"《药性论》："主腹中冷痛""补益五脏，制诸药毒"。甘草由于能补虚解毒，被称为"和中之国老"。

［16］如渴与饮，非拔病之药也：就像渴了给他水喝一样，不是去病的药物。

［17］凡疫邪游溢诸经：游溢，充斥，充满。诸经，全身经脉。

［18］当随经引用，以助升泄：应当按着邪气到达的经脉，应用相应的药物，用来帮助达原饮升散疏泄疫邪。金代张元素发明药物的"引经报使学说"认为，可以使用一些归经倾向明显的药物，引领整个方剂直达有病的经脉。"随经引用"似有用引经药之意。

［19］此邪热溢于少阳经也：这是邪热充斥于少阳经的证候。胁痛、耳聋、寒热往来、呕而口苦，都是仲景《伤寒论》所说的少阳经病的证候。少阳经属胆络肝，行人身的两胁，故有此类证候。

［20］此邪热溢于太阳经也：这是邪热充斥于太阳经的证候。太阳经过头下项，行人身之背至腰腿，故有腰背项痛。

［21］此邪热溢于阳明经也：这是邪热充斥于阳明经的表现。

［22］证有迟速轻重不等：都是疫病，在证候的表现上有的轻，有的重；有的急暴，有的缓慢。

［23］不可执滞：不能呆板、拘泥。

［24］自解：自然地得到解散。此自解不是不用药而自愈，是用药后的自然过程。

［25］稍重者，必从汗解：证候稍微严重的，一定要通过发汗，汗出邪散。《素问》："体若燔炭，汗出而散。"汗法是治疗邪气在表的主要方法。

［26］不可强汗：发汗不解的病人，是因为邪气内结的部位仍以膜原为主，不能反复强行发汗，徒伤表气而不能散邪。

［27］甚非法也：严重地违背治疗的法则。

［28］宜照本方可也：邪气没有弥漫三阳经，仍在膜原，故仍然用达原饮治疗。

［29］此三消饮证：《温疫论·表里分传》："三消者，消内、消外、消不内不外也"。内指里证，外指表证，不内不外指膜原。此与消渴病的三消不同。

［30］此白虎汤证：白虎汤由石膏、知母、甘草、粳米组成，是《伤寒论》治疗阳明病的常用方剂，白虎汤证属于里热亢盛，故有"脉长洪而数，大汗多渴"的见证。

［31］为邪已入胃，此又承气汤证也：邪热结聚于胃肠，这就是大小承气汤和调胃承气汤的证候，需要用三承气汤进行治疗。

［32］有两三日即溃而离膜原者，有半月十数日不传者：有的疫病患者一两天邪气就从膜原散离，有的深结不解达到十天半月以上。说明疫邪致病的多样性。

［33］淹淹摄摄，五六日后陡然势张者：淹淹摄摄，病情缠缠绵绵。陡然势张，突然之间病情急剧加重。

［34］元气薄者邪不易化，即不易传：元气强壮的人，逼邪外出速离膜原；而元气弱者，抗邪不力，与病邪呈胶着状态，证候不容易发生变化。

［35］设遇他病久亏，适又微疫能感不能化，安望其传：假如患其他的病而正气亏虚之时，又赶上疫气流行，受邪之后不能够将其化解，怎能见到病情的传变呢？

［36］不传则邪不去，邪不去则病不瘳：疫邪有九传，传变之后就容易用

解表、清里的方法治疗，而邪气伏于膜原不传变，疫病就不能痊愈。

[37] 愈沉愈伏，多致不起：邪气在膜原久伏不解，多数是正气不支，无力抗邪，病情深重的表现。

[38] 时师误认怯证：社会上的一般医生，不了解这种病情，错误地认为这是内伤虚损的怯证。

[39] 日进参芪，愈壅愈固，不死不休也：每一天都服用人参、黄芪一类的补益药，而不驱除邪气，只能是越用补药，气机愈加滞塞；以至病人因为用补益之药，已经快死亡时，仍然不停止进补。

【译文】

瘟疫病发病的初期，首先出现身体怕冷，而后出现发热的证候，改天，也就是日后只表现为发热而不再有怕冷的证候，刚得疫病的第二三天，病人的脉象不出现浮象、沉象，而是以数为主，全天都发热，但是到了下午的晡时，也就是申时（下午3～5点钟），热势会有所加重，同时伴有头痛、身体的疼痛。在得病两三天的时候，疫邪正在脊柱的前边、胃肠的后边，也就是膜原的部位。虽然有头疼身痛，那是疫邪从膜原向外充溢于体表的经脉形成的现象，不可认为是伤寒病的表证，而用麻黄汤、桂枝汤之类的辛温解表药强行发汗治疗。这时的疫邪不在体表的经脉之中，发汗只是白白地损伤在表的正气，热势也不会减低。也不可用下法，因为这时疫邪也不在体内的肠胃，使用下法只会白伤胃气，由于误下伤了人体的阴液，病者的口渴就会更重。应当使用达原饮治疗。

“达原饮”的方剂组成

槟榔二钱（6克）　厚朴一钱（3克）　草果仁五分（1.5克）　知母一钱（3克）　芍药一钱（3克）　黄芩一钱（3克）　甘草五分（1.5克）

上面的药物用水二盅（300毫升），煎取八分（100毫升），午后趁温热服下。

吴又可按：槟榔能够消食磨积，驱除伏在体内的疫邪，又能疏散和有利于气机的运行，驱除岭南的山岚瘴气；厚朴能够破解戾气的结聚；草果的辛味浓烈，药气力大，能去除伏邪在膜原的结聚。三种药物协同作用，直接到达疫邪聚集的巢穴膜原，使邪气溃散，迅速离开膜原，所以这个方剂叫“达原饮”。由于热邪伤津耗液，所以加知母滋养阴液；疫热之邪伤耗人体的营血，所以加白芍养阴液营血；黄芩可以清解燥热的余邪；甘草有补虚和中、调和诸药的作用。因为后边的四味只是调整、和中的药物，就像渴了给他水喝，不是拔除病根、驱除病邪的药物。所有的瘟疫之邪，充斥于各个经脉的时候，应当根据邪气所在的经脉，选用相应的药物，用来帮助升散、疏泄邪气。比如两胁疼痛、耳朵听力下降或耳聋、寒热往来、呕吐口苦，这些证候是疫邪充斥于少阳经的表现，用达原饮加柴胡一钱（3克）；如果有腰痛、背痛、项后疼痛，这是疫邪充斥于太阳经的表现，应当用达原饮加羌活一钱（3克）；如果见到眼痛、眼眶痛、鼻子干燥、不能入眠，这是疫邪充斥于阳明经的表现，应当在达原饮的基础上，加干葛根一钱（3克）。

疫证的病情变化，有的快，有的慢；有的病情轻，有的病情重。使用药物有的多，有的少；有的急，有的缓。一定要在临证的时候仔细考虑，现在书写的用量，只是方剂大概的参考值，不能拘泥于此。其中有的病人感受的疫邪比较轻浅，舌上的白苔也比较薄，热势也不重，脉搏也不数，如果病邪不向里传变，一般一两剂药就能解除。病情稍重的患者，一定会通过汗出才能痊愈。如果不能汗出，这是疫邪结聚在膜原，使人体表里互相隔绝，在表的正气不能向内输送，在里的正气也不能向外传达，这时不能强行发汗。病人及其家人见到方剂中加用了发散邪气的药物，就想着使病人汗出，错误地用衣服被子将病人捂起来，或者用热汤薰蒸病人，实在是错误的做法。但是，邪气在半表半里的膜原，人体的内外气机被阻隔而互不相通，这时没有浮越的邪气充斥在体表的经脉，前边提到的邪在太阳、少阳、阳明经的加用药物的方法，此时不必使用，按照达原饮的基本方剂使用就可以了。

感受疫邪深重的病人，舌苔很厚，就像堆积了面粉一样，而且布满整个舌面，没有空隙，服汤药之后其邪不能通过汗出而解散，却向体内深陷入里，舌头根部的舌苔先发黄，逐渐黄到中间的地方，这是疫邪逐渐进入胃腑的现象，也就是消内消外、消不内不外的三消饮的证候。

假如病人的脉搏如洪水那样来得很盛，脉动的部位长而且跳得快，大汗淋漓，口渴多饮，这是邪气刚刚离开膜原，向体表浮越又没有完全到达体表的现象，这就是清泻热邪的白虎汤的证候。如果病人的舌苔是纯黄色的，并且兼有只热不寒的里证，是疫邪进入胃腑的象征，这就是承气汤的证候。有的病人得病两三天，就表现出疫邪从膜原溃散的现象；有的病人得病半月或者十几天，却不传变，邪气仍然在膜原；有的病人得病四五日，缠缠绵绵不轻不重，五六日之后突然热势上涨。凡是病人元气强盛的，疫毒就容易传出膜原，发生变化；病人元气衰弱的，疫毒就在膜原不容易传出，不容易发生传变。假如正赶上患有其他的疾病，或者久病体虚，恰巧碰上的疫邪也不重，仅仅引起发病而不能向外转化，怎么能见到病情的传变呢？不传变疫邪就不会离开，疫邪不离开膜原疾病就不会痊愈。病情迁延多日，越向里发展，疫邪隐伏得越深，往往造成不良后果。当时的医生误认为病人是虚证，每一天都服用人参、黄芪一类的补益药，而不驱除邪气，只能是越用补药，气机愈加滞塞；以至病人因为用补益之药，已经接近死亡了，仍然不中断进补。

【评介】

本节论述瘟疫病初期的证候和基本治疗方法。病人虽然在得病的初期，有恶寒、头痛、身痛、发热、甚至有日晡潮热，与仲景所说的伤寒表证的证候十分相似，吴又可认为这是疫邪伏于膜原，欲出于表的现象，不能用辛温解表的麻黄汤、桂枝汤治疗，否则易伤营卫之气；因为疫邪不在里，下之只会损伤胃气，不能驱除病邪。只有运用达原饮，才能使深伏于膜原的邪气溃散，离开膜原。

达原饮是吴又可推出的具有独创精神的代表方剂，其中以槟榔、厚朴、草果为君，破结气、除疫邪，效专力宏；得黄芩、知母、芍药、甘草相助，清热解毒、养阴和中，使方剂行气破积而不温燥，驱邪外出而不伤阴。李砚庄云："盖疫本热邪，犹贼，膜原犹窝，槟榔草果犹捕快手，厚朴犹刑具，知芩犹牵出，若硝黄则驱之走矣，白芍甘草，一谨守门户，一调停众人，此又可先生立方之妙。惟龚君洞悉渊微，故以方济人，即以言阐理，其言如布帛粟菽，允堪辅翼前贤。"

龚绍林云："古来方书汗牛充栋，莫不各有治疫之方。惟感疫而头腰项痛，胸膈不紧者，遵用九味羌活汤则效。又有感疫，日重夜轻者，遵用人参败毒散可愈。此外有效，皆因错认病原也。凡疫不拘大小男女，胸膈紧闷，日轻夜重者，十有八九，惟此达原饮方。真千古治疫妙剂，医者渡人宝筏也。照症加减，无不获效。但气虚之人，头晕不举，其脉必右寸无力，或两寸皆空，宜加党参以扶正气。又有血虚之人，足膝冰冷，其脉左尺无力，宜加熟地以补其血。务要细心按脉，体认的确，不可忘拟加入，以致误人性命。"

孔毓礼曰："此非先圣之方，乃时贤所创。其意在气行则邪行，故用三味破气之品。以槟榔有逐瘴之功，故君之。然邪在元气传化，设遇老弱之人，而概投此方，岂非寇至而自决垣墙耶？非有大力者，以主持之，有可用也。知芩芍药，乃寒凉之品，设证不见烦热燥渴，脉不见滑数，亦可遽用耶？疫病非不可发散，如柴葛解肌、柴胡升麻、人参败毒，凡见三阳表证，皆可选用。得汗不解者，再和其里，倘数剂不汗，不可强责其汗，和之、清之、下之，而汗自出。若夫达原饮，惟上膈痞满者宜之，胸膈空旷，未可漫施也。脾开窍于口，肺开窍于鼻，然肺属清肃之脏，秽浊之邪不易干。胃为水谷之海，藏垢纳污，况阳明脉络起于鼻之交额中，疫邪自口鼻入，必先犯胃。是以疫病下夺而愈者多也。”

龚绍林不同意孔毓礼的观点，他说：“瘟疫之脉，本邪气内郁，非用此破气之药，断不能逐。吴先生实发前人所未发，而为医家之功臣也。孔氏何以谓非先圣之方而妄谈之？‘感疫之人，从未有不寒热燥渴者，亦未有不见滑数者’，即此二语，可见孔氏于瘟疫脉证，尚未体认的确。”龚绍林对吴又可的贡献认识可谓深刻，而孔氏能够从历代有效的治疗方药中，汲取有益的营养而不拘泥于吴又可的一家之说，也不无可取之处。

达原饮证最有特征性的证候，是传染性疾病过程中，尤其是疾病的开始阶段，见到寒热往来或是日晡潮热，舌苔白如积粉，恶心呕吐，腹胀痞满。它的突出功效被历代医家所称颂和采用，至今仍然有显著的临床疗效，解放后曾经用达原饮加减治疗多种传染性、感染性疾病，比如流行性乙型脑炎、麻疹肺炎、流行性出血热，以及在非典型肺炎的中医治疗中，它仍然发挥了很重要的作用。

吴又可提出的随证加减方法，符合中医传统的辨证论治精神，也反映出疫邪为病的多样性，切不可执方疗病不知变通。疫邪为病虽然有许多不同的特点，但它们也有共同的演变规律，都可以有偏于表或者偏于里的证候，可以用白虎汤、承气汤分别治疗。

吴又可同时指出了，患者的正气强弱在疾病的发展和转归方面的重要作用。但是疫病过程中，首先侧重的是驱邪气，而不是补虚扶正。中医认为人体的正气不可能在很短的时间内“补起来”，如果只用参芪“呆补”而不注重驱邪，就有可能出现吴又可所说的不良后果。

传变不常

【原文】

疫邪为病，有从战汗而解者；有从自汗、盗汗、狂汗而解者；有无汗而传入胃者[1]；有自汗淋漓热渴反甚，终得战汗方解者[2]；有胃气壅郁，必因下乃得战汗而解者[3]；有表经汗解，里有余邪，不因他故，越三五日前证复发者[4]；有发黄因下而愈者[5]；有发黄因下而斑出者[6]；有竟从发斑而愈者[7]；有里证急，虽有斑，非下不愈者[8]。此虽传变不常，亦疫之常变也[9]。有局外之变者，男子适逢淫欲，或向来下元空虚，邪热乘虚陷于下焦，气道不施[10]，以致小便闭塞，少腹胀满，每至夜即发热，以导赤散、五苓、五皮之类，分毫不效，得大承气一服，小便如注而愈者[11]。或宿有他病，一隅之亏，邪乘宿昔所损而传者[12]，如失血崩带[13]，经水适来适断[14]，心痛疝气[15]，痰火喘急，凡此皆非常变[16]。大抵邪行如水，惟注者受之[17]，传变不常，皆因人而使。盖因疫而发旧病[18]，治法无论某经某病，但治其疫，而旧病自愈[19]。

【注释】

[1] 有无汗而传入胃者：有的病人不经过大汗、大渴的白虎汤证，而从膜原直接进入胃腑，出现日晡潮热、大便秘结、斑疹透露。

[2] 终得战汗方解者：由于大汗伤津，最后只得通过战汗，邪气才得以解散。

[3] 有胃气壅郁，必因下乃得战汗而解者：有的病人疫邪与胃肠中的糟粕互结在一起，胃气被疫邪壅塞，必须通过泻下热结，胃气畅通之后，才能战汗驱邪外出，病解而愈。

[4] 越三五日前证复发：渡过三五日之后，以前的病证又出现了。越：渡过。

[5] 有发黄因下而愈者：有的病人的黄疸，是由于湿热郁蒸肝胆，泻下

胃热之后，肝胆的气机得到舒展，黄疸也因此而痊愈。

［6］有发黄因下而斑出者：有的并发黄疸的患者，泻下之后体表出现了斑疹，这是血分的热邪从内出表的现象。

［7］有竟从发斑而愈者：有的病人，虽然出现了斑疹，疫病却从此痊愈了。这是邪有出路的顺证，一般应当斑出之后，脉静身凉，精神爽快。

［8］虽有斑，非下不愈者：有的病人，虽然有斑出，却不是脉静身凉，而是身热不减，或日晡潮热，便秘腑满，不泻下邪热互结的燥屎，就不能痊愈。

［9］此虽传变不常，亦疫之常变也：这些各式各样的传变，虽然不是基本表现，但也是疫病常可见到的变化。

［10］气道不施：气机运行的道路，不能正常发挥作用。中医认为膀胱储存尿液，经肾气的气化作用，尿液才能排出体外。

［11］小便如注而愈者：用大承气汤之后，气机畅通，小便也非常畅顺，像注水一样排泄而出，疫病也随着热邪的清除而痊愈。注：灌，倾倒，此处形容排泄非常顺利。

［12］邪乘宿昔所损而传者：疫邪借着原先旧有的某处脏腑正气的虚损，传入这一脏腑。这就是中医所说的“虚处留邪”。

［13］失血崩带：失血，出血，一般指出血量比较大的病情。崩，指妇女子宫大量出血。带，指妇女带下过多，或者带下发黄，或血性白带。

［14］经水适来适断：正赶上妇女的月经来潮，或者月经刚刚停止。这正好为邪气进入人体的血分提供了可乘之机，《伤寒论》称其为“热入血室”。

［15］心痛疝气：心痛，指心口部位的疼痛，也就是胃脘部位的疼痛。疝气，小肠进入阴囊，阴部坠胀的病证。

［16］凡此皆非常变：所有的这些情况，都是不平常的病变、不常有的情况。

［17］惟注者受之：只有接受了邪气的部位受到疫邪的侵害。注者，被注入了邪气的地方。此与“虚处留邪”意味相同。

［18］因疫而发旧病：因为疫邪的侵入，而引发了原先处于缓解期的旧病。

［19］但治其疫，而旧病自愈：只要单纯治疗他的疫病，这一诱因一祛除，旧病也将自行缓解。

【译文】

瘟疫邪气造成的病证，有的病人通过战汗，使病情获得痊愈；有的病人则通过自然汗出的“自汗”、或者里证下后而有汗出的“盗汗”、或者烦躁汗出的“狂汗”，使疾病获得痊愈；有的病人则因为没有汗出，疫邪深入传变到胃部；有的病人先出现大汗淋漓，口渴很甚而多饮，病热虽有所衰退，正气也受到很大的损伤，最后只有通过先寒战而后汗出的“战汗”，疫病才痊愈；有的病人邪热与糟粕互结在一起，胃气被壅塞，一定要通过泻下的方法，才能得到“战汗”而痊愈；有的病人的表证，经过出汗缓解，而同时还有里证，余邪还没有被完全清除，所以在没有其他病证出现的情况下，经过三到五天，此前消失的疫病又病症重现；有的疫病发黄的病人，由于使用了泻下方法治疗，病证获得痊愈；也有的疫病发黄的病人，在应用了下法之后，肌体的表面出现了红斑；有的病人，竟然因为体表的斑出，邪气外散而获痊愈；有的疫病病人，里热证很重，虽然也见到发斑的情况，但是不用泻下的治疗方法就不能获得痊愈。以上这些传变的情况，虽然不是典型病情的表现，也是瘟疫病可以见到的病情变化。

还有不常见的病情变化，比如男子刚刚纵欲伤精，或者素来下焦虚损，疫热之邪借着他的虚损，乘机深入到下焦，气机运行的道路也因为邪气的阻滞而失去功能，因此使小便不通，脐下少腹胀满不适，一到夜间就发热，使用治疗心热移于小肠的导赤散、治疗气不化水的五苓散、治疗皮水的五皮饮等进行治疗，却没有任何效果，使用大承气汤治疗，一服药就能使小便非常通利，疫病因此而愈。有的疫病病人平素就有其他疾病，体内某处正气亏虚，疫邪就借着过去的虚损，传变入里，比如大出血，妇女月经过多，带下不止，月经刚来或月经刚断，胃脘心下部位的疼痛，阴囊下坠的疝气，痰热火气上逆的气喘呼吸困难，凡是瘟疫与这些旧病相合，都属于不常见的病情变化。总体说来，疫邪的传变，就像水的流动一样，只有低洼的虚损处接受邪气，病后的不寻常传变，都与病人的不同体质情况有关。大体上说由于瘟疫引发旧病发作的，治疗的方法就是不管出现什么经的病证，只要专心治疗他的瘟疫，原来的宿疾也会不治而自行痊愈。

【评介】

本节论述了瘟疫病过程之中，出现的各种常见或不常见并发症，探讨它

们出现的机理。指出疫病从汗而解的自汗、盗汗、狂汗、战汗的种种区别，论述了疫病发斑，有的属于热随斑泄的顺证，有的属于邪热深结，必须通过下法才能解散。发黄的黄疸病和疫热在下焦的小便不利，也常随泻下法而愈。

所谓“传变不常”，就是疫病过程之中较少出现的传变情况。吴又可在这一节之中，集中论述这些不常见的病理变化，的确可以加深人们对于疫病复杂情况的认识，防止由于临床过程中出现这些变化时，干扰了人们的视线，影响人们对于疫病的治疗。种种复杂变化也充分说明，疫病与外感热病一样，也是包括了现代医学所说的多种传染性疾病，不是单一一种疾病，因此才可以有这许多的不常见的病理变化。另外，当新感的疫病引动旧有的宿疾之时，虽然临床表现十分复杂，但只要抓住疫病这一急证、主证，进行治疗，随着疫病这一主要矛盾的消失，宿疾也会很快缓解痊愈的。

对于虚人外感和“虚处留邪”的阐发，也是吴又可的一个贡献。孔毓礼对于吴又可只云攻邪，不云补虚的不足之处提出了批评，他说：“下元空虚，热邪乘虚陷入，自当速去邪热为急。然邪去宁不虑其虚乎？但言攻邪，不言扶正，此立法之偏处。更有不审脉证，但闻人有房欲，便用补益，虽见胸膈胀满，不敢攻邪，此不知缓急者也。”龚绍林也评论说：“（孔毓礼）此论周到。如果脉夹虚夹实，必攻补兼施，方无误。”

对于疫邪引动旧病，吴又可的观点是只治疗疫病旧病就可以自愈。孔毓礼对此提出不同看法：“疫病引发宿疾，治疫为本，以宿疾为标可也。治疫而宿疾自愈，未敢信然。”表现出审慎的科学态度。龚绍林进一步阐发了疫邪引动宿疾的问题，他说：“疫之传变，本因人而使，今人昧于脉证。但见人有宿疾，不知因疫而发，惟照宿疾用药，所以投剂罔效。仆留心有年，凡遇宿疾，不时而发者，脉数而有力，与宿疾不符，再参其症，多现疫状，则以治疫为主。或带治宿疾，甚至有不必带治，但治其疫而宿疾自愈者。盖彼所患宿疾，多因感邪而起，今再感疫，其病必发，理固然也。所以治疫而宿疾自愈，悟此又得一治病妙诀，孔氏不知。”龚绍林与吴又可的“治疫而宿疾自愈”的观点，应当以当时的临床实际缓急来决定，一般疫病是比宿疾更急的新病，应当先治疫病。如果宿疾很急，也应当“急则治标”，而不应消极地等待“治疫而宿疾自愈”。笔者认为，临床情况是十分复杂的，孔氏的观点虽然比较保守，但可以提醒医者，必须注意宿疾的危重程度，不可拘泥“治疫而宿疾自愈”的说法，一切以临证实际情况为准。龚氏的观点来于临证经验，虽未必百分之百的可靠，也足资我们参考。

急证急攻

【原文】

温疫发病一二日，舌上白苔如积粉[1]，早服达原饮一剂，午前舌变黄色[2]，随现胸膈满痛[3]，大渴烦躁，此伏邪即溃，邪毒传胃也[4]。前方加大黄下之，烦渴少减，热去六七。午后复加烦躁发热，通舌变黑生刺，鼻如烟煤[5]，此邪毒最重，复瘀到胃，急投大承气汤[6]。傍晚大下，至夜半热退，次早鼻黑苔刺如失[7]。此一日之间，而有三变，数日之法，一日行之，因其毒甚，传变亦速，用药不得不紧[8]。设此证不投药或投缓剂，羁迟二三日必死[9]。设不死，服药亦无及矣[10]。尝见温疫二三日即毙者，乃其类也。

【注释】

[1] 舌上白苔如积粉：舌面上白色的舌苔，如同涂了厚厚的一层粉。

[2] 午前舌变黄色：早上服用达原饮之后，湿浊化热，中午之前舌苔由白如积粉，变成黄色舌苔。

[3] 胸膈满痛：胸部至膈，胀满疼痛。此为邪气阻遏，内有实邪所致。

[4] 邪毒传胃也：这是疫毒之邪深传入胃造成的。

[5] 通舌变黑生刺，鼻如烟煤：全舌变成黑色，而且满布舌苔如刺一样坚硬；鼻孔干燥，色黑如煤炭烟熏一般。通：普遍、全面，如通共、通盘。

[6] 急投大承气汤：急忙使用大承气汤泻下热结。

[7] 次早鼻黑苔刺如失：用了急下热结之后，第二天的早晨鼻黑苔刺就像完全消失一样退去了。

[8] 用药不得不紧：用药不能不抓得很紧急，越早越好。

[9] 羁迟二三日必死：拖延两三天，一定会因此而死亡。

[10] 服药亦无及矣：即使不死，也会留下终身残疾，再用药也改变不了什么了。

【译文】

瘟疫得病之后的一二天，病人的舌苔发白像涂了一层厚粉一样，早晨服用达原饮一剂，中午之前舌苔就由白如积粉，变成舌苔发黄，随着就出现胸部至上腹部的胀满懑闷，并伴有疼痛，口渴很重，烦躁不安，这是伏于膜原的邪气向内溃散，疫毒之邪传入胃腑。可以应用达原饮加入大黄，泻下热结。病人烦躁口渴稍微减轻，热势减去十分之六七。午后病人又出现烦躁发热，满舌变黑，舌苔硬如刺一般，鼻子发黑像被煤炭熏过一样。这反映了疫邪的毒气最重，并且瘀滞在胃部，应当立即使用大承气汤泻热逐邪。到了傍晚的时候，经过大量泻下，至半夜时分，热邪渐退，第二天的早晨鼻子黑和舌苔如刺的现象也消失了。

这样一日之间，疫病发生了三次大的病理变化，一般病情几天才用到的治疗方法，一天之中就都用过了，这是由于疫毒之气太重，传变速度过快，用药不能不抓紧。假如这种急证不用药，或者用药性和缓的药物，而不是急下热结，耽误两三天必定会死亡。即使不病死，也会留下残疾，用药也不会有什么作用了。曾经见到有的瘟疫患者二三日就死去了，就是这一类情况。

【评介】

所谓“急证急攻”，就是疫病的病情危急深重，必须紧急救治，而且必须药随证转，辨证施治。吴又可在一天之中，就应用了达原饮、达原饮加大黄、大承气汤三个方药进行治疗，充分体现了中医的辨证论治精神，也就是张仲景所说的“观其脉证，知犯何逆，随证治之”的精神。现在有些人，不论急症慢病，一律开几付中药，让病人连服几天，如何能使药证相合，取得预期的好效果呢？

年希尧云：“一日之病，而有三变，此疫毒之最重者。若以缓剂治之，而能望其生者几希。”

孔毓礼云：“毒气壅塞，死者固多。然二三日即死者，未必因于失下，多由气虚不能传化，肾虚而致上脱，所以老弱之人，多有速死者。”

龚绍林曰：“凡有病必要验舌苔。舌苔色黄，不拘燥润，又不论大便结泻，非大黄下之，其病断不能愈。吴先生之论，本为疫而设，孔氏所言，乃是虚脱之症，非瘟疫之条。”笔者认为，年、龚二氏所云固然有理，孔氏所言也有至理。因为疫气虽属急症，也必与人体的正气的强弱有很大的关系，正气不支者易于死亡，临证之时不能不对年老体弱的患者格外留心，早做准备，防止其出现变证、急危重证，而措手不及。

表里分传

【原文】

温疫舌上白苔者，邪在膜原也。舌根渐黄至中央，乃邪渐入胃。设有三阳现证，用达原饮三阳加法[1]。因有里证，复加大黄，名三消饮。三消者，消内消外消不内不外也[2]。此治疫之全剂，以毒邪表里分传，膜原尚有余结者宜之[3]。

三消饮

槟榔　草果　厚朴　白芍　甘草　知母　黄芩　大黄　葛根　羌活　柴胡

姜枣煎服。

【注释】

[1] 用达原饮三阳加法：即邪在少阳加柴胡、在太阳加羌活、在阳明加葛根。

[2] 三消者，消内消外消不内不外也：此三消指表里之邪的同治之法，也就是同时消除在表、在里、在半表半里的弥漫邪气。此与内科病中的三消病不同，消渴病因为病位有在上中下三焦的不同，而有上消、中消、下消的区别。

[3] 膜原尚有余结者宜之：三消饮适用于邪气从膜原分传表里，而膜原的邪气也没有完全清解的病情。

【译文】

瘟疫病人舌面上有白色的舌苔，这是邪气在膜原的表现。如果病人的舌头根部转为黄色，并且逐渐扩张至舌头的中央部位，这是象征着邪气逐渐深入到胃部的变化。假如出现了太阳经、少阳经、阳明经的三阳经证候，就应当在用达原饮治疗时，相应地加上羌活、柴胡、葛根分别兼顾邪在三阳的病情。因为有阳明里证，邪热与糟粕相结，还应加上大黄同时治疗。达原饮在加上四味药之后，方剂的名字也变成了“三消饮”。三消饮的三消，就是同时消解体内、体外和半表半里的邪气，所以叫三消饮。三消饮是治疗疫气弥漫表里的“全剂”，因为疫毒之邪由膜原，分别向表向里传变，膜原也遗留着疫邪，结而未散，所以适合三消饮治疗。

三消饮的方剂组成

槟榔　草果　厚朴　白芍　甘草　知母　黄芩　大黄　葛根　羌活　柴胡　姜枣煎服。

【评介】

所谓“表里分传”，是指疫邪从膜原向体表和体内双向传变，膜原的邪气也结而不散，疫邪弥漫表里内外，证情比较复杂，所以要用三消饮同时分消表里内外。

龚绍林云：“舌上白苔，邪尚未传到胃。有谓白苔为寒者，非也。白苔不可下，黄苔方可下。”此论甚有参考价值，后世温病学家也借鉴其说。

热邪散漫

【原文】

温疫脉长洪而数[1]，大渴复大汗，通身发热，宜白虎汤。

白虎汤

石膏一两　知母五钱　甘草五钱

炒粳米一撮，加汤煎服。

按：白虎汤辛凉发散之剂，清肃肌表气分药也。盖毒邪已溃，中结渐开[2]，邪气分离膜原，尚未出表，然内外之气已通，故多汗、脉长洪而数。白虎辛凉解散，服之或战汗，或自汗而解。若温疫初起，脉虽数未至洪大，其时邪踞于膜原，宜达原饮。误用白虎，既无破结之能，但求清热，是犹扬汤止沸也[3]。若邪已入胃，非承气不愈，误用白虎，既无逐邪之能，徒以刚悍而伐胃气，反抑邪毒，致脉不行，因而细小。又认阳证得阴脉，妄言不治，医见脉微欲绝[4]，益不敢议下，日惟杂进寒凉，以为稳当，愈投愈危，至死无悔[5]。此当急投承气，缓缓下之，六脉自复[6]。

【注释】

[1] 脉长洪而数：脉长与脉短相对而言，指寸关尺三部的脉搏长度超过本位，应指有余。洪脉形容脉搏洪大，如洪水一样来盛去衰。数脉指脉搏的频率快，一呼一吸之间，脉跳五次以上。

[2] 盖毒邪已溃，中结渐开：大概是膜原的疫毒邪气溃决扩散，膜原中的郁结逐渐散开。溃：此指溃决，散开，不是溃败。中：此指膜原之中。

[3] 是犹扬汤止沸也：这就好像在烧开的锅里，扬起滚烫的热水阻止沸腾一样，作用有限。汤：热水。

[4] 医见脉微欲绝：医生见到病人的脉搏似有若无，按之欲断。微脉：指脉搏微软无力，或似有若无，一按即断。绝：指无脉搏跳动。

[5] 愈投愈危，至死无悔：越用药，病情就越危重，直至死亡仍然不知道后悔。

[6] 缓缓下之，六脉自复：虽然是“急投承气汤”，也应当慢慢地使病人泻下，这样病邪排除之后，两手的六部脉搏自然会恢复。笔者按：承气汤虽为泻下峻药，也有大承气、小承气、调胃承气汤的区别。后世又在仲景三承气的基础上发展出增液承气、宣白承气、人参承气、牛黄承气汤等方剂类型，以应对不同的虚实夹杂的病情。

【译文】

瘟疫病的脉搏，脉位较长，上下超过本位，而且如洪水一样来盛去衰，一呼一吸之间超过五跳，是一种“长洪而数”的脉。口很渴，又有大汗淋漓，全身发热，应当使用白虎汤治疗。

白虎汤的方剂组成

石膏一两（30克）　知母五钱（15克）　甘草五钱（15克）　炒粳米一撮（约20克），加汤煎服。

吴又可按：白虎汤属于性味辛凉的中药发散方剂，能够清解肃清肌肉体表的邪热，是作用于“气分”的方药。大约疫邪的毒气在膜原溃散开来，其中的郁结逐渐散开，邪气分别离开膜原，还没有散出体表，但是体内和体外的气机已经畅通，所以汗出很多，脉搏跳动在脉位上是一种超出本位的“长脉”，脉搏如洪水一样来盛去衰，至数在一呼一吸之间超过五次，总体上属于

“长而洪数”的脉象。白虎汤味辛性凉，善于解散郁热，服用白虎汤之后，有的人先寒战而后汗出，表现为“战汗”；有的病人表现为不寒战而自然汗出，疫病也因此而愈。

假如瘟疫初得，脉搏虽然增快成“数脉”，还没有达到像来盛去衰的“洪大”脉象，这时仍属于邪气盘踞在膜原，应当使用达原饮。如果错误地使用白虎汤，其药性既没有破除膜原疫邪郁结的能力，却希望清除热邪，这就好像扬起锅中滚烫的开水，去制止水沸腾一样无济于事。

假如疫邪已经进入到胃部，不用承气汤泻下热结，就不能治愈；此时错误地使用白虎汤，其中既无驱逐疫邪的性能，只是白白地以猛烈的药物克伐人体的胃气，其寒凉的药性反而能够阻碍疫毒邪气的消散，导致脉气不能畅行，脉搏的跳动也因此而表现为“细小”，也就是脉象上属于脉道细小如丝，脉位短小。又有人认为，瘟疫热病属于“阳证”，反而出现了细小的“阴脉”，就断言是不治之证。有的医生见到病人的脉象微弱无力，按之欲断，认为正气已虚，更加不敢谈论泻下的治疗方法了，只是每天杂乱地服一些寒凉药，认为这样做会稳妥一些，其实是越用药越危重，直到病人死亡也不知悔改。这个时候应当赶快使用承气汤，使病人慢慢地泻下，病人两手的六部脉也将会随着治疗而自己恢复。

【评介】

“热邪散漫”，说的是瘟疫邪气离开膜原之后，向肌体的表层散开、蔓延，表现为白虎汤证，这是瘟疫病向愈的一个时机，加以正确治疗就会痊愈。如果认识的脉证不够准确，就会形成误治，不仅失去治愈的良机，而且可以“愈投愈危”，形成不良后果。应下失下，甚至会致病人于死亡，这是血的历史教训，不能不引起我们的重视。

年希尧云：“日惟杂进寒凉，以为稳当，比比皆然。更有老手，诊得脉虚，即用温补。前以误用寒凉，而致脉微，后以脉微，辄用温补，试问若辈，举世皆然，今为是书说破，良当悔悟矣。”

孔毓礼云：“误投白虎，抑遏毒邪，脉变细小，宜投辛温升发以开之，再投承气寒剂，岂不殆哉？余徒黄生，三月染疫，无白虎证而连用之，遂致眩晕脉脱，不自知其身。余投补中益气汤，一剂而苏，再剂而斑疹烁然，鼻衄甚多，脉显浮数，以辛凉清解与之，战汗而解。”

龚绍林云：“瘟疫初起，脉多沉数，甚至有不甚显者，必用药调治。因邪已溃，方见洪数。至于洪长而数，其脉且浮者，是热邪散漫于外，其病将愈矣。大渴大汗，固宜用白虎汤，以解其肌表之热。亦有大渴而不汗者，亦用白虎汤以提其汗。然必内无所苦，脉见长洪而数，邪将内散者，方可用之。切不可任意妄投，杂进寒凉以为稳当。今之医家病家，类皆如此，皆因不知脉证也。凡投承气之脉，右关独见数实，或右三部俱数，关脉更甚，此受承气之脉也。其证或多汗而渴，苦声不止；或日晡病甚，夜卧不安；或额中闷；或头右胀痛；或胁下软处作痛；或肚脐胀痛；或结或泻；或呕或吐。此皆受承气之证也。然此止可为知者道，难为不知者言也。吾为立一总诀以示之，凡见舌苔黄者，无论甚症，急宜下之。但有夹虚之人，宜随其虚而用半补半攻之剂，学者知此，则活人多矣。"

内壅不汗

【原文】

邪发于半表半里，一定之法也[1]。至于传变，或出表，或入里，或表里分传。医见有表复有里，乃引经论，先解其表，乃攻其里，此大谬也[2]。尝见以大剂麻黄连进，一毫无汗，转见烦躁者何耶？盖发汗之理，自内由中以达表。今里气结滞，阳气不能敷布于外，即四肢未免厥逆，又安能气液蒸蒸以达表[3]？譬如缚足之鸟，乃欲飞升，其可得乎？盖鸟之将飞，其身必伏，先足纵而后扬翅，方得升举，此与战汗之义同[4]。又如水注，闭其后窍[5]，则前窍不能捐滴[6]，与发汗之义同[7]。凡见表里分传之证，务宜承气先通其里，里气一通，不待发散，多有自能汗解。

【注释】

［1］一定之法也：是不变的法则、规律。

［2］此大谬也：伤寒病有表里证的时候，往往需要先解表后攻里。吴又可认为瘟疫病这样做是错误的，正确的做法是先通里，通里之后，即使不治表邪往往也可以表气自和。

［3］安能气液蒸蒸以达表：在里的邪气不驱除，气机被阻遏，怎能够使

阳气推动着阴液蒸腾于体表呢?

［4］此与战汗之义同：鸟欲飞而先伏的情况，与先寒战而后汗出的战汗的道理一样。

［5］闭其后窍：用水壶倒水的时候，如果壶盖的气孔（后窍）被闭塞，水就不容易从壶中倒出来。窍：窟窿、孔、洞。

［6］前窍不能捐滴：前边的出水口不能倒出点滴的水来。捐：舍弃、抛出。

［7］与发汗之义同：这种倒水的原理与发汗的原理是相同的。笔者按：中医有“提壶揭盖法”的利尿方法，也就是单纯利尿效果不好时，加上宣肺的药物，往往有利于尿液的排出，或者有利于水肿的消除。

【译文】

疫邪从半表半里的膜原向外发散，是必定不变的规律。说到传变的情况，有的从膜原向肌体的外部传变，有的从膜原向内部传变，也有的从膜原同时分别向体表和肌体的深部传变。有的医生见到有表证，又有里证，就引用《伤寒论》的经言：先解散他的表邪，才能攻逐在里的热结。这是非常错误的。曾经见到有人用大剂量的麻黄汤，连续服用，一点汗出也没有，反而出现了烦躁不安的现象。这是什么原因呢？大约发汗的机理，是从体内向外，气机推动着阴液出于体表，才能有汗出。现在肌体内部的气机，由于疫邪的瘀阻而凝滞，阳热之气不能向外输送，到达肌体的表面，就会出现四肢发凉，甚至手足冷至肘膝，又怎能会有阳气推动阴液，源源不断的到达体表而汗出呢？比如用绳子捆住鸟的腿，它想着腾空而飞翔，能成功吗？大概鸟在将要飞起来的时候，它的腿必须先屈曲，身体向下俯伏，再蹬展其足和扬起翅膀，才能腾空而起，这与先寒战然后汗出的“战汗”的机理是一样的。又比如从壶里倒水，如果闭塞了壶盖上的气孔，也就是“后窍”堵塞，那么前边的壶嘴里就不能倒出一点水来，这也与发汗的道理一样。凡是见到疫邪从膜原同时向体表和内里传变的证候，一定要用承气汤，先清泻里热，里边的气机一通畅，不用发汗解表，大多都能自行汗出，疾病痊愈。

【评介】

吴又可在这里论述的“内壅不汗”，是讲疫病过程之中虽然有发热却不汗出，或者虽然发汗也不出汗的原因，是由于疫邪在体内阻滞的结果。他既论述了“内壅不汗”的原理，也阐明了不可用麻黄汤辛温发汗的观点。

年希尧云：“里气通，自能汗出而解也。”

孔毓礼云：“内壅不汗，内干亦不汗。内壅者，承气攻之；内干者，六味地黄润之。”

龚绍林云：“邪气伤人，原自口鼻而入，所以感疫之人，胸膈满闷，其邪既不若伤寒之在表也。误用表剂，不惟不能得汗。即强得汗，病亦不减。甚至有误表大汗，竟至不起者。操司命之权者，凡遇胸膈紧闷之人，虽病似伤寒，宜照瘟疫治之，甚无误认伤寒结胸。须知伤寒邪感在外，从未有初起即结胸者，慎之慎之，庶免杀人之咎。”

各家论述皆有道理，惟孔氏认为“内干者，六味地黄润之”，应慎用，如果外邪未净，应以驱邪为主，单补阴液，容易留邪。

下后脉浮

【原文】

里证下后，脉浮而微数，身微热，神思或不爽，此邪热浮于肌表，里无壅滞也，虽无汗，宜白虎汤，邪从汗解[1]。若大下后或数下后，脉空浮而数，按之豁然如无，宜白虎汤加人参，覆杯则汗解[2]。下后脉浮而数，原当汗解，迁延五六日脉证不改，仍不得汗者，以其人或自利经久，或素有他病先亏，或本病日久不痊，或反覆数下，以致周身血液枯涸，故不得汗，白虎辛凉除肌表散漫之热邪，加人参以助周身之血液[3]，于是经络润泽，元气鼓舞，腠理开发，故得汗解[4]。

【注释】

［1］邪从汗解：下后疫邪浮越于肌表，应当有汗而热甚，此虽无汗，因脉浮而微数，仍然可以应用白虎汤清热散邪，往往可以药后汗出而愈。

［2］覆杯则汗解：用药后很快就会汗出而病愈。覆杯：扣过或者盖上药碗，形容时间很短。

［3］加人参以助周身之血液：《神农本草经》云：“人参主补五脏，安精

神，止惊悸，除邪气，明目，开心益智。”《别录》云人参“通血脉”。《珍珠囊》云人参“补血，养胃气，泻心火”。

［4］腠理开发，故得汗解：肌肉的纹理脉络畅通，所以才能汗出而愈。

【译文】

疫病的里证经过泻下之后，脉搏轻按就能摸到，属于“浮脉”，而且跳动的次数也轻度加快，属于“微数”的脉象。病人的身体发热的程度不高，精神昏沉而不清爽，这是疫热邪气浮越于体表的现象，体内已经没有疫邪的阻遏，虽然没有见到汗出，也应当使用白虎汤治疗，使邪气从汗而解散。假如泻下的程度很重，或者经过几次泻下，脉搏轻按有空虚的感觉，而且跳动次数增加，也就是“空浮而数”的脉象，用力一按病人的脉搏，指下有空荡无物的感觉，属于阴血不足，应当在白虎汤中加上人参一同使用，服药后很快就会汗出而愈。泻下之后脉搏见到“浮而数"的脉象，原本应当汗出而愈，耽误五六日，病人的脉象和证候与原来一样，仍然没有汗出，其原因是病人自己泻下的时间已经很久，或者素有其他疾病先有虚损存在，或者疫病日久不能痊愈，或反复多次使用泻下方法，因此造成全身的血液阴液耗伤干枯，所以不能得到汗出，白虎汤性味辛凉，能够解除肌表弥漫的热邪，加上人参之后，可以有利于全身的血液的产生与运行，因此服用之后可以使经络滋润光泽，在元气的鼓舞推动下，肌体的腠理得到开发畅通，所以能够取得汗出而病除。

【评介】

“下后脉浮”，是说疫病的里证经过泻下治疗之后，出现了脉浮的现象，这是疫邪向体表溃散的表现，如果随之汗出，就可以外散而愈。但临床证情是复杂的，吴又可结合临床过程中经常遇到的几种情况，阐发了其产生的机理以及相应的治疗方法，颇切实用。

孔毓礼曰：“下后或浮而微数，或浮空而数，尚可再投白虎，寒伐胃气乎？惟口渴舌有微苔，身热不除者，进竹叶石膏汤。否则不必投剂，但进稀粥，以助其汗解而已。既曰血液枯涸，不能作汗，则当用甘润平补，少加治邪之药，执用白虎，虽加人参，未免泻多而补少也。”

龚绍林曰：“此不仅气虚也。血分已见大亏，宜用滋阴补气之剂，或口渴身热，则合白虎汤，俾邪从汗解。如仅右寸无力，余脉弦长浮数，则用白虎汤，加人参可也。”

孔、龚二氏所说也有道理，可以补吴又可之未备。

下后脉复沉

【原文】

里证脉沉而数，下后脉浮者，当得汗解[1]。今不得汗，后二三日脉复沉者，膜原余邪复瘀到胃也，宜更下之[2]。更下后脉动再浮者，仍当汗解，宜白虎汤[3]。

【注释】

[1] 下后脉浮者，当得汗解：疫病的里证，经过泻下治疗之后，出现了脉浮的现象，这是疫邪向体表溃散的表现，如果随之汗出，疫病就可以外散而愈。

[2] 宜更下之：里证下后，过几天仍然有泻下的指征，就应当再用下法，甚至可以三下四下，这符合中医的辨证施治的精神。

[3] 仍当汗解，宜白虎汤：第二次下后脉浮，是邪气浮越，有外解之机，可以用白虎汤清热散邪，得汗而愈。

【译文】

疫病有里证，脉象表现为轻取摸不到脉搏，重按才能摸到的“沉脉”，并且脉跳得很快，属于“沉而数”的脉象，使用泻下的方法治疗，继而见到脉搏不沉而浮，这是疫邪向体表溃散的表现，如果随之汗出，疫病就可以外散而愈。现在的情况是，泻下之后没有汗出，经过两三天之后，脉搏由浮再转为沉，这是膜原的疫邪又一次郁结到胃部，仍然需要使用泻下的方法治疗。第二次泻下之后，脉搏再一次由沉转为浮象，是邪气浮越，有外解之机，可以用白虎汤清热散邪，得汗而愈。

【评介】

“下后脉复沉”指的是疫病过程中里证下后，应当是在里的疫邪已经消散，如果此后出现了脉浮、汗出，疫邪就能从外而解。临床上经常出现的是，泻下之后不久里证又见，是否敢再下，或是否敢反复泻下，的确需要胆量，更需要胆识，吴又可提示我们，只要泻下的指征还在，就可以大胆地再次泻下，这就是辨证论治的方法。

孔毓礼曰："下后脉复沉，身无热者听之。大便复闭数日者，导之润之。身有热，而脉沉有力便秘者，微利之。"

龚绍林曰："其症胸膈不快，舌苔必黄，其脉沉数有力，右关更甚，宜用达原饮合承气汤下之。如尚有外证者，宜用三消饮，合内外而清疏之。倘见头晕不举，右寸无力，宜加党参。或足膝无力而冷，左尺无力，宜加熟地，方合治法。无虚脉虚证者，切毋忘（妄）加补药，以固其邪，医者能辨虚实，用药或攻或补，断不致于失手。"

孔、龚二氏，皆能从临证实际出发，补瘟疫治法之未备，以羽翼吴又可。

邪气复聚

【原文】

里证下后，脉不浮，烦渴减，身热退，越四五日复发热者，此非关饮食劳复[1]，乃膜原尚有余邪隐匿，因而复发，此必然之理。不知者每每归咎于病人，误也。宜下之即愈，但当少与，慎勿过剂，以邪气微也[2]。

【注释】

[1] 此非关饮食劳复：这与饮食不当、过度劳累无关。

[2] 慎勿过剂，以邪气微也：应当小心使用泻下药，不要用得过分重，这是因为邪气已经衰微了，是残余的邪气。

【译文】

疫病的里证经过泻下之后，脉搏不见浮象，心烦口渴的情况有所减轻，身体的热度也有所消退，可是经过四五天，又出现发热，这与饮食不当和过度劳累无关，这是因为膜原的邪气还有残留，隐匿潜藏之后，过后乘机又一次复发造成的，这是邪气在膜原匿藏的必然结果。不知道这个道理的人，往往将过错算在病人的身上，认为是饮食不当或者过劳引发，这是错误的观点。应当使用泻下的方法治疗，很快就会治愈，但是应当减少泻下药的用量，小心不要用过了量，这是因为疫邪已经衰微成为了残余，过量就会伤人体的正气。

【评介】

“邪气复聚”，是讨论疫病过程中复发和后遗证候的问题。《素问·热论》云：“热病少愈，食肉则复，多食则遗，此其禁也。”古人认为多食或过劳，容易使外感热病出现余邪不尽，或者因过劳而复发。吴又可认为，疫病的“复发热”是由于疫邪没有彻底治愈，而不是饮食不当，或者过劳复发，此实际上是叶天士“灰中有火”论的先声。

“慎勿过剂，以邪气微也”的观点，说明了吴又可对于泻下治疗方法的慎重态度，而不像有人认为的那样，说吴又可恣意滥用泻下药。他告诫人们，应当小心使用泻下药，不要用得过分重，这是因为邪气已经衰微了，是残余的邪气，否则，药过病所，易伤人体的正气。

孔毓礼曰：“下后复热，宜分经络虚实表里，而补泻之。专守下法，不可为训。”孔氏之说有理。

下后身反热

【原文】

应下之证，下后当脉静身凉，今反发热者，此内结开，正气通，郁阳暴伸也[1]。即如炉中伏火，拨开虽焰，不久自息。此与下后脉反数义同[2]。若温疫将发，原当日渐发热，胃本无邪，误用承气，更加发热，实非承气使然[3]，乃邪气方张，分内之热也。但嫌下早之误，徒伤胃气耳[4]。日后传胃再当下之。又有药烦者，与此悬绝[5]，详载本条。

【注释】

[1] 郁阳暴伸也：被疫邪郁遏的阳气突然向外爆发、伸展。暴：强大而

突然来的、又急又猛的。

［2］此与下后脉反数义同：这与泻下之后脉搏反而变得更快的意义相同。疫病一般下后，应当脉静身凉，表示邪气已退，疾病向愈。

［3］更加发热，实非承气使然：泻下之后，发热更甚，实在不是误用承气汤造成的。

［4］徒伤胃气耳：邪气在肌表，不在胃中，过早使用泻下的方法，不仅不能驱除疫邪，反而会损伤胃气，破坏人体的抗病能力。

［5］又有药烦者，与此悬绝：另有一种频繁、混乱使用泻下方法的情况，与这种情况绝对不同。药烦：又多又乱地用药。烦：又多又乱。悬绝：距离遥远。

【译文】

应当使用泻法的疫病里证，经过泻下之后，应该出现脉搏由躁数变为和缓的安静状态，身体也应当由发热变为凉爽，现在却出现了发热不减或者加重的情况，这是由于被疫邪郁阻的阳气得到解散，身体的正气得以通畅，郁遏的阳气突然爆发伸展于外形成发热。就好像炉膛中的郁火，摊开之后虽然暂时热势增加很高，时间不长就会自行熄灭。这种泻后反而发热的情况，与下后的脉搏反而加数的情况意义相同。假如瘟疫病将要发作的时候，本来应当一天一天地逐渐发热加重，胃中本来没有疫邪的存在，错误地使用承气汤泻下，此后热势更加增高，这实在不是误用承气汤的后果，而是疫邪正在高涨进展，本来就应当出现的发热加重。只是涉嫌使用泻下的方法过早，白白地损伤了病人的胃气。日后疫邪传到胃部，仍然可以使用泻下的方法。另有一种频繁、混乱使用泻下方法的情况，与这种情况绝对不同。详细情况可参阅有关论述。

【评介】

“下后身反热”是疫病治疗过程中出现的反常现象，“反常现象”也有它产生的机理，有其合理性，吴又可的论述使我们进一步了解了疫病证治的复杂性，为我们日后诊治疫病提供了有益的借鉴。

龚绍林曰：“瘟疫证候，不但误用承气，更加于热。尝见感疫之人，多有初起但见胸膈紧闷，足膝无力，其脉不甚显，其人不觉热。一投达原后，其脉方显，且有更加洪数者，其人方觉热，且有更觉病甚者。甚至有初无头腰背痛，眼胀口渴，口苦胁痛之症，一投达原后，而各症随现者。又有初无舌燥苔黄应下诸症，照前所现之症，投药治之，而下证俱具者。务于临证之时，细心体认，毋游移，毋躁暴，照依脉证，加减施治，则万治万全。是故学医道者，固贵有定见，尤贵有定守也。”龚氏所说也来于临床，可备一说。

下后脉反数

【原文】

应下失下，口燥舌干而渴，身反热减，四肢时厥[1]，欲得近火拥被，此阳气伏也[2]。既下厥回，去炉减被，脉大而加数，舌上生津，不思水饮，此里邪去，郁阳暴伸也，宜柴胡清燥汤去花粉、知母，加葛根，随其性而升降之。此证类近白虎，但热渴既除，又非白虎所宜也[3]。

【注释】

[1] 四肢时厥：四肢当时发凉，而且达到手凉过肘、足凉过膝的程度。《伤寒论》有“热甚厥深”的四逆散证，与此相似。

[2] 此阳气伏也：这是阳气深郁于内造成的。伏：隐藏。

[3] 热渴既除，又非白虎所宜也：病人的大热大渴已经祛除，已经不是白虎汤的适应证了。白虎汤清泻里热最为常用，它的适应证号称四大症：大热、大渴、大汗、脉洪大。

【译文】

应当使用泻下方法治疗的瘟疫病，却没有使用泻下的治疗方法，证候上可以见到口中干燥口渴，身体反而热势减退，四肢当时发凉，而且达到手凉过肘、足凉过膝的程度。病人想靠近炉火，或者加厚被子盖上，以减轻恶寒，这是由于阳气被疫邪阻遏，潜藏于体内形成的现象。此后得到泻下之后，就会四肢逆冷消失，转为温暖，离开火炉，撤去加上的被子，脉搏洪大，而且增加了跳动的次数，病人的舌面上也产生了津液，不想饮水，这是在里的邪气被驱除，郁遏的阳气突然得到伸展形成的。应当使用柴胡清燥汤去掉花粉、知母，再加上葛根进行治疗，随着病情的性质变化，进一步采取相应的措施，帮助病人的气机的上升和下降。这一类的证候，与白虎汤相类似，但是病人的大热、大渴已经得到消除，所以不是白虎汤的适应证。

【评介】

疫病里证经过泻下之后，多数人出现脉静身凉的向愈的临床表现，“下后脉反数”与“下后身反热”一样，都是阳气被郁遏之后，借着泻下的时机，突然伸展形成的现象。是疫病经过治疗向愈的表现，不要因为症状的暂时加重而错误判断病情。

因证数攻

【原文】

瘟疫下后，二三日或一二日，舌上复生苔刺，邪未尽也。再下之，苔刺虽未去，已无锋芒而软，然热渴未除，更下之，热渴减，苔刺脱。日后更复热，又生苔刺，更宜下之[1]。

余里，周因之者，患疫月余，苔刺凡三换，计服大黄三十两，始得热不复作，其余脉证方退也[2]。所以凡下不以数计，有是证则投是药，医家见理不透，经历未到，中道生疑，往往遇此证反致耽搁[3]。但其中有间日一下者，有应连下三四日者，有应连下二日间一日者，其中宽缓之间[4]，有应用柴胡清燥汤者，有应用犀角地黄汤者[5]。至投承气，某日应多与，某日应少与，其间不能得法，亦足以误事。此非可以言传，贵乎临时斟酌[6]。

朱海畴者，年四十岁，患疫得下证，四肢不举，身卧如塑[7]，目闭口张，舌上苔刺，问其所苦不能答[8]。因问其子：两三日所服何药？云进承气汤三剂，每剂投大黄两许不效，更无他策，惟待日而已，但不忍坐视[9]，更祈一诊。余诊得脉尚有神[10]，下证悉具，药浅病深也。先投大黄一两五钱，目有时而少动，再投舌刺无芒，口渐开能言；三剂舌苔少去，神思稍爽。四日服柴胡清燥汤，五日复生芒刺，烦热又加，再下之。七日又投承气养荣汤，热少退。八日仍用大承气，肢体自能少动[11]。计半月，共服大黄十二两而愈。又数日，始进糜粥，调理两月而复[12]。凡治千人，所遇此等，不过三四人而已，姑存案以备参酌耳[13]。

【注释】

[1] 更宜下之：更应当使用泻下的方法。

[2] 其余脉证方退也：其他的除身热之外的脉象证候才逐渐消退。

[3] 遇此证反致耽搁：遇到这种需要反复泻下的病症，因为不敢多次使用泻下的方法，反而容易延误病情。

[4] 其中宽缓之间：两次泻下的间隔较长的时候。

[5] 有应用犀角地黄汤者：犀角地黄汤出于《千金要方》，是清泻血分热邪的有效方剂。

[6] 贵乎临时斟酌：可贵的是临证的时候知道如何应用。

[7] 身卧如塑：身体僵卧，四肢不动，如同塑像一样。

[8] 问其所苦不能答：问他痛苦的情况，他不能回答。所苦：所字结构，代表痛苦的部位或痛苦的情况。

[9] 但不忍坐视：只是不忍心不用药，坐等病人死亡。

[10] 脉尚有神：有神的脉搏主要是节律不乱，和缓有力。

[11] 八日仍用大承气，肢体自能少动：治疗的第八天仍然使用大承气汤，病人的肢体自己能够稍微地挪动。第8天仍敢使用大承气汤，确有胆量；稍能活动肢体，肌力在四级以下。

[12] 调理两月而复：康复治疗两个月，才得以恢复健康。

[13] 姑存案以备参酌耳：暂时保存这个病案，以便留作日后的参考。酌：度量、考虑。

【译文】

瘟疫病经过泻下之后，两三天或者一两天之后，舌面上又产生了状如硬刺的舌苔，这是邪气还没有驱除干净造成的。再次泻下，舌上的刺苔虽然没有去掉，硬刺状的舌苔已经变软而没有了锋芒，但是发热、口渴并没有消失；再一次泻下，身体的热度进一步减退，口渴也更轻，舌面上的苔刺都脱落。

此后几天，又出现发热，再一次出现舌苔如硬刺，仍然需要使用泻下的方法治疗。

我的故乡有一个叫周因之的人，得瘟疫病已经一个多月了，舌苔脱落后又生出来已经三次了，服用大黄总共有三十两（近1000克），这才使发热的情况不再出现，其他的症状和病理脉象也都消失了。因此，凡是使用泻下方法的时候，不限定使用的次数，而是只要有这种证候存在，就可以使用泻下方法。有的医生对此的认识不深，没有使用泻下方法的经验，使用的过程之中就会产生疑惑，常常在碰到这种病症的时候犹豫不决，反而会耽误病情的治疗。然而，疫病里证泻下时，有的需要隔一日用一次；有的病人需要连续泻下三四天；也有的需要连着使用泻下两天之后，中间需要间隔一天的；在停止使用的间隔的日子里，有的患者需要应用柴胡清燥汤治疗，有的需要应用犀角地黄汤进行治疗。至于使用承气汤的时候，某一天需要多服，某一天需要少服，使用时不得其法，也完全可以造成错误的治疗。所有这些问题，难以言传，可贵的是临证治疗时，根据病情灵活加减使用。

有一个叫朱海畴的患者，年龄40岁，患了疫病，属于里证需要使用下法，四肢不能活动，身体僵硬，躺在床上如同雕塑一样。他闭着眼睛，张着嘴，舌上的舌苔像刺一样，询问他的痛苦，他也不能回答。于是就问他的儿子："两三天来，他所服用的药物是什么？"他儿子说："服过三剂承气汤，而且每一剂中的大黄一两（30克）左右，用药之后不见效果，已经没有其他的治疗法了，只等着听天由命了。但是又不忍心坐等病人死亡，祈望您去看一下病人。"我诊断病人的脉象，节律不乱还算"有神"，使用泻下方法的证候都已具备。原先治疗不能获效，是由于病情重而用药量太轻。首先用大黄一两五钱（45克），病人服后的眼睛有时稍微动一下；再一次服药之后，病人的舌苔硬刺消失了锋芒，紧闭的口逐渐张开，已能言语；第三剂药服后，病人的舌苔消退一些，精神稍微清爽一些。第四天服用柴胡清燥汤，第五天病人又一次生成如刺的舌苔，心烦发热的程度又有所增加，再一次使用泻下的治疗方法。第七天又一次使用承气养荣汤，病人的热势有所减退。第八天仍然使用大承气汤，病人的肢体自己能够轻度活动。总计在半月之内，共使用大黄十二两（360克），病人的瘟疫热病获得痊愈。又过了几天，病人才开始能够进食米粥，又用药调养了两个月，病人的身体恢复原状。我吴又可总共治疗了不下一千名瘟疫，所遇到这一类的重证患者，不超过三四个病人罢了，暂时把这个病例保存下来，用来作将来的参考。

【评介】

所谓“因证数攻”，就是因为疫病证情的需要，必须几次或多次泻下。这的确需要胆量和胆识，力挽狂澜。

年希尧云：“病家以症加重而咎医，医家未经深识，辄换汤头，由此而误者实繁。故医治别病要活法，治瘟疫认定表里。依法二三剂，病虽不解，其症仍在者，不妨再服，自然著效矣。”

龚绍林曰：“旨哉是言，真得用药治病之关窍也。凡药原以治病，不独攻药为然，即补剂，亦必有虚证者，而后受之有益。吾见今之病家医家，不辨脉证虚实，往往喜补而恶攻，虽愈实愈危，恬不为怪。至于应攻之症，遇明师对病下药，其病获愈，人亦不称其工稳，反多訾其猛浪。不知大黄本逐邪之上品，人生宇内，无邪不病，无病不虚，必邪去而病自除，病除而虚自复，所以古人有用大黄而治虚劳者，岂古人而不及于今人耶？奈何今之庸医，不知取法于古人也。细玩此一条，实开千古之聋聩，但非有本事者，不能用此法也。下本不以数计，亦不论大便结与不结，无下证者，虽结亦不可下。有下证者，不结亦宜急下。下证不一，总以右关数实为准，舌苔色黄为验，脉平黄去，则不可下矣。然亦有夹气虚者，宜加党参于承气汤中。又有夹血虚者，宜用承气养荣汤。或气血两虚，则宜陶氏黄龙汤。是在临时体认，照依脉证而用之也。”

孔毓礼曰：“见一妇人潮热，舌黑便闭，用参芪归地峻补。凡二十余日，始得热退身凉，舌脱黑壳而愈，与此条阴阳对待。医之一道，必具过人聪明，又参以闻见，临时复加详审。如此，则智圆胆大，兼而有之。设辨之未明，识之不广，胶滞一说，必然一误再误，或始不误而终误，为祸不綦重乎？或曰：子所云皆杂证也，非疫也。疫病惟有攻之一途，何须审谛如是？曰：凡病皆有阴阳对待，疫病何独不然？倘谓攻之一法，足尽致疫之能事，则童子可任之矣。世间决无如此便宜。”

龚绍林曰：“舌苔虽黑，如黑涂一般，无黄底者，大便虽秘，内必无苦，口必不渴，本无下证，故用峻补而愈。此妇非感疫证，孔氏不当引在此处，以为对待，宜附应下诸条内，有等墨苔不可下句之后，以为验证可也。”

孔、龚二氏的补充论述与争鸣，对于阐明瘟疫病的下法，颇有参考价值。

病愈结存

【原文】

温疫下后，脉证俱平，腹中有块，按之则痛[1]，自觉有所阻而膨闷，或时有升降之气，往来不利，常作蛙声[2]，此邪气已尽，其宿结尚未除也，此不可攻，攻之徒损元气，气虚益不能传送，终无补于治结，须饮食渐进，胃气稍复，津液流通，自能润下也[3]。尝遇病愈后，食粥累月，结块方下，坚黑如石[4]。

【注释】

［1］腹中有块，按之则痛：腹中有聚结的块状物，手按上去有压痛。中医认为，腹中的结块时聚时散的为气结，称为瘕，或者叫聚；结块固定不移的称为癥，或者叫积。聚瘕属腑、属气者为多；癥积属脏、属血者为多。

［2］往来不利，常作蛙声：气机的来回运行不畅，经常有肠鸣如蛙叫。

［3］津液流通，自能润下也：津液旺盛流通之后，自然能够滋润肠中的粪块，使其排出体外。

［4］结块方下，坚黑如石：肠中结聚的粪块，才得以排下来，色黑坚硬如石头一样。

【译文】

瘟疫病经过泻下之后，病脉平复证候消失，腹部之中还有物如块，按压它时有疼痛的感觉，病人自己觉得腹部气机阻滞不畅，有胀满痞闷的感觉。有时又觉得有气向上或向下运动，一去一来都不顺畅，经常听到肠子蠕动的声音，好像青蛙的鸣叫一样。这时疫邪已经被清除干净，其原有的结块还没有被祛除，此时不能使用攻下热结的泻下方药，因为使用泻下的方法只会白白地损伤病人的元气，病人的正气进一步受损伤之后，就更不能传送化物，容易加重积滞，对于治疗原有的结块毫无帮助。必须等待病人的饮食逐渐增加，胃气稍微恢复之后，病人体内的阴津液体得以流畅地运行，自然就能滋润结块，使它下行排出体外。我吴又可曾经遇到过，疫病恢复之后，病人连续吃了一个多月的米粥类的流质食物，体内的结块才得以排下来，结块发黑而且坚硬如石。

【评介】

“病愈结存”，指疫病愈后，体内的结块不能排出，必等胃气恢复之后才能排下来。吴鞠通《温病条辨》的增液汤、增液承气汤等增液润下治疗方法，可谓是后世的进步。

孔毓礼曰：“病后元气亏损，故不可攻，且病愈矣，何用急治耶！又有气促之病，过月余其块方消者，此又无形之结也。不可不知。”病人大便不通，影响生活的质量，不应坐等一个月，早日润下才是正治。

龚绍林曰：“脉证俱平，腹有块，必是虚痞，故不可攻。至于按之则疼，有所阻闷，气时升降，常作蛙声，是邪气未尽，脉证必不平也。有下证仍宜下之，无下证者，或用达原饮，再疏其余邪可也。高明者参之。”

下格

【原文】

温疫愈后，脉证俱平，大便二三旬不行，时时作呕，饮食不进，虽少与汤水，呕吐愈加，此为下格[1]。盖下既不通，必反于上。设误认翻胃[2]，乃与牛黄、狗宝，及误作寒气，与以藿香、丁香、二陈之类[3]，误也。宜调胃承气热服[4]，顿下宿结及溏粪、粘胶恶物，臭不可当者，呕吐立止。所谓欲求南风，须开北牖是也[5]。呕止慎勿骤补，若少与参芪，则下焦复闭，呕吐仍作也[6]。此与病愈结存仿佛，彼则妙在往来蛙声一证[7]，故不呕而能食。可见毫厘之差，遂有千里之异，在乎气通气塞之间而已矣[8]。

【注释】

［1］此为下格：这是人体的下部有物格拒，气机不通。

［2］设误认翻胃：假如错误地认为是“翻胃”。翻胃：朝食暮吐，暮食朝吐。

［3］二陈之类：二陈汤一类的方剂。二陈汤：由半夏、陈皮、茯苓、甘草组成，能和胃降逆，祛痰燥湿。

［4］宜调胃承气热服：应当用调胃承气汤治疗，而且要趁热服下去。凉药热服，是中医为了防止病人格拒不纳呕吐而采取的一种措施。

［5］欲求南风，须开北牖是也：这种通过泻下治疗呕吐的方法，如同想要南风进屋子，必须打开北边的窗户一样。牖：窗户。

［6］下焦复闭，呕吐仍作也：病人的下焦又一次闭塞不通，呕吐就又出现了。

［7］彼则妙在往来蛙声一证："病愈结存"的关键地方，在于腹中一来一往的肠鸣音，就像青蛙叫一样。妙：神奇、奇巧，此处指病人不同于他人的特殊证候。

［8］在乎气通气塞之间而已矣：在于病人的气机是通畅还是闭塞。

【译文】

瘟疫病痊愈后，病理的脉象和证候都消失了，病人二三十天不解大便，经常呕吐，不能进水和吃东西，即使饮少量的水，呕吐也会更加严重，这是病人腹部的下部有物格拒不通造成的，名为"下格"。大概是下部不通之后，气机一定就会向上返，形成呕吐。假如错误地将下格当作朝食暮吐、暮食朝吐的"翻胃"，就给病人服用牛黄、狗宝；或者错误地认为病人是胃有寒气造成呕吐，给病人服用藿香、丁香、二陈汤之类的方药，这是错误的治疗方法。应当用调胃承气汤治疗，而且要趁热服下去，立即就会泻下过去的结块与稀粪，以及如胶状的黏滞秽浊之物，臭不可闻，病人的呕吐因此而立即停止。这种通过泻下治疗呕吐的方法，如同想要南风进屋子，必须打开北边的窗户一样。病人呕吐停止以后，不要轻易使用补药，假如给病人少量的人参、黄芪，那么就有可能下焦再一次闭塞，呕吐又会出现。这种现象与"病愈结存"的道理相似，病愈结存的关键地方，在于腹中一来一往的肠鸣音，就像青蛙叫一样。有肠鸣，所以病人不呕吐而能够进食。由此可以看出，一丝一毫的差别，延伸下去就会有相差千里的区别，主要在于病人的气机是通畅还是闭塞。

【评介】

"下格"是指病人下部的格拒不通，气逆返于上，发生呕吐。此时单纯止吐，往往无济于事，必须治病求本，泻下热结，腑气得通，呕吐自止。

孔毓礼曰："呕家不可下，下之者为逆，其常法也。下格用下，其变法也。"

龚绍林曰："温疫呕吐，发于既愈之后者少，发于初感之时者多。庸医多作胃寒治之，不知下既不通，必返于上也。吴先生立此下格一条，指点出来，屡试屡验，学医者其留心焉。但用承气汤，总以舌苔右关为凭，且药内必多加生姜为引，切记切记。"

注意逐邪勿拘结粪

【原文】

温疫可下者，约三十余证，不必悉具[1]，但见舌黄，心腹痞满，便于达原饮加大黄下之。设邪在膜原者，已有行动之机[2]，欲离未离之际，得大黄促之而下，实为开门祛贼之法[3]，即使未愈，邪亦不能久羁[4]。二三日后，余邪入胃，仍用小承气彻其余毒[5]。大凡客邪贵乎早治，乘人气血未乱，肌肉未消，津液未耗，病人不至危殆，投剂不至掣肘[6]，愈后亦易平复。欲为万全之策者，不过知邪之所在，早拔去病根为要耳[7]。但要谅人之虚实，度邪之轻重，察病之缓急，揣邪气离膜原之多寡[8]，然后药不空投，投药无太过不及之弊[9]。

是以仲景自大柴胡以下，立三承气，多与少与自有轻重之殊[10]。勿拘于下不厌迟之说[11]，应下之证，见下无结粪[12]，以为下之早，或以为不应下之证误投下药[13]。殊不知承气本为逐邪而设，非专为结粪而设也[14]。必俟其粪结，血液为热所抟，变证迭起，是犹养虎遗患，医之咎也[15]。况多有溏粪失下，但蒸作极臭如败酱，或如藕泥，临死不结者，但得秽恶一去，邪毒从此而消，脉证从此而退，岂徒孜孜粪结而后行哉[16]！假如经枯血燥之人，或老人血液衰少，多生燥结；或病后血气未复，亦多燥结。在经所谓不更衣十日无所苦[17]，有何妨害？是知燥结不致损人，邪毒之为殒命也[18]。要知因邪热致燥结，非燥结而致热邪也[19]。但有病久失下，燥结为之壅闭，瘀邪郁热，益难得泄，结粪一行，气通而邪热乃泄，此又前后之不同。总之，邪为本，热为标，结粪又其标也[20]。能早去其邪，安患燥结耶！

假令滞下[21]，本无结粪，初起质实，频数窘急者[22]，宜芍药汤加大黄下之。此岂亦因结粪而然耶？乃为逐邪而设也[23]。或曰：得毋为积滞而设与[24]？余曰：非也。邪气客于下焦，气血壅滞，结而为积。若去积以为治，已成之积方去，未成之积复生，须用大黄逐去其邪，是乃断其生积之源[25]，营卫流通，其积不治而自愈矣。更有虚痢，又非此论[26]。或问：脉证相同，其粪有结有不结者何也？曰：原其人病至大便当即不行，续有蕴热，益难得出，蒸而为结也[27]。一者其人平素大便不实，虽胃家热甚，但蒸作极臭，状如粘胶，至死不结[28]。应下之证，设引经论“初硬后必溏不可攻”之句[29]，诚为千古之弊。

大承气汤

大黄五钱　厚朴一钱　枳实一钱　芒硝三钱

水姜煎服，弱人减半，邪微者各复减半。

小承气汤

大黄五钱　厚朴一钱　枳实一钱

水姜煎服。

调胃承气汤

大黄五钱　芒硝二钱五分　甘草一钱

水姜煎服。

按：三承气汤功用仿佛。热邪传里，但上焦痞满者，宜小承气汤；中有坚结者，加芒硝软坚而润燥，病久失下，虽无结粪，然多黏腻极臭恶物，得芒硝而大黄有荡涤之能。设无痞满，惟存宿结而有瘀热者，调胃承气宜之。三承气功效俱在大黄，余皆治标之品也[30]。不耐汤药者，或呕或畏，当为细末蜜丸汤下[31]。

【注释】

[1] 不必悉具：没有必要全部具备。

[2] 已有行动之机：已经有了离开膜原的迹象。

[3] 开门祛贼之法：给被驱除的邪气留下出路。贼：此处指疫邪。

[4] 邪亦不能久羁：邪气也不能长久的停留体内。羁：束缚、停留。

[5] 彻其余毒：彻底清除残留的邪气。彻：通、透。

[6] 投剂不至掣肘：用药不至于受牵掣。掣肘：拉住别人的胳膊、防碍别人做事。

[7] 早拔去病根为要耳：尽早祛除病人得病的根本原因最重要。

[8] 揣邪气离膜原之多寡：猜测邪气离开膜原的成分有多少。揣：估量、忖度。

[9] 无太过不及之弊：没有用药太多、太少的害处。弊：害处。

[10] 多与少与自有轻重之殊：三承气汤针对不同病证本来就有用量多少、轻重不同的区别。

[11] 勿拘于下不厌迟之说：不用固守伤寒病过程中对于使用下法不嫌其晚的观点。

[12] 见下无结粪：见到病人泻出的粪便没有结块。

[13] 或以为不应下之证误投下药：或者认为病人得的不是应当使用泻下方法的病证，而错误地使用了泻下的药物。

[14] 非专为结粪而设也：承气汤适用于痞、满、燥、实、坚的病证，不是只为大便有结块而设置的方药。

[15] 医之咎也：是医生的过错。咎：过失、罪。伤寒学家认为，泻下必须等热邪与肠中的宿食互相凝结、“大便已硬”之后实施。

[16] 岂徒孜孜粪结而后行哉：哪里能够专心致志地只等着大便凝结之后，才用承气汤呢？孜孜：不懈怠、勤勉。

[17] 在经所谓不更衣十日无所苦：在《伤寒论》中所说的不大便十余天，却没有什么痛苦。经：此指张仲景的《伤寒论》。更衣：古人长袍大袖，在大便之时不方便，常常需要更衣，此不更衣指不大便。

[18] 邪毒之为殒命也：单纯大便燥结不会致人严重伤害，疫邪的毒气却可以使人死亡。

[19] 非燥结而致热邪也：不是因为由大便燥结而产生邪热。

［20］邪为本，热为标，结粪又其标也：疫邪是导致疾病的根本因素，相比之下发热属于疾病的次要方面，而大便燥结是更次要的方面。年希尧云："切要之言"。

［21］假令滞下：假如是痢疾。滞下：由于痢疾在证候上有里急后重、下坠不爽的感觉，所以痢疾被称为滞下。年希尧云："滞下即痢疾"。

［22］频数窘急者：大便的次数多而且腹痛里急。

［23］乃为逐邪而设也：这时的承气汤是为了驱逐邪气而使用的。设：布置、安排。

［24］得毋为积滞而设与：该不会是为了有积滞而安排的承气汤吧？得毋：表示推测的古联绵字，意为"该不会是……吧？"

［25］是乃断其生积之源：泻去邪气这才是断绝了产生积滞的源泉。

［26］更有虚痢，又非此论：还有一种虚证的泻下痢疾，也不是这样的道理。

［27］蒸而为结也：邪热蒸腾阴液受损，变成结滞。

［28］状如粘胶，至死不结：此指平素大便溏薄的病人，即使有热邪进入肠道，大便也只是像黏液一样，直到病人死亡之时也不会硬结。

［29］设引经论"初硬后必溏不可攻"之句：此引文是《伤寒论》209 条所说的用小承气汤试探有无燥屎的方法。仲景云："阳明病，潮热，大便微硬者，可与大承气汤，不硬者，不可与之。若不大便六七日，恐有燥屎，欲知之法，少与小承气汤，汤入腹中，转失气者，此有燥屎也，乃可攻之；若不转失气者，此但初头硬，后必溏，不可攻之，攻之必胀满不能食也。欲饮水者，与水则哕。其后发热者，必大便复硬而少也，以小承气汤和之。不转失气者，慎不可攻也。"仲景的原意是脾虚便溏之人不可用承气汤，甚至不可使病人多饮水。吴又可与此持相反论点。

［30］三承气功效俱在大黄，余皆治标之品也：大、小、调胃承气汤的主要药物都是大黄，其他的药物都是配合大黄起作用、或者是治疗次要证候的药物。

［31］当为细末蜜丸汤下：对于不能喝承气汤的人，应当把药物磨成细末，用蜂蜜调和成丸药，再用温开水送服下去。汤：热水。

【译文】

瘟疫病可以使用泻下方法的，大约有 30 多个证候类型，使用时不应当等待全部的证候都齐了才用，而是只要见到病人舌苔发黄、心下或整个腹部痞塞满闷，就应当在达原饮中加上大黄，使邪气通过泻下排出体外。假如疫邪在膜原的时候，已经有了发散离开的迹象，在疫邪想要离开还没有离开的时候，如果得到大黄的泻下作用的催促推动，其实是打开了驱邪外出的大门。治疗之后即使没有治愈疫病，疫邪再也不能长久地停留在体内了。两三天之后，残余的邪气进入胃腑，仍然可以应用小承气汤彻底清除残余的疫邪毒气。

概括地说，对外来的邪气如果能够早点治疗是最好的，趁着病人的气血还没有因为疫邪而错乱，肌肉还没有因病而消瘦，病人的津液还没有被耗伤，病人还不到危重的阶段，用药不受其他因素的影响，病愈之后也容易恢复平常。想成为全面而不失误的措施，不过就是了解病邪所在的部位，及早驱除致病的根源，这才是最重要的。只是要推想病人的正气是虚是实，猜测邪气是强是弱，了解病情是缓是急，推断疫邪离开膜原的是多是少，此后在治疗用药时就不至于落空，所使用的药剂也不会有过重或者过轻的毛病。

因此，仲景在大柴胡汤的后边，又设立了三个承气汤，用药的轻与重，自然就有了区别。不要拘泥于“泻下不怕晚“的说法，应当使用泻下方法的证候，见到泻出的大便没有硬结，就认为是泻下的太早了，或者以为本来不应当使用泻下的方法，而错误地应用了泻下的方药。却不了解承气汤本来是为了驱逐邪气而设立的方剂，不是专门为了大便硬结，才设置的方药。如果一定要等待病人的大便硬结，病人的血液被热邪搏击，变化之后的各种证候纷纷产生出来，这就像养老虎产生的祸患一样，是医生造成的错误。而且往往有一种情况，就是病人大便溏薄又没有使用泻下的证候，只见热邪蒸腾使大便极其臭秽像发霉的面酱，或者像种藕的污泥，病人接近死亡的时候，大便也不会形成结块，只要使得病人的秽浊的大便排出去，疫邪之毒气从此消除，病理的脉象和证候也从此消退，哪里能够专心致志地只等着大便凝结之后，才用承气汤呢？

假如病人是经血枯干、血虚干燥的患者，或者是老年患者，血液虚衰而少，往往容易形成大便燥结；或者得病之后，气血受损还没有恢复，也容易形成燥结。在张仲景的经典《伤寒论》中有这样的论述：病人不大便十几天，却没有痛苦的感觉，这对于身体有什么妨碍？因此我们知道，大便燥结不至于损害人的生命，疫邪的毒气足以使人丧命。应当知道是由于疫邪热毒造成的大便燥结，而不是大便燥结造成热毒邪气的侵害。然而有的病人得病日久，应当泻下而没有泻下，燥结的大便壅塞痹阻了肠道，瘀滞的邪气，郁阻的热气，更加难以疏泻出去。只要燥结的大便得以下行，气机通畅，进一步邪热才能疏泻出去。这是邪热与大便燥结，谁在前谁在后的不同病情。总而言之，邪气是疫病的主要影响方面，发热是疫病的第二因素，燥结的大便又次于发热对于人体的影响。能够及早祛除疫邪之气，哪里还用担心大便燥结呢？

假如病人患的是里急后重的痢疾，也叫“滞下”病，本来就没有大便燥结，初期还比较坚实，后来大便的次数增多而且腹痛里急，应当使用芍药汤加上大黄，使病人泻下。这种治疗方法难道也是由于燥结才这样用的吗？这不过是为了驱逐病邪，才设立的治疗方法。有的人说，芍药汤加大黄该不会是为体内的积滞，设立的治疗方法吧？我说，不对！邪气存留在人体的下焦部位，气血的运行因此而不畅，相结聚进而形成积证。如果把祛除积证作为治疗的法则，已经形成的积滞刚去掉，还未形成的积滞又产生出来，必须使用大黄驱逐掉外来的疫邪，这才能斩断病人产生积滞的根源，使他的营气卫气流行畅通，他的积滞不用治疗也会自然痊愈的。还有一种属于虚证的痢疾，不是我们论述的这种情况。有的人要问，病人的脉搏都是洪数，证候都有发热，有的病人就大便燥结，有的则不是这样，这是什么原因呢？我说，原因就是病人得病的时候，正赶上大便不通，然后邪热蕴积起来，更加解不出大便了，热邪蒸腾，形成燥屎。另一类病人，平时就大便溏薄，虽然胃肠的热势很盛，只是蒸腾得大便极其臭秽，形状如同黏滞的胶状物，直到病死也不会形成硬结。应当使用泻下方法的证候，假如把《伤寒论》中所说的“初硬后必溏不可攻”作为不用下法的依据，实在是造成千古弊病的根源。“初硬后必溏不可攻”是针对内伤虚证说的，而不是疫热之病。

大承气汤的方剂组成

大黄五钱（15克）　厚朴一钱（3克）　枳实一钱（3克）　芒硝三钱（9克）

用水姜（笔者按：“水姜”为水浆之误乎？浆与姜不同：浆为米汤，有护胃之功。姜为生姜，有和胃降逆之妙。但无版本支持，也不见前人解释，姑存疑于此）煎后服用，虚弱的病人减少一半的用量，邪气微小的病人，分别再减少一半的用量。

小承气汤的方剂组成

大黄五钱（15克）　厚朴一钱（3克）　枳实一钱（3克）

水姜煎服。

调胃承气汤的方剂组成

大黄五钱（15克） 芒硝二钱五分（7.5克） 甘草一钱（3克）

水姜煎服。

吴又可按：三个承气汤的功能用法，大体上相似。疫热邪气传变到体内，只有上部痞塞满闷的病人，应当使用小承气汤；腹中有坚硬的燥结大便者，加上芒硝能使坚硬的粪便变软，而且干燥也得以润滑。患病时间较久，该泻下而没有泻下的病人，即使没有燥结的大便，却有黏腻又极其臭秽的排泄物，有了芒硝的协助，大黄就能发挥荡除秽浊的作用。假如病人没有腹部的满闷痞塞，只是存在着旧的结滞和新有的郁热的互结，应当用调胃承气汤。三个承气汤的功能和效用，都在于大黄的作用，其他的药品都是治疗次要证候的药物。不能服用汤药的病人，有的呕吐，有的怕用药，应当使用药物的细粉，加上蜂蜜，制成药丸，用米汤送服。

【评介】

吴又可关于"逐邪勿拘结粪"的论述，对后世影响很大。此前的伤寒学派都遵循张仲景所说的，一定要等待大便硬结之后才可以使用泻下方药。吴又可的泻下热结的法则被温病学家完全继承，他们总结成"伤寒下不厌迟，温病下不嫌早"的学说，发展了外感热病的治疗方法。

年希尧云："凡书所云攻之、下之、利之，皆承气也。大承气汤痞满燥实四症全治。大黄去实，芒硝去燥，枳实去痞，厚朴去满。调胃承气汤，治燥实而不痞满。大黄做丸，从权也，总不若汤药荡涤之速。"

孔毓礼曰："伤寒疫病异治者，伤寒误攻，为害也大，疫病误攻，为害也小。伤寒攻不宜早，疫病攻不宜迟。至于必俟邪归胃府，而后攻之，则一辙也。尝见时人不善读书，谓攻邪宜急，不拘粪结，一遇疫证，开手言下。不知热毒散漫，攻之徒伤胃气。疫邪不伏，及至当攻之时，反因胃气衰弱而不敢攻。故善攻者，必俟邪聚也。但待其聚，不待其结，是谓不先不后，一攻而群寇瓦解，不致余党复聚为殃也。三阳表证不可攻，三阳而兼见其里者，微攻之。表里兼见者，双解之。里证则直攻之。邪轻攻轻，邪重攻重，缓急得宜，轻重有度，斯称善也。"

龚绍林曰："不论伤寒疫病，误下为害，均属不小，且亦不必拘于早攻迟攻，总要传邪到胃，而后可攻也。邪气入胃，非下不愈。庸医不敢议下者，皆因不知脉证也。盖脉理一道，隐而难明，非遇明师传授，自知领会，心细手准者，不得的确。至于证候，显而易见，应下者虽有三十余症，总是邪传到胃也。邪既入胃，舌苔必黄，但见舌黄，而用大黄下之，断不致误。吴先生真善示后学者，量虚实以下数句，尤宜留心。邪毒害人，殊非浅鲜，奈何业医者，不知邪毒之为害，每遇此证，妄拟误治，杀人无算。可惜尤可恨也。三承气汤，分痞满坚结而用之，极是有理。但有气虚者，宜加党参一二钱，以扶其正气。”

杨大任曰：“凡有形之病，必藉有形之药，故用汤不若用丸。如邪热传里，中存宿结者，用张景岳百顺丸甚妙。在上无寒胃呕哕之弊，在下有刮磨涤垢之功，昔年治疫，用此方救人多矣。”

张景岳百顺丸　治一切阳邪积滞热结等症。

锦纹大黄一斤，酒浸蒸　猪牙皂角一两六钱，炒微黄

共为末，蜜丸如绿豆大，每服一二钱，随证作汤送下。

蓄　血

【原文】

大小便蓄血[1]、便血，不论伤寒时疫，盖因失下[2]。邪热久羁，无由以泄[3]，血为热搏，留于经络，败为紫血；溢于肠胃，腐为黑血，便血如漆[4]。大便反易者，因结粪得血而润下。结粪虽行，真元已败，多至危殆。其有喜妄如狂者[5]，此胃热波及于血分，血乃心之属，血中留火，延蔓心家，宜其有是证矣[6]。仍从胃治。

发黄一证，胃实失下，表里壅闭，郁而为黄[7]，热更不泄，搏血为瘀[8]。凡热，经气不郁，不致发黄，热不干血分，不致蓄血，同受其邪，故发黄而兼蓄血，非蓄血而致发黄也[9]。但蓄血一行，热随血泄，黄因随减[10]。尝见发黄者，原无瘀血，有瘀血者，原不发黄。所以发黄，当咎在经瘀热，若专治瘀血误也[11]。胃移热于下焦气分，小便不利，热结膀胱也[12]；移热于下焦血气，膀胱蓄血也。小腹硬满，疑其小便不利，今小便自利者，便为蓄血也[13]。胃实失下，至夜发热者，热留血分[14]，更加失下，必致瘀血。初则昼

夜发热，日晡益甚，既投承气，昼日热减，至夜独热者，瘀血未行也[15]，宜桃仁承气汤。服汤后热除为愈，或热时前后缩短，再服再短，蓄血尽而热亦尽[16]。大势已去，亡血过多，余焰尚存者，宜犀角地黄汤调之[17]。至夜发热，亦有瘅疟[18]，有热入血室[19]，皆非蓄血，并未可下，宜审。

桃仁承气汤

大黄　芒硝　桃仁　当归　芍药　丹皮

照常煎服。

犀角地黄汤

地黄一两　白芍三钱　丹皮二钱　犀角二钱，研碎

先将地黄温水润透[20]，铜刀切作片，石臼内捣烂，再加水调糊，绞汁听用，滓入药同煎，药成去滓，入前汁合服。按：伤寒太阳病不解，从经传腑，热结膀胱，其人如狂，血自下者愈[21]。血结不行者，宜抵当汤。今温疫起无表证，而惟胃实，故肠胃蓄积血多，膀胱蓄血少。然抵当汤行瘀逐蓄之最者，无分前后二便，并可取用[22]。然蓄血结甚者，在桃仁力所不及，宜抵当汤。盖非大毒猛厉之剂，不足以抵当，故名之。然抵当汤证，所遇亦少，此以备万一之用。

抵当汤

大黄五钱　虻虫二十枚，炙干，研末　桃仁五钱，研加酒　水蛭炙干为末，五分

照常煎服。

【注释】

[1] 大小便蓄血：指热邪结于肠道或者膀胱。蓄血结于肠道的病人好忘，而且大便黑；蓄血结于膀胱的病人，小腹拘急不适而小便自利，其人如狂。出自《伤寒论》。

[2] 盖因失下：都是因为应当泻下而没有使用泻下造成的。

[3] 邪热久羁，无由以泄：邪热之气在体内长期停留，没有疏泄的通路。

由：经过，从，如“必由之路”。

［4］腐为黑血，便血如漆：溢出的血液变成腐败的黑血，所以大便的颜色如同黑漆一样。

［5］有喜妄如狂者：有的病人好说无根据的大话，像一个精神失常发狂的人。喜：好。妄：胡乱、荒诞。

［6］延蔓心家，宜其有是证矣：心主血藏神，热邪进犯心脏，神不安位，应当出现这种狂乱证候。

［7］郁而为黄：邪热郁阻气机，薰蒸肝胆，胆液溢于肌肤而发黄。

［8］热更不泄，搏血为瘀：热邪仍然得不到疏泄，与血液搏结在一起，瘀阻脉道。

［9］非蓄血而致发黄也：不是蓄血引发的黄疸。

［10］热随血泄，黄因随减：邪热随着瘀血的清除而减轻，黄疸也由于热瘀的消退而减轻。

［11］若专治瘀血误也：发热引起瘀血、黄疸同时存在，只治疗瘀血不能解决根本问题，所以是错误的方法。

［12］小便不利，热结膀胱也：病人小便不利，是由于邪热郁结在膀胱，气化不利造成的。

［13］今小便自利者，便为蓄血也：病人小腹硬满，应当小便不利，现在小便自利，是蓄血在血脉，而不是膀胱的气分。《伤寒论》128 条云：“太阳病六七日，表证仍在，脉微而沉，反不结胸，其人发狂者，以热在下焦，少腹当硬满；小便自利，下血乃愈。所以然者，以太阳随经，瘀热在里故也，抵当汤主之。”129 条云：“太阳病，身黄，脉沉结，少腹硬，小便不利者，为无血也；小便自利，其人如狂者，血证谛也，抵当汤主之。”

［14］热留血分：血属阴，入夜热盛，是血中有热邪所致。

［15］至夜独热者，瘀血未行也：承气汤泻下热结之后，病邪大势已去，血中还残留有部分郁热，所以只在属阴的夜间发热。

［16］蓄血尽而热亦尽：蓄血祛除之后，邪无所藏，所以说“蓄血尽而热亦尽”。

［17］宜犀角地黄汤调之：犀角地黄汤是孙思邈《千金要方》中的方剂，善解血中热邪。

［18］瘅疟：只发热，而不往来寒热的疟疾，叫瘅疟。

［19］热入血室：张仲景认为，妇女在月经刚来或者月经刚结束的时候，

感受伤寒，容易形成热入血室，其主要证候是，其人如狂，或者白天精神正常，入暮谵语，独语如见鬼状。

[20] 先将地黄温水润透：地黄干了之后，切片之前要先用温水慢慢地浸润药材，而不是用水泡药物，免得损失药性。

[21] 血自下者愈：有瘀滞的血自己流出来，就不会瘀结在里，所以容易病愈。

[22] 无分前后二便，并可取用：抵当汤治疗瘀血，不论是在膀胱还是在肠道，都可以用它进行治疗，获得痊愈。

【译文】

热邪结于肠道或者膀胱，形成下焦蓄血，或见到便血，不论是伤寒还是瘟疫，大约都是因为应当使用泻下的方法，而没有使用。疫热邪气，长久地停留在体内，没有可以疏泄的途径，使血液与邪热互相搏结，存留在经脉或络脉之中，腐败之后变成紫色的瘀血。这种瘀血充斥在胃肠道，进一步腐败成为黑色的瘀血，大便也因此而形成如黑色的漆一样的东西。大便不秘结反而容易解下，这是因为燥结的粪块得到血液的滋润的结果。虽然秘结的粪便排出了体外，身体的元气已经严重受损，往往造成十分危险的后果。其中有些患者好说些没有根据的乱语，像患发狂证的病人，这是疫邪热毒充斥于血分，血液是心脏所主，血中有热邪，热邪沿着血脉进犯心脏，所以应当有像发狂的证候。此证仍然需要泻胃热进行治疗。身体发黄的证候，因为胃部的实热证没有泻下，体表体内的气机被疫邪壅塞闭阻，郁热最终形成黄疸。如果热邪还得不到疏泄，就能进入血液，与血液凝结在一起，形成瘀滞。所有的发热，经脉之中的气血不被瘀滞，就不会造成发黄；热邪不进入血液之中，就不会造成血液与热邪凝聚的"蓄血"证。共同受到疫邪的侵袭，既可造成发黄，也可以进而出现血热互结的蓄血，而不是蓄血造成的发黄。然而，蓄血一旦被清除，邪热也会随着外泄，黄疸也能因此而减轻。

曾经见过发黄的患者，原先并没有瘀血，而形成蓄血证的患者，原来也没有发黄。形成黄疸的原因，应当深责经脉之中的瘀热，如只是单纯治疗瘀血而不同时治疗邪热，不是正确的方法。胃中的热邪向下移动到下焦的部位，气机因此而不畅，小便不能顺利排出，这是邪热结聚在膀胱造成的。邪热从胃向下移动，影响到下焦的血液运行，可以形成膀胱部位的蓄血。如果病人的小腹部发硬而且胀满，应当想到会出现小便不利，可是现在小便却很畅快，这是没有影响气分的原因，因此就可以诊为膀胱蓄血证。

胃部的实热证，应当使用泻下的治疗法，却没有施行泻下的治疗方法，到了夜间就发热，这是热邪留在了血液之中，又加上失于泻下，一定会形成瘀血证。蓄血证初起的时候，白天夜晚都发热，到下午3~7点的“日晡”热势更高，使用了承气汤之后，白天的发热减轻，到了晚上热势仍然很高，这是瘀血还没有清除的原因，应当使用桃仁承气汤治疗。服用桃仁承气汤之后，发热消退则为治愈；或者有的病人再发热的时候，出现与消失的时辰都缩短；再一次服用，发热的过程进一步缩短；等到蓄血完全消失时，发热也就完全消失了。疫热病气的绝大部分被清除时，病人的血液损失也很多，残余的热势还存在，应当使用犀角地黄汤进行治疗。但是，每到夜间发热的疾病，有的属于只发热而不往来寒热的“瘅疟”，有的是属于入夜独语如见鬼状的“热入血室”证，都不是蓄血证，不可使用泻下的治疗方法，应当辨认清楚。

桃仁承气汤的组成

大黄四钱（12克）　芒硝二钱（6克）　桃仁十八粒　当归二钱（6克）　芍药二钱（6克）　丹皮二钱（6克）

按照常规中药的煎服方法，煎药和服用。

犀角地黄汤的组成

地黄一两（30克）　白芍三钱（9克）　丹皮二钱（6克）　犀角二钱（6克）研碎

首先用温水将地黄润透，用铜质的刀片切成片状，在石头材料的臼窝里捣烂，再加上水调成汁状，用纱布拧出汁来备用，渣滓放入其他的药中，共同煎煮，煎好的药去掉药渣滓，把地黄的药汁掺进去，共同服用。

吴又可按：伤寒病，太阳证未愈，病邪从太阳经，传变到膀胱的部位，热邪就结聚在膀胱，这时的病人就像发狂一样，血液自己从体内流出来，这样病邪有出路疾病就会自行痊愈。如果血液凝聚在体内，不能排出体外，应当使用抵当汤治疗。现在瘟疫初起，没有发热恶寒的表证，而只有发热不恶寒的胃腑实证，所以胃肠中蓄积的瘀血多，膀胱蓄积的瘀血少。然而，抵当汤属于驱逐瘀血最有力量的方剂，并不分蓄血在膀胱还是在肠道，都可以用它祛除蓄血。因此蓄血瘀结很重的病证，用桃仁承气汤就难以胜任，不如使用抵当汤力大合适。大概说来，不是很猛烈的药剂，就不能胜任这种驱瘀的重任，所以称其为抵当汤。当然，临床上的抵当汤证也很少遇上，记载下来用以备不时之需要。

抵当汤的组成

大黄五钱（15克）　虻虫二十枚，炙干，研末　桃仁五钱（15克）　研加酒　水蛭炙干为末，五分（1.5克）

按照常规中药的煎服方法，煎药和服用。

【评介】

外感热病的“蓄血”证，首先是张仲景《伤寒论》所论述的，热邪与血液结于膀胱或者肠道，都可以形成蓄血证。它们都有入夜热甚，少腹拘急，精神烦躁或甚至如狂，但是血蓄在膀胱时小便自利，而血蓄于肠道则便黑血，并善忘。治疗都需用桃仁承气汤，重者则必须用抵当汤，逐瘀泻热。在这一点上，可以看出伤寒与瘟疫所共有的证候及可以互相借鉴的治疗方法。正如吴又可《温疫论·辨明伤寒时疫》云：“子言伤寒与时疫有霄壤之隔，今用三承气、及桃仁承气、抵当、茵陈诸汤，皆伤寒方也，既用其方，必同其症，子何言之异也?”吴又可回答瘟疫为何借用伤寒方时说：“伤寒初起，以发表为先；时疫初起，以疏利为主。种种不同，其所同者，伤寒时疫，皆能传胃，至是同归于一，故用承气汤辈，导邪而出。要之，伤寒时疫，始异而终同也。”“但以驱逐为功，何论邪之同异也。”“推而广之，是知疫邪传胃，（与伤寒）治法无异也”。吴又可这些论述与王安道所论有许多相同之处，如《医经溯洄集·伤寒温病热病说》云：“伤寒与温病、热病，其攻里之法，若果是以寒除热，固不必求异；其发表之法，断不可不异也。”

笔者认为，外感热病的寒温病因学说形成于不同历史时期，是由不同医家的不同认识形成的，它们各有自己的优缺点，而进入到现代，中西医学互相结合，外感温热病的病因已完全有可能得以阐明。其实“审证求因”是为“审因论治”服务的，也就是说“审因”是为了更好的“论治”，解释病因并不是目的，有利于治疗才是中医推求病因的意义所在。

现代医学的微生物致病的病因学说使我们认识到，局限于伤寒或者感温，并不能真正地阐明外感热病的起病原因，只有利于解析证的不同类型，以便进行治疗。所以中医的寒温病因学说只是中医外感热病治疗的一种指导思想，不是“真正的病因”。真正的病因，应当强调“毒”的侵袭性，“疫”的流行性。毒疫之气才是中医外感热病的真正致病因素。中医的外感热病学说应当统一起来，也完全能够统一起来。

年希尧云：“仍从胃治者，谓须下也。瘅疟者，但热而不寒之疟疾也。血室者，妇人藏经之所。未行经之前，血室满，邪热不能入，已行经之后，其室空虚，热邪乘虚而入。其证俨如疟状，当用小柴胡汤调之，不可当疟治。”

孔毓礼曰：“热入血分，瘀血瘅疟之夜热，慎勿概作阴虚发热看。”

龚绍林曰：“蓄血、发黄，皆因失下，所以必从胃治，而后得愈。”

发 黄

【原文】

发黄疸是腑病，非经病也[1]。疫邪传里，遗热下焦，小便不利，邪无输泄[2]，经气郁滞，其传为疸，身目如金者[3]，宜茵陈汤。

茵陈汤

茵陈一钱　山栀二钱　大黄五钱

水姜煎服。

按：茵陈为治疸退黄之专药。今以病证较之，黄因小便不利，故用山栀除小肠屈曲之火，瘀热既除，小便自利。当以发黄为标，小便不利为本。及论小便不利，病原不在膀胱，乃系胃家移热，又当以小便不利为标，胃实为本[4]。是以大黄为专攻，山栀次之，茵陈又其次也。设去大黄而服山栀、茵陈，是忘本治标，鲜有效矣。或用茵陈五苓，不惟不能退黄，小便兼以难利[5]。

【注释】

［1］发黄疸是腑病，非经病也：发黄疸是属于腑的病证，而不是经脉的病证。胆属于六腑之一，又属于奇恒之腑。胆液受热邪熏蒸，溢于肌肤发为黄疸。

［2］小便不利，邪无输泄：小便不畅顺，湿热邪气不能顺利地排出体外。

［3］身目如金者：身体的肌肤和眼睛的巩膜都发黄，颜色像金子的黄色。如果只有身体的肌肤发黄，而眼睛不黄，中医称之为萎黄，多属虚寒；只有身目皆黄，才可以称为黄疸，黄疸多属湿热。

［4］当以小便不利为标，胃实为本：应当把小便不顺畅看作标，而把胃腑的湿热看作本。中医学中的标本，是一对相对的概念，比如医生与病人的关系，病为本，医为标；病和药物的关系，病为本，药为标；先病为本，后病为标。

［5］小便兼以难利：不仅黄疸不能消退，小便也难以通利。

【译文】

发黄疸是属于腑的病证，而不是经络的病证。疫热邪气传入体内，在下焦留存着热邪，小便不能顺畅地排出体外，热邪没有疏泄的途径，经脉中的气机瘀滞不畅，进一步传变就形成了黄疸，身上的皮肤和白眼珠都发黄，像金子的颜色一样黄，应当使用茵陈蒿汤治疗。

茵陈汤的药物组成

茵陈一钱（3克）　山栀二钱（6克）　大黄五钱（15克）

用水姜煎好服用。

吴又可按：茵陈是治疗黄疸、退黄的专用药物。现在用病人的证候来检验这个方剂，黄疸是因为小便不顺畅，热邪不能由此排出体外形成的病证，所以使用山栀子来清除小肠之中积聚的火热邪气，郁热一消退，小便自然通利。应当把发黄看作是次要的“标”，小便不通畅才是致病的根本，属于“本”。至于说到小便不能顺畅地排出，病根并不在膀胱，这是胃中的热邪传变到膀胱所致。所以应当是小便不顺畅属于“标”，而胃中的实火邪气才是病根的“本”。因此，大黄是专门攻邪泻热的主要药物，山栀子的作用仅次于大黄，茵陈利湿退黄居于次要地位。假如去掉大黄，只使用栀子、茵陈，这就是不治疗病根而只治疗次要方面的“治标”的做法，很少能够奏效。或者使用茵陈五苓散利湿退黄，往往不只是不能退黄，而且利小便的作用也难于发挥。

【评介】

“发黄”见于某些外感热病，比如传染性甲型病毒性肝炎，在旧社会经常引起流行，但不是大多数外感热病都会有发生黄疸的问题。古人虽然不知道黄疸只在某些疾病的过程中出现，但是应用中医的治疗方法，常能起到很好的治疗效果。当然，有人说甲肝属于自限病程的疾病，可以不治自愈，甚至有人说这就是鸡叫天亮，鸡不叫天也亮，是贪天之功。笔者认为这种观点是错误的，即使是自限病程的疾病，也不是不用治的疾病，中医药在缩短病程、减轻症状、消除并发症等方面，都有很好的疗效，应当予以继承和发扬。更何况黄疸虽然是甲肝的主要症状，但黄疸并不限于甲肝，溶血性黄疸、阻塞性黄疸都可以参照中医的历史经验进行治疗。

孔毓礼云："杂证有阴黄，疫病无阴黄。古有三承气汤证，使于三承气加茵陈、山栀，随证施治，方为尽善。"

龚绍林云："所论标本，极是确论。故此方以大黄为君，用之治热病，投之即效。"

"愚按：旧论发黄，有从湿热，有从阴寒者，阴病发黄确有其证，何得云妄？湿热发黄尤为最多，大约如合曲相似。饮入于胃，胃气熏蒸则为湿热。湿热外蒸，透入肌腠遂成黄病。燥火焉有发黄之理？此言为吴君白圭之玷。"本按语，原混于吴又可的原文之中，因有一定的参考价值，所以移放到此处。

邪在胸膈

【原文】

温疫胸膈满闷，心烦喜呕，欲吐不吐，虽吐而不得大吐，腹不满，欲饮不能饮，欲食不能食[1]。此疫邪留于胸膈，宜瓜蒂散吐之。

瓜蒂散

甜瓜蒂一钱　赤小豆二钱　生山栀二钱

用水二盅，煎一盅，后入赤豆，煎至八分，先服四分，一时后不吐[2]，再服尽。吐之未尽，烦满尚存者，再煎服。如无瓜蒂，以淡豆豉二钱代之[3]。

【注释】

［1］欲饮不能饮，欲食不能食：因为疫邪停聚于胸膈之间，阻碍气机的升降。所以出现"想吐不能痛快地吐、想喝不能顺利地喝、想吃不能痛快地吃"。

［2］一时后不吐：服药后一个时辰不吐。时：此指时辰，一个时辰为两

个小时。

［3］以淡豆豉二钱代之：淡豆豉，有的本草谓其能致吐，如《本草汇言》《本草经疏》；也有的谓其不致吐的，如《本草纲目》云："豆豉，下气调中，治伤寒温毒发斑、呕逆。"《伤寒论》云："发汗后水药不得入口，为逆。若更发汗，必吐不止。发汗吐下后，虚烦不得眠，若剧者，必反复颠倒，心中懊恼，栀子豉汤主之；若少气，栀子甘草豉汤主之；若呕者，栀子生姜豉汤主之。"也许豆豉的药性受炮制的影响，如《本草纲目》云：豆豉"得葱则发汗，得盐则能吐，得酒则治风，得薤则治痢，得蒜则止血，炒热又能止汗，亦麻黄根节之义也"。

【译文】

瘟疫病患者，胸膈痞满懑闷，心里烦躁，常好呕吐，想吐又不能吐，虽然吐又不能痛快地吐，腹部不胀满，想喝又不能痛快地喝，想吃也不能痛快地吃。这是瘟疫邪气留在胸膈部造成的，应当用瓜蒂散治疗，使病人呕吐则病愈。

瓜蒂散的药物组成

甜瓜蒂一钱（3克）　赤小豆二钱（6克）　生山栀二钱（6克）

用水二盅，煎煮后取一盅，然后放入赤小豆，继续煎煮至八分，先服一半。服药后两个小时之后，病人不发生呕吐，再服尽余下的一半。呕吐不干净，心烦、胸膈痞满还存在的，再一次煎服本药。如果没有瓜蒂，可以用淡豆豉6克代替瓜蒂。

【评介】

《素问》云："其在上者，引而越之。"用涌吐的方法治疗胸膈以上的病邪，是中医传统的有效方法。华佗曾经用吐法，治疗伤寒四日的邪在胸部的病证，发展了《素问·热论》汗泄两法治疗热病的学说，把外感热病的治疗方法丰富为汗、吐、下三法。张仲景《伤寒论》更是以汗、吐、下、和、温、清、消、补的八法治疗伤寒。栀子豉汤就是仲景吐法的代表方剂。

年希尧云："此种用西洋法吐之也可。"

龚绍林云："甜瓜蒂，南方药室少有。仆遇此症，用达原饮加柴胡治之，无不获效。盖邪在少阳，亦令人欲吐也。"

辨明伤寒时疫

【原文】

或曰：子言伤寒与时疫有霄壤之隔[1]，今用三承气及桃仁承气、抵当、茵陈诸汤，皆伤寒方也。既用其方，必同其证[2]，子何言之异也[3]？曰：夫伤寒必有感冒之因，或单衣风露，或强力入水[4]，或临风脱衣，或当檐出浴，当觉肌肉粟起[5]，既而四肢拘急[6]，恶风恶寒[7]，然后头疼身痛，发热恶寒，脉浮而数。脉紧无汗为伤寒[8]，脉缓有汗为伤风[9]。时疫初起，原无感冒之因，忽觉凛凛[10]，以后但热而不恶寒。然亦有所触而发者[11]，或饥饱劳碌，或焦思气郁，皆能触动其邪，是促其发也，不因所触无故自发者居多，促而发者，十中之一二者。

且伤寒投剂[12]，一汗而解，时疫发散，虽汗不解。伤寒不传染于人，时疫能传染于人。伤寒之邪，自毫窍而入；时疫之邪，自口鼻而入[13]。伤寒感而即发，时疫感久而后发[14]。伤寒汗解在前[15]，时疫汗解在后[16]。伤寒投剂可使立汗，时疫汗解，俟其内溃，汗出自然，不可以期。伤寒解以发汗，时疫解以战汗。伤寒发斑则病笃，时疫发斑则病衰[17]。伤寒感邪在经，以经传经；时疫感邪在内，邪溢于经，经不自传。伤寒感发甚暴，时疫多有淹缠二三日，或渐加重，或淹缠五六日，忽然加重。伤寒初起，以发表为先[18]；时疫初起，以疏利为主。种种不同。其所同者，伤寒时疫皆能传胃，至是同归于一[19]，故用承气汤辈，导邪而出。要之，伤寒时疫，始异而终同也[20]。

夫伤寒之邪，自肌表传里，如浮云之过太虚，原无根蒂[21]，惟其传法，始终有进而无退，故下后皆能脱然而愈[22]。时疫之邪，始则匿于膜原，根深蒂固，发时与营卫交并，客邪经由之处，营卫未有不被其所伤者。因其伤，故名曰溃，然不溃则不能传，不传邪不能出，邪不出而疾不瘳[23]。时疫下后，多有未能顿解者何？盖疫邪每有表里分传者，因有一半向外传，则邪留于肌肉，一半向内传，则邪留于胃家，邪留于胃，故里气结滞，里气结，表气因而不通，于是肌肉之邪，不能即达于肌表。下后里气一通，表气亦顺，向者郁于肌肉之邪，方能尽发于肌表，或斑或汗，然后脱然而愈，伤寒下后无有此法。虽曰终同，及细较之，而终又有不同者矣。

或曰：伤寒感天地之正气，时疫感天地之戾气[24]。气既不同，俱用承气，又何药之相同也？曰：风寒之邪与吾身之真气，势不两立，一有所着，气壅火积，气也、火也、邪也三者混一，与之俱化，失其本然之面目，至是均为之邪矣[25]。但以驱逐为功，何论邪之同异也。假如初得伤寒为阴邪，主闭藏而无汗，原其感而未化也。传至少阳并用柴胡，传至胃家并用承气，至是亦无复有风寒之分矣。推而广之，是知邪传胃治法。

【注释】

［1］霄壤之隔：天和地的差别。霄：云霄，天空。壤：土地、土壤。

［2］既用其方，必同其证：既然使用了伤寒的方剂，必然在证候上有相同之处。

［3］子何言之异也：您为什么说它们不同呢？子：古人对男子的美称，或为敬语。

［4］强力入水：强行跳入冷水里。

［5］当觉肌肉粟起：当时就觉得发冷，起了鸡皮疙瘩。当：当时，当下。粟起：像米粒一样的疙瘩立起来。粟：米，此处为名词作状语。

［6］四肢拘急：胳膊下肢都发紧不舒适。寒主收引，受寒后就会有紧缩之感。

［7］恶风恶寒：见着风时怕风吹为“恶风”，风不直接吹身体则没有发冷的感觉。“恶寒”是指身体发冷，即使加厚衣被，或者室温很高，或挨着炉火，也不能去掉发冷的感觉。

［8］脉紧无汗为伤寒：《难经·五十八难》说：“伤寒之脉，阴阳俱盛而紧涩。”张仲景《伤寒论》说：“太阳病，或已发热，或未发热，必恶寒，体

痛，呕逆，脉阴阳俱紧者，名为伤寒。”

[9] 脉缓有汗为伤风：《难经·五十八难》说：“中风之脉，阳浮而滑，阴濡而弱。”张仲景《伤寒论》说：“太阳中风，阳浮而阴弱。阳浮者热自发，阴弱者汗自出。”

[10] 忽觉凛凛：突然觉得浑身发冷。凛凛：寒冷的样子。

[11] 有所触而发者：有过接触风冷的情况，而后发为瘟疫。

[12] 伤寒投剂：伤寒病用药。

[13] 时疫之邪，自口鼻而入：时行的温疫邪气从口腔或者鼻腔侵入人体。

[14] 时疫感久而后发：时行疫气发病时，早就感受了疫邪，邪气曾在体内长久潜伏。

[15] 伤寒汗解在前：伤寒从表证发病，初期就需要用发汗的方法，所以说伤寒汗解在前。

[16] 时疫汗解在后：时行疫气初期，邪伏膜原，溃散到肌表之后，才可用汗法，或者战汗而愈，所以说时疫汗解在后。

[17] 时疫发斑则病衰：伤寒由表入里，发斑是邪入血分，为病重；时行疫气邪从膜原外传，发斑为邪有出路，为病减轻的表现。然而临床上必须活看，风疹麻疹的斑疹透露为病减轻，其他热病出现斑疹，往往预示着病情加重，须结合证候观察。

[18] 伤寒初起，以发表为先：伤寒病有表里同病的时候，多需要先解其在表的证候，然后再治疗在里的证候。

[19] 至是同归于一：到了伤寒病的阳明阶段，以及瘟疫的里病阶段，共同归结在需要使用泻下方法的证候里，可以看成是一样的病证。

[20] 始异而终同：伤寒由表入里，瘟疫从膜原传里，开头虽然不一样，到了里证的时候就完全一样了。

[21] 原无根蒂：本来就没有深藏的巢穴。

[22] 下后皆能脱然而愈：泻下之后，都能够豁然病除。脱：除去。

[23] 邪不出而疾不瘳：邪气不排泄出去，疾病就不会痊愈。瘳：病愈。

[24] 时疫感天地之戾气：时行疫气是感受了自然界的一种猛烈的物质，或叫乖戾之气。戾：凶暴、猛烈。

[25] 至是均为之邪矣：到了这个时候，都转化成致病的邪气了。

【译文】

有人说，你说伤寒和时行疫气简直是天和地的区别，现在却借用的三承气汤、桃仁承气汤、抵当汤、茵陈蒿汤等，都是治疗伤寒的常用方剂，既然可以借用伤寒的治疗方剂，就一定在证候上与伤寒有相同的地方，你为什么说它们不相同呢？我吴又可说，伤寒一定会有外感风寒的诱因，或者是穿的衣服太单薄又暴露于风霜雨露之中，或者勉强进入冷水里，或者是在风当口脱衣服，或者在屋檐下洗澡，当时就感觉身上发冷，皮肤起鸡皮疙瘩，紧接着手臂两腿拘挛发紧，怕风怕冷加厚衣被也不能缓解，其后就头痛身体疼痛，发热的同时又怕冷，脉搏初按就能摸着重按无力属于“浮脉”，而且一呼一吸脉搏在五次以上属于浮兼数象。脉搏左右弹手属于“紧脉”，而且发热无汗，就是“伤寒”；脉搏和缓不紧属于“浮缓”脉象，而且汗出恶风，就是伤风。时行疫气的初期，本来没有外感风寒，突然就觉得身上发冷，以后只是发热而且不再恶寒怕冷。尽管如此，也有的患者是受风寒之后发病的，有的是饮食过饱或者过于饥饿、劳累，或者焦虑思念生气郁闷，都能引发伏于膜原的疫邪，这就促使疫邪发散开来，然而还是没有诱因发病的占多数，由于其他原因引发的只占十分中的一二成。

并且伤寒用药，一有发汗汗出就痊愈，时行疫气即使经过发汗，尽管有汗出也不能痊愈。伤寒病不能传染给其他人，时行疫气却能够传染给其他人。伤寒的邪气从毫毛汗孔进入肌体，时行疫气从口鼻侵犯人体。伤寒感受外邪后立即发病，时行疫气往往感受日久才能发病。伤寒初期属表证，可在早期发汗而愈；时行疫气邪气从膜原溃散之后，才能战汗而愈。伤寒病用药之后多可立即有汗出，而时行疫气的汗出病愈，需要等待疫邪在膜原溃散之后，自然汗出，不能预期何时有汗。伤寒的病愈往往靠发汗，时行疫气的病愈却多在战汗之后；伤寒病见到斑出多为病重入里的表现，时行疫气发斑多是病邪衰退的迹象。伤寒感受邪气是在经络，其后的传变也是从经络到经络；时行疫气多是邪伏膜原故病起于里，然后邪气充斥在经络中，不是从经络到经络的传变。伤寒感邪和发病都很急暴，时行疫气的发病过程比较慢，有的经过两三天以后才表现出来，有的病情逐渐加重，有的拖延五六天，突然加重。伤寒病的初期，以发汗解表为首选；时行疫气的早期，以疏利膜原的邪气为主要治疗方法。

如上所述，伤寒与时行疫气有许多不同的方面，它们相同的地方，就是伤寒与瘟疫的病邪都能传到胃部，到了这一阶段伤寒与时行疫气就有了共同的证候。所以都可以应用承气汤之类的药物治疗，引导邪气从下而出。概括地说，伤寒与时行疫气，起病的时候证候不同，而到了邪传入胃部证候就完全一样了。伤寒的邪气，从体表向里传变，好像云朵飘过太空一样，本来就没有邪气盘踞的巢穴，思考它的传变方法，从始至终都是只有向里进逼，而没有自动后退的情况，所以都能通过泻下之后，突然之间疾病痊愈。时行疫气的邪气，一开始就匿藏在膜原，像扎了根一样坚固，疫邪发作的时候，与人体的营气卫气交争战斗，外来的疫邪所经过的地方，人体的营气卫气没有不受伤害的。因为邪气的伤害，所以才叫溃散。尽管如此，不溃散就不能传变，不传变邪气就不能从膜原出来。而邪气不从膜原出来，疾病就不会痊愈。

时行疫气泻下之后，往往有不能立即缓解的，这是为什么呢？主要是因为疫邪经常有向表向里同时分别传变的情况，由于有一半向外传变，那么向外传变的邪气就留在了肌肉中，向里传变的另一半，其邪气就留在了胃中。留在胃中的邪气阻碍气机的运行，所以使在里的气机出现瘀滞不畅，而里气瘀滞结聚，体表的气机也会因此而不通畅，所以留在肌肉的疫邪不能顺利地到达肌表。泻下之后，在里的气机一旦通畅，在表的气机也就会顺畅起来，过去瘀滞在体表的邪气才能够全部发散到体表，有的出现发斑，有的出现出汗，这样以后疫病突然而愈，伤寒泻下之后就没有这种变化。因此，即使说伤寒与瘟疫的归结证候虽然相同，经过仔细地分析比较之后，它们的最后阶段还是有不同的地方。

有人说，伤寒是感受了大自然的原有的正常气体，而时行疫气却是感受的自然界的暴烈的气体。它们感受的气体既然不相同，为什么都用承气汤治疗，它们的药物又完全相同呢？我说，风寒邪气和我们身体的正气，是你死我活不能和谐相处的，一旦邪气侵入人体，就会造成气机壅塞，火热之气聚集，聚气、郁火、邪气三种东西凝聚在一起，互相凝集变化，都失去了它们本来的属性，到这个时候全都变成了致病的邪气。只有用驱逐的方法，进攻它们，哪里还用论述它们的详细异同呢？如果当初得伤寒病是阴邪所伤，寒邪主闭藏，所以没有汗出的证候，原因就是寒邪还没有入里化热。邪气传变到少阳阶段，需要加用柴胡汤；传变到胃部，需要加用承气汤。到了这种邪入胃部的时候，也就没有风寒的因素了。由此可以类推，就可以知道疫邪传到胃部的治疗方法了。

【评介】

“辨明伤寒时疫”是一篇重要的论文。在这篇论文中，吴又可力图阐明伤寒与时行疫气的种种不同，可以说从病因到病机，从证候到治疗，都进行了阐发。吴又可的这些论述，大部分被后世的温病学家所继承，至今仍然有着很大的影响。但是根据笔者长期对于中医外感热病学史的研究，吴又可所说的这些伤寒与瘟疫的区别，大多都是人为划线，刀削斧凿，不能成立。

关于外感邪气可以从口鼻进入人体的论述，奠基于《灵枢·口问》“口鼻者，气之门户也”以及《灵枢·百病始生》的“风雨袭虚，则病起于上”。《难经·四十九难》云：“何以知伤寒得之？然：当谵言妄语也。经言‘肺主声，入肝为呼，入脾为歌，入心为言，入肾为呻，入肺为哭。’故知肺邪入心为谵言妄语也。其病身热，洒洒恶寒，甚则喘咳，其脉浮大而涩。”说明伤寒邪气可以从口鼻侵入人体，王好古《此事难知》据临证所见，提出外感热病之邪气可从鼻息而入，开“温邪上受”学说之先河，他说：“太阳者，腑也，自背腧入，人之所共知。少阴者，脏也，自鼻息而入，人所不知。鼻气通于天，故寒邪无形之气，从鼻而入。”

张凤逵的《伤暑全书》于1623年著成，对其后20年成书的吴又可《温疫论》或许产生过一定的影响。张凤逵云：“暑气之毒甚于寒，乃古人专以寒为杀厉之气，而不及暑何也？”他认为，暑期发生的热病，其病情要比寒冬季节的热病病情深重得多，但古人对此没有给予足够的重视，也没有专门的著作，他因此敢于突破旧说，创立新论。他说：“谓古之寒病多而暑病少，今之寒暑并重，而暑为尤剧则可。愚故特列论曰：伤寒者感于冬之严寒，温病者感于春之轻寒，若暑病则专感于夏之炎热，若冰炭霄泉之不相及，一水一火，各操其令。治法一热剂，一凉剂，各中其窍，而概以为寒因，不几于执一遗二哉！予俯仰踌躇，万不得已，敢于翻千古之案，以开百世之觉，破迷而拔苦，遂自甘于僭窃云耳。”张凤逵的确有不少“开百世之觉”的新见解，为清代的温病学说奠立了基础，也直接影响了其后不久的吴又可。

张凤逵认为，伤寒与暑病在病因证治几方面都有很大的不同，他说：“伤寒伤暑二证，流毒天地，沿袭古今，人率习而不察，据其外证头痛身痛、发热恶寒等证相同，皆混于象，而不审内景，不观乎时，因一名之曰寒，而不知其歧多端，甚不可一率论者。伤寒之伤人也，一二日在肤宜汗，三四日在胸宜吐，五六日在脏宜下，确有定期可据者。若暑则变幻无常，入发难测，不可寻想，彼暴中之激烈，扁鹊不及俪指而投咀，久伏之深毒，长桑不能隔肤而见脏，最为难察而难救。”

张凤逵认为，暑期热病发病之后，可以“不拘表里，不以渐次，不论脏腑”侵害人体，造成种种危重病症。他说：“冒暑蒸毒，从口鼻入者，直中心包络经，先烦闷，后身热，行坐近日，熏烁皮肤肢体者，即时潮热烦渴；入肝则眩晕顽麻；入脾则昏睡不觉；入肺则喘咳痿躄；入肾则消渴；非专主心而别脏无传入也。”可见张凤逵所说的“暑病”与后世说的“中暑”不同，它既包括后世的中暑，也包括了暑期发生的各种热病。所以，张凤逵说：“中暑归心，神昏卒倒，暑伤肉分，周身烦躁，或如针刺，或有赤肿，盖天气浮于地表，故人气亦浮于肌表也。冒暑入肠胃，腹痛恶心，呕泻。伏暑即冒暑，久而藏伏三焦肠胃之间。热伤气不伤形，旬日莫觉，变出寒热不定，霍乱吐泻，膨胀中满，疟痢烦渴，腹痛下血等。”

暑病包罗着这么多的外感热病，所以张凤逵说：“暑气之毒甚于寒”，“试观寒病至七八日方危，暑病则有危在二三日间者，甚至朝发暮殆，暮发朝殆，尤有顷刻忽作，拯救不及者。如暑风、干霍乱之类。然则暑之杀厉之气，视寒尤甚，彰明较著矣”。“暑证多歧，中热中暍，中内中外，甚者为厥、为风、为癫痫。即发则泄泻、霍乱、干霍乱；积久后发则虐、痢、疮疡，种种病名，约有十余科，皆暑为厉，则暑杀厉之气，视寒不几倍哉！”他所说的暑病多于伤寒、“暑气之毒甚于寒”“冒暑蒸毒，从口鼻入”“一概以和解”进行治疗等思想，都与吴又可的有关学说体现出先后继承的关系。

龚绍林曰：“伤寒时疫，诸方书内，无不备载。细阅所论病情治法，有将时疫认为伤寒者，有将伤寒认为时疫者，病情既未审清，治法亦未尽善。惟此论辨伤寒时疫，病情治法，如犀分水，丝毫不谬，伊古以来，未有如此辨别详明也。学者留心，不惟善治疫，抑且善治伤寒，即令仲景复生，当拜下风矣。”

发斑战汗合论

【原文】

凡疫邪留于气分，解以战汗[1]；留于血分，解以发斑[2]。气属阳而轻清，血属阴而重浊[3]。是以邪在气分则易疏透，邪在血分恒多胶滞，故阳主速而阴主迟。所以从战汗者，可使顿解；从发斑者，当图渐愈[4]。

【注释】

［1］凡疫邪留于气分，解以战汗：凡是疫邪主要在“气分”的病人，他们病愈之时都是在战汗之后。气分：与血分相对，是吴又可创立的一个病理层次。《素问》《灵枢》中气与血是一对互根互生的生理物质，气属阳，血属阴，人体的经脉有的多血少气，也有的多气少血，此与经脉的阴阳属性有一定的关系。后世提出气为血之帅，血为气之母；气行则血行，气滞则血瘀等理论。叶天士提出外感热病按卫气营血辨证学说，体现出与吴又可的继承关系。叶天士所说的气分证，包括的内容很广，除了温热病初期的表证，也就是发热恶寒的卫分证，以及斑疹吐衄神昏谵语的营血证治外，都属于气分证。气分证最常见的证候，主要是壮热、烦渴、舌黄脉数。

［2］留于血分，解以发斑：邪气在血分稽留，病愈的时候多见到发斑。华佗将外感热病过程中发斑的原因，归结于胃部受热邪的侵袭，有胃热、胃烂而致赤斑、黑斑斑出的说法。叶天士《温热论》云：“然斑属血者恒多，疹属气者不少，斑疹皆是邪气外露之象，发出宜神情清爽，为外解里和之意。如斑出而神昏者，正不胜邪，内陷为患，或为胃津内涸之故。”

［3］气属阳而轻清，血属阴而重浊：气在生理的阴阳属性方面属于阳，气分病与血分病相比属于轻浅的病证；血在生理的阴阳属性方面属于阴，血分的病证比气分的要深重。

［4］发斑者，当图渐愈：发斑的病证，应当力争使病人逐渐痊愈，因为血分的病证深重、缠绵。

【译文】

凡是疫邪停留在气分的病情，一般都在战汗之后缓解；如果是疫邪停留在血分的病情，大多是在发斑之后得到缓解。气在生理上属于阳的属性，病情比血分轻浅，而血在生理上属于阴的属性，在病情上比气分病深重。因此说邪气在气分的，就容易疏通和透解，而邪气在血分的病情就比气分缠绵难愈。所以说，阳分的病治疗时好得快，而阴分的病证治疗起来好得就慢一些。

因此，病情从战汗而解的患者，可以使他很快痊愈；有发斑现象的瘟疫病，应当考虑逐渐使病情缓解以至痊愈。

【评介】

在“发斑战汗合论”中，吴又可将发斑与战汗的不同证候列在一起，从它们发生的生理基础、病理特点、治疗及预后的不同方面，进行了比较分析，指出了战汗属气、发斑属血的根本区别，既发展了华佗胃热胃烂斑出的学说，也为后世的温病学家辨证斑疹奠立了基础，因此得到叶天士等医家的赞同与遵循。

孙思邈《备急千金要方》引华佗曰：“夫伤寒始得，一日在皮，当摩膏火灸之即愈。若不解者，二日在肤，可依法针，服解肌散发汗，汗出即愈。若不解，至三日在肌，复一发汗即愈。若不解者，止，勿复发汗也。至四日在胸，宜服藜芦丸，微吐之则愈。若病困，藜芦丸不能吐者，服小豆瓜蒂散，吐之则愈也。视病尚未醒醒者，复一法针之。五日在腹，六日入胃。入胃乃可下也。若热毒在外，未入于胃，而先下之者，其热乘虚入胃，即胃烂也。然热入胃，要须下去之，不可留于胃中也。胃若实热为病，三死一生，皆不愈。胃虚热入烂胃也，其热微者，赤斑出。此候五死一生；剧者黑斑出，此候十死一生。但论人有强弱，病有难易，得效相倍也。”

叶天士《温热论》云：“然斑属血者恒多，疹属气者不少，斑疹皆是邪气外露之象，发出宜神情清爽，为外解里和之意。如斑出而神昏者，正不胜邪，内陷为患，或为胃津内涸之故。”

战　汗

【原文】

疫邪先传表后传里，忽得战汗，经气输泄[1]，当即脉静身凉，烦渴顿解[2]。三五日后，阳气渐积，不待饮食劳碌[3]，或有反复者，盖表邪已解，里邪未去，才觉发热，下之即解。疫邪表里分传，里气壅闭，非下不汗[4]。下之未尽，日后复热，当复下复汗。温疫下后，烦渴减，腹满去，或思食而知味，里气和也[5]。身热未除，脉近浮，此邪气拂郁于经，表未解也，当得汗解[6]。如未得汗，以柴胡清燥汤和之，复不得汗者，从渐解也，不可苛求其汗[7]。应下失下，气消血耗；既下，欲作战汗，但战而不汗者危[8]。以中气亏微，但能降陷不能升发也[9]。次日当即复战，厥回汗出者生[10]，厥不回汗不出者死[11]。以正气脱，不胜其邪也。战而厥回无汗者，真阳尚在，表气枯涸也[12]，可使渐愈。凡战而不复，忽痉者必死[13]。痉者身如尸，牙关紧，目上视[14]。凡战不可扰动，但可温覆，扰动则战而中止，次日当期复战。战汗后复下后，越二三日反腹痛不止者，欲作滞下也[15]。无论已见积未见积[16]，宜芍药汤。

芍药汤

白芍一钱　当归一钱　槟榔二钱　厚朴一钱　甘草七分

水姜煎服。里急后重，加大黄三钱，红积倍芍药，白积倍槟榔。

【注释】

[1] 经气输泄：经脉之中的气血得到流通与输布。

[2] 脉静身凉，烦渴顿解：脉搏由躁数变为和缓，身体由发热变为温和，烦躁口渴也随着战汗的出现而缓解。

[3] 不待饮食劳碌：还未出现饮食失当，劳累伤耗正气的情况。

[4] 里气壅闭，非下不汗：在里的气机被疫邪壅遏闭塞，不用泻下的方法疏通，就不会有汗出病退的转机。

[5] 思食而知味，里气和也：想吃东西，而且味觉恢复，这是在里的气机得到疏通而畅和的表现。

[6] 表未解也，当得汗解：在表的邪气还没有解除，应当得到汗出之后疾病才能痊愈。得汗：得到汗出。此与“发汗”完全不同，应加注意。

[7] 不可苛求其汗：不应当专门追求使病人汗出。

[8] 但战而不汗者危：只有寒战，此后并没有汗出，这种病情属于危险的征兆。

[9] 但能降陷不能升发也：只能使气机下陷，出现寒战，却不能向上升

腾发为汗出。

［10］厥回汗出者生：手足变温暖，有汗出的病情，属于阳气来复的好征兆。

［11］厥不回汗不出者死：手足发冷超过肘膝，而且不能变为温暖，也没有汗出的病情，属于危重的征象，预后不良。

［12］表气枯涸也：在表的气津干枯耗竭所致。

［13］战而不复，忽痉者必死：只是寒战而且不能停止，突然又出现身体抽搐的病人，往往会死亡。

［14］牙关紧，目上视：牙咬得很紧，眼球向上凝视。

［15］反腹痛不止者，欲作滞下也：反而腹痛不能停止，这是快要变成痢疾的征兆。

［16］无论已见积未见积：不论是见到了泻而不畅的情况，还是没有见到泻而不畅的现象。积：肠中停留的糟粕。

【译文】

瘟疫邪气从膜原出来之后，首先传向体表，然后传向体内，突然出现寒战既而汗出的“战汗”，这就使得经脉之中的气血得到流通与疏泄，此后很快就见到脉搏由躁数变为和缓，身体由发热变为温和，烦躁口渴也随着战汗的出现而缓解。这以后经过三到五天，体内的阳气逐渐积累，还没有因为饮食不当，过度劳累损伤身体的正气，有的人就出现病情反复，这是由于在表的邪气驱除之后，在里的邪气还没有清除造成的。在刚刚见到发热的时候，就使用泻下的方法治疗，可以治愈疾病，防止反复。

瘟疫邪气分别向表和向里传变，造成在里气机的壅塞闭阻，不通过泻下的治疗方法，就不能使病人汗出而愈。有的病人泻下之后，在里的邪气没有完全被清除，不久又出现发热，应当再一次使用泻下的治疗方法，病人可以再一次汗出而愈。瘟疫泻下之后，病人心烦口渴的证候缓解，腹部胀满也消退，有的病人想吃东西，而且不像原来的饮食无味了，这是在里的气机畅和，得以恢复的现象。如果病人身体的发热还没有消失，脉搏接近轻按就有重按却无的“浮脉”脉象，这是疫邪充斥在经脉之中，在表的疫邪还没有完全清除造成的，应当在得到汗出之后疾病缓解。如果不能自行汗出，或没有战汗，应当使用柴胡清燥汤调和治疗，如果还没有汗出，这是疾病只能逐渐缓解的现象，不能勉强追求汗出，造成误治。

应当使用泻下的治疗方法，却没有使用泻下的治疗方法，疫热邪气可使人体的阳气和阴血耗竭；已经使用泻下的方法，想通过先有寒战然后汗出的“战汗”治愈疫病，却只有寒战而不见汗出，这属于危重的病情。这是由于体内的正气亏虚衰微，只能出现正气下降的寒战却不能有气机升发的汗出。这一类病情，应当在第二天再一次出现寒战，如果寒战之后，四肢手足变温暖，有汗出的病情变化，属于阳气来复的好征兆，预示着有生机；如果手足发冷超过肘膝，而且不能变为温暖，也没有汗出的病情变化，属于危重的征象，预后不良。这是由于正气虚极而脱，不能战胜疫邪的原因。如果寒战之后四肢逐渐转暖，却没有汗出的，这表示身体的阳气还未耗竭，在表的气血津液已经干枯耗竭，可以逐渐地恢复健康。凡是只有寒战，四肢不能恢复温暖，又突然出现肢体抽搐的病人，必定是病情深重，极有可能造成死亡。痉病的患者，身体僵硬像死尸一样，牙齿紧咬，口闭不开，双目向上凝视。凡是病人出现寒战的时候，不要干扰惊动患者，只能给病人加厚衣被，保持温暖，如果干扰惊动患者，就可能使病人寒战终止，没有汗出，只有第二天再一次寒战汗出。战汗之后，又使用了泻下的治疗方法，过了两三天之后，不但没有病愈，反而腹部疼痛不止，这是将要患属于“滞下”的痢疾病，不论见到宿食积滞，还是没有见到宿食积滞，都应当使用芍药汤治疗。

芍药汤的药物组成

白芍一钱（3克）　当归一钱（3克）　槟榔二钱（6克）　厚朴一钱（3克）　甘草七分（2.1克）

水姜煎服。腹中急痛，肛门坠重，泻下不畅，加入大黄三钱（9克）；大便带血，积食不化，加倍使用芍药；大便带白色浓液，夹杂食积，加倍使用槟榔。

【评介】

“战汗”是外感热病过程中出现的生理病理变化，也是人体正气与外来邪气激烈生死斗争的表现。吴又可对战汗的定义和论述有许多创见，内容十分丰富，被清代温病学家所推崇和继承。

叶天士《温热论》云：“如其邪始终在气分留连者，可冀其战汗透邪，法宜益胃，令邪与汗并，热达腠开，邪从汗出。解后胃气空虚，当肤冷一昼夜，待气还自温暖如常矣。盖战汗而解，邪退正虚，阳从汗泄，故渐肤冷，未必即成脱证，此时宜令病者，安舒静卧，以养阳气来复，旁人切勿惊惶，频频呼唤，扰其元神，使其烦躁。但诊其脉，若虚软和缓，虽倦卧不语，汗出肤冷，却非脱证；若脉急疾，躁扰不卧，肤冷汗出，便为气脱之证矣。更有邪盛正虚，不能一战而解，停一二日再战汗而愈者，不可不知。”

年希尧云：“厥者，手足冷也。凡战必凛之恶寒，而手足厥冷，及战已而手足温者，谓之厥回。”

孔毓礼曰：“战而不得汗者，余欲以人参生姜汤，助正以取汗何如。”

龚绍林曰：“里气壅闭，非下不汗，理固宜也。然亦有应下之证，日久失下而多汗者，此阳明邪汗，必用下药，而汗方止。仆验之屡矣，学者须知。”

自汗

【原文】

自汗者，不因发散，自然汗出也。伏邪中溃，气通得汗，邪欲去也[1]。若脉长洪而数，身热大渴，宜白虎汤，得战汗方解[2]。里证下后，续得自汗，虽二三日不止，甚则四五日不止，身微热，热甚则汗甚，热微汗亦微，此属实，乃表有留邪也，邪尽汗止[3]。汗不止者，宜柴胡以佐之，表解则汗止[4]。设有三阳经证，当用三阳随经加减法，与协热下利投承气同义[5]。表里虽殊，其理则一[6]。若认为表虚自汗，辄用黄芪实表，及止汗之剂，则误矣[7]。有里证，时当盛暑，多作自汗，宜下之。白虎证自汗详见前。若面无神色，唇口刮白[8]，表里无阳证，喜热饮，稍冷则畏，脉微欲绝，忽得自汗，淡而无味者为虚脱[9]，夜发则昼死，昼发则夜亡[10]，急当峻补，补不及者死[11]。大病愈后数日，每饮食及惊动即汗，此表里虚怯[12]，宜人参养荣汤倍黄芪。

【注释】

[1] 气通得汗，邪欲去也：气机自然畅通，抗邪外出故有汗，此自汗属于邪气即将解散的现象。去：离开。

[2] 宜白虎汤，得战汗方解：应当用白虎汤，清解肌表的邪热，然后见

到先寒战紧接着汗出的“战汗”，就会病愈。

［3］乃表有留邪也，邪尽汗止：这是体表有残留的邪气，邪气完全去掉之后，自汗也就自然停止了。

［4］表解则汗止：在表的邪气祛除之后，汗孔的开合恢复正常，自汗也就停止。

［5］与协热下利投承气同义：这与外感热邪引发的泄泻还要用承气汤“通因通用”泻下热邪的治疗意义一样。

［6］表里虽殊，其理则一：表证和里证，其证候虽然不同，但都需要祛除外邪，所以它们的治疗原理是一样的。

［7］止汗之剂，则误矣：应用收涩止汗的方剂，防碍驱除邪气，属于错误的治疗措施。

［8］唇口刮白：口唇像刮去表皮的树干一样苍白而无血色。

［9］忽得自汗，淡而无味者为虚脱：突然自己汗出，由于汗出很多，汗液咸味尽失，属于体虚将脱的危重证。

［10］夜发则昼死，昼发则夜亡：病情极为危重，夜间发病的人早晨就会死亡，白天发病的人，一到夜里就会病死。

［11］急当峻补，补不及者死：病情危急，应当立即使用大剂量的补药救急，来不及补的病人就会死亡。

［12］此表里虚怯：这是病人的表和里都极为虚弱的缘故。

【译文】

自汗证，不是因为服用发汗的药物之后出的汗，而是病人自己自然地汗出。疫邪伏于膜原，从中溃散，被阻遏的气机得到畅通运行，就出现了自汗，这是邪气就要离去的现象。假如病人的脉搏部位长而且至数很快，在脉象上来盛去衰，属于“脉长洪而数”的脉象，身体发热口很渴，应当使用白虎汤治疗，清解肌表的邪热，其后得到先寒战紧接着汗出的“战汗”，才能病愈。属于发热不恶寒、腹部痞满的里证，在使用泻下方法治疗之后，连续得到自然汗出，即使是两三天也不停止，甚至四五天也不停止，身体稍微发低热。热势高时出汗也增多，热势低时出汗也减少。这属于“邪气盛则实”的实证，是肌表有残留的邪气造成的，邪气被完全驱除之后，出汗就会自然停止。汗出不止的，应当用小柴胡汤或者大柴胡汤，解表清里辅助治疗，在表的邪气完全被驱除之后，自汗就会停止。假如有太阳、少阳、阳明的三经的兼证，应当分别加上羌活、葛根、柴胡治疗三阳经的兼证，随证加减，这与外感热邪引发的泄泻还要用承气汤“通因通用”泻下热邪的治疗意义一样。表证和里证，其证候虽然不同，但都需要祛除外邪，所以它们的治疗原理是一样的。

【评介】

外感热病过程中的“自汗”，有虚有实，有当清者、有当下者，也有当补者，必须认证准确，才能治疗无误。吴又可的论述既充分吸收了仲景《伤寒论》的有关学术经验，又提出了自己的独特认识，对后世温病学颇有借鉴意义。

年希尧云：“三阳证仍是太阳腰脊疼痛，项强痛，加羌活；阳明目眦痛，眉棱骨痛，目胀鼻干，加葛根；少阳往来寒热而呕，胸胁痛，耳聋，加柴胡。协热下痢，谓邪热协同肠胃之热，迫入大肠而作痢，当投承气汤。承者顺也，顺而去之，热邪去，痢自止也。”

龚绍林曰：“凡汗不必拘于下，有下证下脉者则下之，二者若无，即不下而汗自解，盖病将愈，邪从外解，自然作汗也。仆治王姓七岁童子感疫，医误认伤寒转剧，央仆视之。其脉数而有力，询之胸紧，绝食头疼，发热口渴，疫证无疑，用达原饮加三阳药，二剂而愈。越三日，伊叔问病愈，再用药否，仆曰：此证若下午不热，方是全愈。至晚忽作战，以为疟也，抱住战止。仆视其脉浮洪，曰：疟疾发时，必先作寒，此子曾寒否？答曰：此病将愈，欲作战汗矣。随用白虎汤，得汗而愈。如此子战汗并非因下而得，特录以见学医者，不可拘也。病后自汗，误认表虚，今之庸工类然。不知表虚自汗，其脉必虚，邪解自汗，其脉平和，其如今之学者，总不讲究脉理何也。”

孔毓礼曰：“自汗不止，要看有热无热，及察脉之有根蒂无根蒂，倘误以脱汗为邪汗，一时收固不及矣。”

盗　汗

【原文】

里证下后，续得盗汗者[1]，表有微邪也[2]。若邪甚竟作自汗，伏邪中溃，则作战汗矣。凡人目张，则卫气行于阳；目瞑，则卫气行于阴[3]。行阳谓升发于表，行阴谓敛降于内[4]。今内有伏热，而又遇卫气，两阳相抟，热蒸于外则腠理开而盗汗出矣[5]。若内伏之邪一尽则盗汗自止，设不止者，宜柴胡汤以佐之。时疫愈后，脉静身凉，数日后反得盗汗及自汗者，此属表虚[6]，宜黄芪汤。

柴胡汤

柴胡三钱　黄芩一钱　陈皮一钱　甘草一钱　生姜一钱　大枣二枚

古方用人参、半夏，今表里实，故不用人参。无呕吐，不加半夏。

黄芪汤

黄芪三钱　五味子五分　当归一钱　白术一钱　甘草五分

照常煎服。如汗未止，加麻黄净根一钱五分，无有不止者。然属实常多，属虚常少，邪气盛为实，正气夺为虚[7]。虚实之分，在乎有热无热，有热为实，无热为虚[8]。若颠倒误用，未免实实虚虚之误[9]，临证当慎。

【注释】

[1] 续得盗汗者：然后出现入夜汗出、醒后自止的现象。

[2] 表有微邪也：病人的体表有残存的少量邪气。

[3] 目瞑，则卫气行于阴：《灵枢·卫气行》云："阳主昼，夜主阴。故卫气之行也，一日一夜，五十周于身，昼日行于阳二十五周，夜行于阴二十五周，周于五脏。"

[4] 行阴谓敛降于内：《灵枢·营卫生会》云："营在脉中，卫在脉外，营周不休，五十而复大会。阴阳相贯，如环无端。卫气行于阴二十五度，行于阳二十五度，分为昼夜，故气至阳而起，至阴而止。"阴主内，阴在下。"卫气行于阴"，也就属于向内收敛、向下沉降的运动趋势。

[5] 热蒸于外则腠理开而盗汗出矣：热邪在体表郁蒸，肌体的腠理就开放，夜晚汗液排出来被称为"盗汗"。

[6] 数日后反得盗汗及自汗者，此属表虚：几天之后，反而见到了夜间的盗汗、白天的自汗，这属于在表的卫气虚损造成的。

［7］邪气盛为实，正气夺为虚：《素问·通评虚实论》云："邪气盛则实，正气夺则虚。"王冰注云："夺，谓经气减少，如夺去也。"

［8］有热为实，无热为虚：盗汗出现在疫病时，身体有发热的情况属于实证，没有发热的内伤杂病出现盗汗多属于虚证。

［9］未免实实虚虚之误：不免会犯使虚证更虚、实证更实的错误。

【译文】

疫病里证，经过泻下之后，紧接着就出现了入睡汗出，醒后自止的"盗汗"，这是病人的体表还有少量的邪气存在的缘故。如果不是少量的邪气残存，而是很盛的疫邪，就会出现自汗而不是盗汗。伏藏在膜原的疫邪，在体内溃散的时候，则可以见到战汗。凡是人们睁开眼睛的时候，人体的卫气就在体表，也就是属于"阳"的部位运行；人体合目睡眠的时候，卫气就在人体的内部，也就是在属于"阴"的部位运行。卫气在属阳的部位运行，就属于升散发扬在体表；卫气在属于阴的部位运行，就属于收敛下降在体内。现在身体的内部有隐伏的热邪，再加上属于阳气的卫气，两种性质上都是热性的阳热之气，互相斗争交织在一起，热气蒸腾在外部的体表，就使腠理开张不能闭合，睡眠之中就会汗出，成为"盗汗"。假如在体内潜伏的邪气完全被清除之后，病人的盗汗也跟着就会自行停止。假如不能自行停止盗汗，应当使用柴胡汤和解表里，辅助治疗。时行疫气痊愈之后，脉搏由原来的躁数变为和缓安静，身体由发热变为温和凉爽，几天之后反而出现盗汗或者自汗的，这是体表的阳气虚损造成的，应当使用黄芪汤进行治疗。

柴胡汤的药物组成

柴胡三钱（9克）　黄芩一钱（3克）　陈皮一钱（3克）　甘草一钱（3克）　生姜一钱（3克）　大枣二枚

古代（张仲景《伤寒论》）的柴胡汤方中用人参、半夏，现在表里邪气盛正气不虚，所以不再使用人参。因为没有呕吐，方中不再加用半夏。

黄芪汤的药物组成

黄芪三钱（9克）　五味子五分（1.5克）　当归一钱（3克）　白术一钱（3克）　甘草五分（1.5克）

按照常规的煎药方法煎药和服用。如果盗汗没有停止，再加上麻黄根（注意不要带上了麻黄的草）一钱五分（4.5克），一起煎服，用后没有不见效的。但是，疫病盗汗属于实证的往往很多，属于虚证的往往很少。邪气弥漫在体内就属于实证，人体的正气被疫邪消耗就属于虚。虚证和实证的区别，就在于身体有没有发热的表现，疫病时身体有发热的情况属于实证，没有发热的内伤杂病出现盗汗多属于虚证。假如二者互相颠倒错误治疗，就会犯使虚者更虚、实证更实的错误，临床治疗的时候应当慎重辨别。

【评介】

外感盗汗，前人少有论述，“阳虚自汗，阴虚盗汗”，说的都是内伤杂病。现今很多发热的病人，往往自述夜间盗汗，原以为此也属于热伤津液，属于阴虚。自今方知“邪尽汗止”“内伏之邪一尽则盗汗自止”，确属经验之谈。

年希尧云：“有人参、半夏，无陈皮，即小柴胡汤。”“麻黄能发汗，麻黄根能止汗。”

龚绍林曰：“邪尽汗止，不特盗汗为然。自汗、狂汗、战汗，莫不皆然，仆验之屡矣。且因此语，又得一止汗奇方，诸书皆云自汗为阳虚，盗汗为阴虚，如系阳虚，投以芪术五味，或麻黄根浮小麦宜效。阴虚投以滋阴固表之方宜效。而皆不效何哉？一中年人，盗汗经年，遍采止汗药，投之不效，积方盈寸。仆诊其脉，右关独数而实，细问其症。云：自得病后，胸腹常闷，饮食少进。令伸舌视之，舌中苔黄。因思吴师有邪尽汗止之说，此人阳明有邪热未尽，故盗汗不止，以承气养营汤投之。一服稍止，再服痊愈。后凡遇自汗盗汗，经年不愈者，现此脉证，皆依法治之，无不立效。岂非止汗奇方乎？人只知阳虚自汗，阴虚盗汗，谁知阳明邪热，亦自汗、盗汗不止耶？今幸得吴师确示，而屡试屡验，录此以补前人所未备。”

假说得到临床的验证，弥足珍贵。

狂 汗

【原文】

狂汗者[1]，伏邪中溃，欲作汗解[2]。因其人禀赋充盛[3]，阳气冲击，不能顿开[4]，故忽然坐卧不安，且狂且躁[5]。少顷大汗淋漓，狂躁顿止，脉静身凉，霍然而愈[6]。

【注释】

[1] 狂汗者：指疫病过程中，病人忽然精神烦躁不安、然后出大汗的现象。

[2] 伏邪中溃，欲作汗解：深伏在膜原的疫邪从体内溃散，向体外传变，打算通过汗出而解散。

[3] 禀赋充盛：平素体质强壮。禀赋：先天的遗传物质。充盛：充实、强盛。

[4] 阳气冲击，不能顿开：阳气的运动方向或者运动趋势，是向上向外；阳气的属性是走而不守，变动不居。阳热之气与疫热之邪，一起从体内发出来，必定会冲击腠理，此时如果病人汗出热退，临床过程就表现为顺利的痊愈。如果病人腠理不开，阳热之气不能通过汗液外散，内扰心神，就出现了烦躁不安的现象。

[5] 且狂且躁：接近狂证、接近躁证。且：接近，将近。言语骂詈不避亲疏，或者打人毁物等神志失常为狂。肢体扰动不安，或者哭笑无常等情志过激为躁。

[6] 霍然而愈：突然之间，疫病完全痊愈。

【译文】

所谓狂汗，就是疫邪从所伏藏的膜原溃散，向外传导欲从汗出而解散。由于病人体质强盛，腠理致密，阳热之气冲击肌表，不能立即腠理开泄，汗不能出，所以病人突然憋躁烦乱不安，坐立不宁，就像疯了狂了一样。过了一会儿，病人汗出很多，汗水如同被雨淋了一样流下来，先前的烦躁狂乱立即停止，脉搏也由躁数变为安静，身体也从发热转为凉爽，疾病就好像一下子痊愈了一样。

【评介】

“狂汗”在外感热病过程之中时有发生，只是程度有所不同。它的出现反映了邪正斗争在疫病过程中的激烈程度，与战汗时的正气已伤不同，此时正气尚盛，在驱邪外出的过程中，遇到阻碍发生冲击、震荡，致使出现精神烦躁如狂的现象。

喻嘉言云：“天地郁蒸而雨作，人身烦闷而汗作。”

龚绍林云："尝治一童子，脉数而洪浮，口中谵语，夜卧不安，用清燥养营汤合白虎汤，加辰砂八分。一服脉证不稍减，随合二剂为一剂服之，嘱其父母曰：现在胡言，将来必狂汗而愈。午后果发狂大汗，霍然而愈。吴师之言神验也。"

龚氏深信吴又可学说，又在实践中发展其理论，加用清燥养营汤合白虎汤，养阴清热以资汗源清邪热，确有扶正祛邪之妙，足补吴又可之未备。

发 斑

【原文】

邪留血分[1]，里气壅闭[2]，则伏邪不得外透而为斑[3]。若下之，内壅一通，则卫气亦从而疏畅，或出表为斑，则毒邪亦从而外解矣[4]。若下后斑渐出，不可更大下[5]。设有下证，少与承气缓缓下之。若复大下，中气不振，斑毒内陷则危[6]，宜托里举斑汤。

托里举斑汤

白芍　当归各一钱　升麻五分　白芷　柴胡各七分　山甲二钱，炙黄

水姜煎服。

下后斑渐出，复大下，斑毒复隐，反加循衣摸床[7]，撮空理线[8]，脉渐微者危，本方加人参一钱，补不及者死。若未下而先发斑者[9]，设有下证，少与承气，须从缓下。

【注释】

［1］邪留血分：疫毒邪气深入血液，并存留在血分。吴又可用气分、血分来分别叙述瘟疫病的证候，既继承了伤寒学说的精华，又为叶天士卫气营血辨证奠立了基础，值得我们深入研究。

［2］里气壅闭：在里的气机壅堵瘀滞、闭塞不通，既不能从气分向外发为汗出，也不能从血分外发为斑。

［3］伏邪不得外透而为斑：深伏在里的疫邪不能从血分向外发散成为

斑证。

［4］毒邪亦从而外解矣：斑发出来是疫毒邪热从血分向外发散疏解的征象。

［5］下后斑渐出，不可更大下：泻下之后，里气一通，斑出血分，是邪气向外透发的运动趋势，再使用大剂量的泻下方药，就有可能引导热邪向内向下运动，不利于血分邪热的外散。

［6］斑毒内陷则危：斑毒内陷的证候，往往见到神志昏迷，斑色紫暗。

［7］循衣摸床：病人意识不清，胡乱地抓衣服、摸床铺，似在整理，实为神识不清的妄动证候。

［8］撮空理线：凭空做整理丝线的动作，也属于神识不清的妄动证候。

［9］未下而先发斑者：还没有使用泻下的治疗措施，就出现了发斑。这有可能属于邪热较盛，也反映了里气壅滞不重的情况。

【译文】

疫毒邪气深入血液，并存留在血分，使在里的气机壅堵瘀滞、闭塞不通，那么深伏在里的疫邪不能向外发散成为斑证。假如使用泻下的方法治疗，在内的壅塞被清除，气机得以通畅，那么在体表的卫气也会因此而疏通流畅，有的病人进一步邪从表解，发为斑证，在里的疫毒邪气也随着斑出而向外解散了。假如使用泻下的治疗方法之后，逐渐地出现发斑，不能使用大剂量或者较猛烈的泻下药物。即使有使用泻下方法的指征，也应当少量使用承气汤，使病人缓慢泻下。假如斑出之后又使用猛烈的泻下药物，使病人体内的正气受损而不能振奋抗击邪气，疫病的斑毒内陷而神志昏迷，病情就很危险了，应当使用托里举斑汤治疗。

托里举斑汤的药物组成

白芍　当归各一钱（3克）　升麻五分（1.5克）　白芷　柴胡各七分（2.1克）　山甲二钱（6克），炙黄。

水姜煎服。

泻下之后，发斑逐渐增多，又使用猛烈的泻下药物，斑的毒气不再外泄而是又一次隐匿起来，病人意识也不清醒了，胡乱地抓衣服、摸床铺，似在整理，实为神识不清的妄动证候。有的病人凭空做整理丝线的动作，也属于神识不清的妄动证候。病人脉搏逐渐微弱者，属于危险的征兆，应当在托里举斑汤中加入人参一钱（3克），大补元气，如果补得不及时，就极有可能危及病人的生命。假如没有使用泻下的治疗方法，却很早就出现发斑的证候，这有可能属于邪热较盛，即使没有泻下的痞满燥实坚的证候，也可以少量使用承气汤，断其在里之热，只是应当缓和地泻下，不能投剂太猛。

【评介】

中医外感热病学家对于发斑的认识，已经有很长的历史了，《素问》《伤寒杂病论》、华佗、郭雍等都对发斑有过论述，但对于后世温病学影响最大的应当是吴又可，是他第一次论述了战汗属气分，斑属血分。叶天士《温热论》所论“然斑属血者恒多，疹属气者不少，斑疹皆是邪气外露之象”，此与吴又可体现出学术上的继承关系。

龚绍林云：“凡病后发斑，或不见甚病，或发风丹，或发斑疹者，皆是邪从外解。纵令痒甚，切不可用药洗之。致邪复入内，有下证则下之。或内陷者，则托举之。痒甚者，归尾、生地、赤芍及去风火之剂调理之。斑愈而病亦去矣。无上诸证，不用药品亦愈。”

数下亡阴

【原文】

下证以邪未尽，不得已而数下之[1]，间有两目加涩、舌反枯干、津不到咽、唇口燥裂，缘其人所禀阳脏[2]，素多火而阴亏。今重亡津液[3]，宜清燥养荣汤。设热渴未除，里证仍在[4]，宜承气养荣汤。

【注释】

[1] 不得已而数下之：不能不多次反复使用泻下的方法。不泻下则疫热之邪不能去，数泻下则易伤阴液，再加上病人属于阴虚体质，实在是很矛盾的情况。

[2] 缘其人所禀阳脏：因为病人的先天遗传体质属于阳气偏盛的体质。《灵枢·本藏》之中论人的脏腑有“二十五变”，《灵枢·阴阳二十五人》认为人的体质中气血阴阳有25种不同的体质情况。

［3］今重亡津液：每一次泻下都会损伤人体的阴液，多次泻下就会反复损伤人体的阴液，所以叫重亡阴液。重：重复、再次。

［4］热渴未除，里证仍在：发热口渴还没有消除，里热的证候还继续存在。发热口渴，是里热证的必须证候，但仅有发热口渴，还不能确定是否可以使用泻下的治疗方法，应当兼有腹满、痞闷、大便不畅等见证，才是泻下方药的适应证。

【译文】

使用泻下方法的病证，因为邪气没有完全清除，不得不多次使用泻下的治疗方法，其中有的病人增加了两目干涩、口舌津液干枯而燥、阴液不能滋润咽喉、口唇干燥开裂，这是因为病人在体质上属于阳盛体质，平素又多次上火，造成阴液亏虚。现在又多次使用泻下的治疗方法，是一种加重阴血津液亏虚的“重虚”措施，应当使用清燥养荣汤来养阴退热。假如发热口渴还没有消除，里热的证候还继续存在，应当使用承气养荣汤进行治疗。

【评介】

“数下亡阴”，是温热病治疗过程中难于避免的现象。吴又可提出的用清燥养荣汤来养阴退热和使用承气养荣汤进行治疗，实在是吴鞠通《温病条辨》增液汤、增液承气汤的先驱，是增水行舟疗法的滥觞。

吴鞠通《温病条辨》云：“阳明温病，下之不通，其证有五：应下失下，正虚不能运药，不运药者死，新加黄龙汤主之。喘促不宁，痰涎壅滞，右寸实大，肺气不降者，宣白承气汤主之。左尺牢坚，小便赤痛，时烦渴甚，导赤承气汤主之。邪闭心包，神昏舌短，内窍不通，饮不解渴者，牛黄承气汤主之。津液不足，无水舟停者，间服增液汤，再不下者，增液承气汤主之。”“其阳明太热，津液枯燥，水不足以行舟，而结粪不下者，则以增液合调胃承气汤，缓缓与服，约二时服半杯沃之，此一腑中气血合治法也。”

孔毓礼曰：“津液枯干，似应下之证。须知此时必无大热，或掌心微热，或至夜热加，脉显细急无力，神气清明为辨。”

龚绍林曰：“疫证经多下，或日久失下，致火燥血枯者，宜承气养荣汤。或右寸与左寸无力，而又有下证，宜陶氏黄龙汤下之，庶免亡阴之咎。”

解后宜养阴忌投参术

【原文】

夫疫乃热病也[1]，邪气内郁，阳气不得宣布，积阳为火[2]，阴血每为热抟。暴解之后，余焰尚在[3]，阴血未复，大忌参、芪、白术，得之反助其壅郁[4]。余邪留伏，不惟目下淹缠[5]，日后必变生异证[6]，或周身痛痹[7]，或四肢挛急[8]，或流火结痰[9]，或遍身疮疡[10]，或两腿钻痛[11]，或劳嗽涌痰[12]，或气毒流注[13]，或痰核穿漏[14]，皆骤补之为害也。凡有阴枯血燥者，宜清燥养荣汤。若素多痰，及少年平时肥盛者，投之恐有腻膈之弊[15]，亦宜斟酌。大抵时疫愈后，调理之剂，投之不当，莫如静养节饮食为第一[16]。

清燥养荣汤

知母　天花粉　当归身　白芍　地黄汁　陈皮　甘草

加灯心煎服。

表有余热，宜柴胡养荣汤。

柴胡养荣汤

柴胡　黄芩　陈皮　甘草　白芍　生地　知母　天花粉

姜枣煎服。

里证未尽，宜承气养荣汤。

承气养荣汤

知母　当归　生地　芍药　大黄　枳实　厚朴

水姜煎服。

痰涎涌甚，胸膈不清者，宜蒌贝养荣汤。

蒌贝养荣汤

知母　花粉　贝母　瓜蒌实　橘红　白芍　当归　紫苏子

水姜煎服。

【注释】

［1］夫疫乃热病也：总的说来，瘟疫属于热性的病证。“发热”既可以是病人的主观症状，也可以很容易地被医生和家人客观地察知，所以“热病”应当较早地被古人了解，而对于引起发热的病因的了解，应当晚得多。

［2］积阳为火：体内的阳气被邪气郁遏，不得伸展，变为致病的火热之气。刘完素云：“气有余便是火。”

［3］余焰尚在：残余的温热邪气还存在于病人体内。叶天士云：“炉烟虽熄，恐灰中有火也。”

［4］得之反助其壅郁：病人得到参芪白术的补益，不但不会有益于健康，反而会加重原有的气机的壅滞。叶天士云：“须细察精详，方少少与之，慎不可直率而往也。”

［5］不惟目下淹缠：不止是当时缠绵难愈。

［6］日后必变生异证：此后一定会产生出其他不同于瘟疫的病证。

［7］周身痛痹：全身肌肉与关节疼痛。痹：闭阻不通之意。泛指邪气闭阻躯体或内脏的经络而引起的病证，但多指由风寒湿三种邪气，侵犯肌肉关节引起的肿胀、疼痛、重着等证候。《素问·痹论》云：“风寒湿三气杂至，合而为痹也。”

［8］四肢挛急：四肢肌肉关节拘挛僵硬。

［9］流火结痰：走窜的火邪，凝聚津液，形成结块状的痰核。发于皮下的肿块，如果不红肿疼痛，中医认为多属于痰凝所致。

［10］遍身疮疡：周身多处的化脓性疾病、疮疡。如脓毒血症所形成的多发性脓肿。

［11］两腿钻痛：两条腿像被钻肉一样的疼痛。如今日的骨髓炎，即疼痛难忍。

［12］劳嗽涌痰：虚痨咳嗽，痰涎壅盛。如肺结核、肺脓疡、支气管扩张症等都有慢性咳吐痰涎的表现。

［13］气毒流注：疫气毒邪，到处流窜、发病。

［14］痰核穿漏：肿胀的结块破溃、流脓。如老鼠疮、淋巴结结核。

［15］腻膈之弊：有影响食物消化、传导的弊病。常使人不思饮食，食后腹部胀满。

［16］静养节饮食为第一：把静心养病、调节饮食作为第一个重要的

事情。

【译文】

总的说来，瘟疫属于以发热为主症的病证，疫毒之邪在体内瘀滞，使病人的阳气不能顺畅地输布到全身，积累的阳热之气成为致病的火邪，阴津血液被热邪搏击凝聚。突然病愈之后，残余的疫热邪气还存在于病人的体内，损伤的阴津血液还没有恢复，必须特别地禁用人参、黄芪、白术之类的温补药，否则不仅不能有助于病人的健康，反而会因为温补加重病人壅塞的气机。残存的邪气留存在病人体内，不仅会造成当时的病情缠绵难愈，而且日后一定会产生其他的复杂的病证，比如有的病人全身的肌肉和关节疼痛不适；有的则四肢拘紧痉挛，曲伸不便；有的病人则因为走窜的火邪，凝聚津液，形成结块状的痰核；有的则全身多处长满疮疡；有的则两条腿像被钻肉一样的疼痛；有的则见虚痨咳嗽，痰涎壅盛；有的则疫气毒邪，到处流窜、发病；有的则肿胀的结块破溃、流淌脓水；这都是急着使用补法造成的损害。凡是病人存在着阴津亏虚、血液亏少而干燥的情况，应当使用清燥养荣汤进行治疗。假如病人平素痰涎较多，以及属于少年又体胖多虚的现象，用清燥养荣汤恐怕会出现影响食物消化、传导的弊病，应当适当加减药物使用。大概说来，时行疫气痊愈之后，调养治疗的方剂，如果使用不恰当不能切中病情，还不如把静心养病、调节饮食作为第一个重要的事情来做更为合适。

清燥养荣汤的药物组成

知母　天花粉　当归身　白芍　地黄汁　陈皮　甘草

煎药的时候，要加上灯心草，一起煎汤服用。

假如病人的体表还存留着剩余的邪热，应当使用柴胡养荣汤进行治疗。

柴胡养荣汤的药物组成

柴胡　黄芩　陈皮　甘草　白芍　生地　知母　天花粉

煎药的时候，要加上生姜、大枣一起煎汤服用。

假如病人在里的证候还没有完全清除干净，应当使用承气养荣汤进行治疗。

承气养荣汤的药物组成

知母　当归　生地　芍药　大黄　枳实　厚朴

煎药的时候，要加上生姜一起煎汤服用。

假如病人的痰液很多，咳吐不断，胸膈部位憋闷不适，应当使用蒌贝养荣汤进行治疗。

蒌贝养荣汤的药物组成

知母　花粉　贝母　瓜蒌实　橘红　白芍　当归　紫苏子

煎药的时候，要加上生姜一起煎汤服用。

【评介】

“解后宜养阴忌投参术”，阐发了吴又可对于温热病愈后调养的思想，对其后的温病学家产生了深远的影响。

叶天士云：“湿热一去，阳亦衰微也。面色苍者，须要顾其津液，清凉到十分之六七，往往热减身寒者，不可就云虚寒，而投补剂，恐炉烟虽熄，恐灰中有火也。须细察精详，方少少与之，慎不可直率而往也。”这充分体现出叶天士对于温热病愈后慎用温补的态度，以及他对于吴又可学说的遵循与发展。

孔毓礼曰：“大病之后，病既伤，药复伤。调理之法，肥人脾胃素虚有痰者，以异功六君补之。瘦人阴虚有火者，以六味四物调之。阴阳两虚者，兼补阴阳以调之。倘非虚脱，宜小剂缓进，或间日一服。此病后调理之法。今曰宜养阴，不宜参术，岂非偏说乎？昔治一童子疫愈，因咳嗽，用固本六味，遂致痰凝食减，而成干咳，改用异功加桔梗而愈。”

龚绍林曰：“疫本热病，多伤血分，参术不可妄投，本是至理。仆见气虚之人，头晕不举，右寸无力，不拘甚方，必加参方效。盖正气不足，邪不易去。大抵用药总要以脉证为凭，不可执见，以致误人，恐学者错会此旨，故论之，非驳吴说。”

孔龚二氏均能补阐吴又可的未尽之旨，有益于临证治疗。

“夫疫乃热病也”，阐发了吴又可对于瘟疫与伤寒、热病关系的认识，体现出他对古人传统观点的继承与发展。“发热”既可以是病人的主观症状，也可以很容易地被医生和家人客观地察知，所以“热病”应当较早地被古人了解，而对于引起发热的病因的了解，应当晚得多。所以《素问》《灵枢》之中有“热论”“热病篇”“刺热论”“评热论”，而没有一篇是以伤寒或者以温病命名的专论。在《素问·热论》中，也没有“恶寒”的记载与描述。这一特点，反映出“热病”名称的古老和雅正。唐代王冰解释《素问·热论》“人之伤于寒也，则为病热，热虽甚不死”时说：“寒毒薄于肌肤，阳气不得散发，而内怫结，故伤寒者反为热病。”王冰这一创见，被北宋伤寒学家韩祗和所继承，他在《伤寒微旨论》中大倡“伤寒乃郁阳为患”，解表发汗全不用仲景麻黄汤、桂枝汤等辛温方药，而是自制辛凉清解方药，与王冰体现出学术上的先后继承关系。

《素问》《灵枢》这种“只称热病，不云伤寒”的学术特点，到了《难经》成书时，发生了明显的变化。《难经》明确指出了“伤寒有五”，将热病与中风、温病、狭义伤寒、湿温一起，归属于广义伤寒之内，既体现出《难经》“审因论治”的思想，也反映了《难经》作者，在当时的历史条件下，试图区分外感热病的多样性。也即在探讨外感热病共有的证候和规律的同时，尽可能反映不同季节外感热病的特点。这一学说，在中医界一直影响了两千年，此后外感热病学说日渐丰富，寒温论争此起彼伏。

寒温论争之中，使中医外感热病的辨证体系、治疗法则、处方用药逐渐丰富起来。另一方面，我们也必须看到，由于历史条件的限制，古人既看不到外感热病的真正致病的微生物，也不可能将每一种外感病的病位、病理改变看得十分清晰，只是属于“天才”地猜测病因、病症，没有一个评判的金标准，难免发生见仁见智的争论，大有盲人摸象的意味。由于《难经》的影响，汉以后，《素问》《灵枢》大力论述的热病，完全被广义伤寒所代替，不再被学术界所重视，“热病”证治几乎成了绝学。《难经》的广义伤寒学说，得到汉末张仲景的推崇与遵循，他著成《伤寒杂病论》，使伤寒病证治空前丰富，也促使《素问》《灵枢》的热病学说逐渐退出历史舞台。在金元医学争鸣中，寒凉派的开山大师刘河间，虽然大力倡导“伤寒即是热病”，不能作寒医，但他的著作仍称作《伤寒直格》《伤寒标本类萃》，而不以热病名书。张凤逵著成《伤暑全书》、吴又可著成《温疫论》等，为温病学的创立奠立了基础。

用参宜忌有前利后害之不同

【原文】

凡人参所忌者里证耳[1]。邪在表及半表半里者，投之不妨[2]。表有客邪者，古方如参苏饮、小柴胡汤、败毒散是也。半表半里者，如久疟夹虚[3]，用补中益气，不但无碍，而且得效。即使暴虚，邪气正盛，投之不当，亦不至胀，为无里证也[4]。夫里证者，不特伤寒瘟疫传胃，至如杂证气郁、血郁、火郁、湿郁、痰郁、食郁之类，皆为里证[5]。投之即胀者，盖以实填实也[6]。今瘟疫下后，适有暂时之通[7]，即投人参，因而不胀，医者、病者，以为用参之后虽不见佳处，然不为祸，便为是福，乃恣意投之[8]。不知参乃行血里之补药[9]，下后虽通，余邪尚在，再四服之，则助邪填实，前证复起，祸害随至矣。间有失下以致气血虚耗者，有因邪盛数下，及大下而挟虚者，遂投人参，当觉精神爽慧，医者病者，皆以为得意，明后日再三投之，即加变证[10]。盖下后始则胃家乍虚，沾其补益而快[11]，殊弗思余邪未尽，恣意投之，则渐加壅闭，邪火复炽，愈投而变证愈增矣[12]。所以下后邪缓虚急[13]，是以补性之效速而助邪之害缓[14]，故前后利害之不同者有如此。

【注释】

［1］凡人参所忌者里证耳：大概人参忌讳的是外感温疫病过程中的里实证。

［2］邪在表及半表半里者，投之不妨：疫邪之气在半表半里的时候，即使使用人参也没有什么妨碍。

［3］久疟夹虚：疟疾病程长久之后，就会伤耗人体的津液气血，造成既有邪实又加有正气虚损的情况。

［4］为无里证也：这是因为邪气还没有入里，没有形成里证。

［5］皆为里证：这些都是杂病的里证，多无发热证候。

［6］以实填实也：用有补益作用的人参，治疗属于里实的病证，使气机壅滞更加严重。

［7］适有暂时之通：正赶上气机的壅滞，有了暂时疏通的机会。

［8］乃恣意投之：就放纵地大量使用人参补益。

［9］参乃行血里之补药：人参是血分在里的补益药。人参：《神农本草经》云："人参主补五脏，安精神，止惊悸，除邪气，明目，开心，益智。"《别录》云人参"止消渴，通血脉"。《珍珠囊》云：人参"养血，补胃气，泻心火"。

［10］即加变证：就会引起疾病的变化，增加其他的证候。

［11］沾其补益而快：稍微碰上补益药物，而觉得身体轻快、舒服。沾：稍微碰上，或者刚挨上。

［12］愈投而变证愈增矣：越使用补益药物，引出的新的证候变化就越多。

［13］下后邪缓虚急：泻下之后，邪气盛的情况得以缓解，虚损的情况变得很急迫。

［14］补性之效速而助邪之害缓：补益药补益虚损的药性效果，表现出来得快；补益药助长气机壅滞的副作用，表现出来的时间慢。

【译文】

大概人参忌讳的，是外感温疫病过程中的里实证。疫邪之气在半表半里的时候，即使使用人参也没有什么妨碍。病人的体表有外来的邪气的时候，古代使用的药方就有参苏饮、小柴胡汤、败毒散之类的方药。邪气在半表半里的时候，比如患虐的时间长了之后，就会伤耗人体的津液气血，造成既有邪实又加有正气的虚损的情况。这时候使用补中益气汤，不仅对病情没有妨碍，而且也容易取得疗效。即使突发疟疾，外来的邪气正强盛的时候，虽然使用人参是不正确的，但也不至于造成腹部胀满，这是因为邪气还没有入里，没有形成里证。所谓里证，不止是伤寒、瘟疫可以传到胃部，形成里证，就是杂病之中的气机郁滞、血行瘀滞、火热壅滞气机、湿邪阻滞气机、痰浊阻碍气机、食物积滞不化等等，都可以形成在里的证候。里证一用补益药，就会发生腹部胀满的现象，这是用有补益作用的人参，治疗属于里实的病证，使气机壅滞更加严重造成的。

现在瘟疫泻下之后，正好使壅滞的气机，有了暂时疏通的机会，即使是使用人参进行补益气血，也会因为处在泻下之后而不产生腹部胀满，医生、病人都认为，使用了人参之后，虽然没有见到好的疗效，但是也没有出现不好的情况，就觉得这是好的征兆，就放心大胆地继续使用人参治疗。他们不了解人参是入血分在里的补益药，泻下之后虽然气机有所通畅，残余的邪气还存在，再三再四地服用补益药，就会助长邪气阻塞气机，加重本来就属邪实的病证，泻下之前的病证又会重新出现，对于人体的损害跟着又来了。里证的病人之中，有的失于泻下而造成气虚血耗的病证；有的因为有邪气而几次使用泻下的治疗方法，以及重度的泻下，而使病证实中夹虚，于是就使用人参进行补益，当发觉病人精神好转之后，医生和病人都认为治疗得很理想，第二三天又使用人参治疗，就会引起疾病的变化，增加其他的证候。总的说来泻下之后，早期肠胃当中暂时空虚，稍微碰上补益药物，而觉得身体轻快、舒服。却一点也没有想到残余的邪气还没有清除干净，不加节制地使用补益药物，那么就会逐渐出现气机壅滞闭塞的现象，疫邪火热之气更加炽烈，越使用补益药物，引出的新的证候变化就越多。因此说泻下之后邪气盛的情况得以缓解，而虚损的情况变得很急迫。所以，补益药补益虚损的药性效果，表现出来得快；补益药助长气机壅滞的副作用，表现出来的时间慢。由此可以看出，用人参进行补益，其前后的变化说明了它的利与弊，对比是如此的鲜明。

【评介】

"用参宜忌有前利后害之不同"阐发了吴又可对于瘟疫病过程之中，或者瘟疫病愈后使用人参等补益药的认识，这其实也是在探讨外感与内伤、虚证与实证的关系。

《素问》《灵枢》有"正气存内邪不可干""邪之所凑，其气必虚""风雨寒热，不得虚，邪不能独伤人"等论述。这样说来，似乎得病就是体虚，病人都是虚人，不会有实证出现。但"正气"是一个很笼统的说法，前人没有一个精确的定义。笔者认为，正气是人体抗病能力的总概括，包括人体脏腑经络形态结构的正常，功能状态的适中与相互间的平衡，阴阳、气血、津液、精神、营气、卫气、宗气等等都是人体正气不可或缺的一部分。

"正气"的全部或大部分虚损，"纯虚无邪"时，属于内伤虚损，即所谓"精气夺则虚"，在此基础上的外感，即虚人外感，往往正虚邪实，虚实错杂存在。相比之下，仅仅因为汗出当风，或触冒非时寒气等而致卫表不固而引起的外感，也就是平人外感，因为此时其他部分的"正气"并不亏虚，所以总的局势是"邪气盛则实"，主要是实证。另外，外感病过程中失治、误治，可使人体阳气阴液耗伤，而成虚实夹杂之证。外感热病的危重证可以引起亡阴亡阳，阴阳格拒而致死亡。或外邪已去而遗留虚损之证，由外感而转成内伤。

外感热病过程中所出现的发热、恶寒、头痛、身痛、黄疸、下痢、不大便、呕吐、腹痛、小便不利等等均可见于杂病。外感与杂病在证候与病机方面的交叉与重叠，为其治疗方法的相互借鉴提供了现实可能性。仲景在《伤寒论》六经病篇所用的方药，有不少重出于《金匮要略》各类病证之中，为后世杂病借用外感治法开创了先例，故后世有“仲景伤寒为百病立法”之说。仲景《伤寒论》问世之后，外感热病六经辨证体系引起人们广泛重视，伤寒学说日益繁荣。而杂病证治在金元之前尚未形成一种被普遍接受的辨治体系。四时外感伤寒热病与杂病在证候、病机方面的重叠和交叉，为杂病借用外感病辨治方法提供了现实可能性。

张元素云：“仲景药为万世法，号群方之祖，治杂病若神。后之医家宗《内经》法，学仲景心，可以为师矣。”张元素正是在借用了前人经验的基础之上，倡导脏腑经络辨证，而使杂病辨治体系初具规模。外感病是外来邪气引起脏腑功能障碍的外在表现，治疗四时外感热病以祛邪为主。

刘完素在论述病机时，重视外因邪气在发病中的决定作用，对脏腑功能失调，虚衰因素看得很轻，缺乏足够的认识。他说：“凡诸疾之所起也，不必脏腑兴衰变动相乘而病，但乘内外诸邪所伤，即成病矣。”这种外因邪气决定论，易导致治疗过程中只强调驱邪而忽视扶正，在虚实错杂或大虚似实时，易误伤正气。刘完素认为，养真扶正主要靠饮食调摄，他说：“夫养真气之法，饮食有节，起居有常，不妄作劳，无令损害，阴阳平和，自有益也。”张子和发展为：“养生当论食补，治病当论药攻”。对药物能鼓舞正气、补其不足、调节其升降平衡的作用认识不足，对正虚邪衰、虚实互见复杂病证也少有论述。

张子和将刘完素从外邪立论的学术特点加以发展，提出“百病皆邪”“攻邪已病”等学说。他说：“夫病之一物，非人身素有之也。或自外而入，或由内而生，皆邪气也。邪气加诸身，速攻之可也，速去之可也。”在这里张子和将病与邪等同看待，强调了邪气伤人在疾病发生中的重要性。但是，疾病是各种因素导致的脏腑功能障碍的外在综合表现。有些因阴阳气血津液的不足和脏腑功能低下或失和所引起的病证，并不一定有可攻之邪存在。这种近乎“纯虚无邪”的“精气夺则虚”的虚证，也多无邪可去，张氏立论有偏，后人不能无说。

朱丹溪《格致余论》云：“愚阅张子和书，惟务攻击。其意以为正气不能自病，因为邪所客，所以为病也，邪去正气自安。因病有在上、在中、在下深浅之不同，立为汗吐下三法以攻之。初看其书，将谓医之法尽于是矣。后因思《内经》有谓之虚者，精气虚也；谓之实者，邪气实也。夫邪所客，必因正气之虚，然后邪得而客之。苟正气实，邪无自入之理。由是于子和之法，不能不致疑于其间。”朱氏作《张子和攻击注论》，对张子和学说的得与失进行了论述。他所举病例为本虚标实的虚实错杂证，认为治此等证需兼顾正气，先补后攻或攻补兼施，“因大悟攻击之法，必其人充实，禀质本壮，乃可行也。否则邪去而正气伤，小病必重，重病必死”。当然，正虚而外感及内伤虚损，运用攻邪之法，更应慎重。

杂病之中有以邪气盛为主的实证、热证，也有内伤正气为主的虚证、寒证，更有虚实错杂存在的病证。虚人外感和外感病失治误治而伤正的情况，也非常多见。平人外感多为实证、热证，治法多用寒凉泻邪。所以，杂病借用外感治法，用之得当“其效如神”，用之失当“多致伐人生气，败人元阳，杀人于冥冥之中”（见《景岳全书》）。易水张元素有鉴于此，倡导脏腑辨证而不以六经辨证论述杂病证治，用药讲究升降浮沉以调脏腑气机，并发明归经学说提高脏腑辨证的针对性，凡此种种均从人体正气着眼不从外邪立论。李东垣发扬师说，创“内伤脾胃，百病由生”学说，极力反对以外感有余之治疗方法，来治疗内伤不足的病证。使内伤病机在杂病辨治中占有突出地位，易水学派学术特色更加突出。王好古、罗天益、朱丹溪等均在内伤病机的阐发上有所创见。后世薛己、赵献可、张景岳等深受易水学派重视脾胃命门水火学说的影响，开创并发展了培肾固本理论，内伤学说至此更加完备。

孔毓礼曰：“疫证用小柴胡加减者甚多。若遇虚弱之辈，不宜减去人参。古称某年疫疾，凡小柴胡用人参者多生，去人参者多死。盖用人参，元气不致中馁，其功甚伟，人所不知。惟不虚者，不必用耳。数下致虚，酌量用人参，亦有害乎？余治疫疾，下后邪解，用芪术而全安者甚多，何况人参？学者勿为此说所误，视人参如砒霜，使虚证脱绝无救也。”

龚绍林曰：“里证忌用人参，恐以实填实也。然以仆经验者言之，则又不拘。盖参为补气之品，遇气虚之人，不论表证里证，一见舌苔色黄，肚腹胀痛，右寸无力，头晕不举，若仅用承气等汤内，加党参二三钱，服之多愈。谓里证不可用参，其说固是。概置不用，语未圆足。总以脉证为凭，斯投之当而效之神矣。甚矣！脉理宜急讲也，孔氏但言虚证，而不及脉何也。”

孔、龚二氏的论述，颇有参考价值。

下后间服缓剂

【原文】

下后或数下，膜原尚有余邪未尽传胃[1]，邪热与卫气相并[2]，故热不能顿除[3]。当宽缓两日，俟余邪聚胃再下之，宜柴胡清燥汤缓剂调理。

柴胡清燥汤

柴胡　黄芩　陈皮　甘草　花粉　知母

姜枣煎服。

【注释】

[1] 膜原尚有余邪未尽传胃：膜原还有残余的邪气，没有全部传变到胃部。

[2] 邪热与卫气相并：疫热邪气和病人的卫气，互相搏击在一起。并：合并，并存，并立。

[3] 故热不能顿除：所以身体的热邪，不能靠泻下治疗立即祛除。

【译文】

泻下之后，或者几次泻下之后，膜原还有残存的疫热邪气，由于疫热邪气和病人的卫气互相搏击在一起，所以不能通过泻下使疾病立即痊愈。应当再等待两天，等到残余的疫热邪气聚集在胃部的时候，再使用泻下的治疗方法，使病人泻下。未泻下之前，应当使用柴胡清燥汤，逐渐调理治疗。

柴胡清燥汤药物组成

柴胡　黄芩　陈皮　甘草　花粉　知母

加上姜枣一起煎汤服用。

【评介】

“下后间服缓剂”，阐发了吴又可对于泻下方法的慎重态度，体现了他的辨证论治思想。也就是说，吴又可使用泻下的治疗方法，总以里实证为准，当有表邪，或者里证未明时，服用缓剂清解邪热，而不轻易使用泻下的治疗方法。

龚绍林曰："人有不可连下者，用缓剂而间服之，其法极善。但必以脉为凭，如右关脉平，则不必下，俟有下症下脉，则再下之。如无下脉证，则不必再下矣。若膜原尚有余邪，胸膈必不爽快，不如仍用达原饮，以疏其余邪。如胸膈已快，膜原无邪，但觉口苦外热者，用柴胡清燥汤则当矣。"

下后反痞

【原文】

疫邪留于心胸，令人痞满，下之痞应去[1]，今反痞者，虚也[2]。以其人或因他病先亏，或因新产后气血两虚，或禀赋娇怯[3]，因下益虚，失其健运，邪气留止，故令痞满。今愈下而痞愈甚，若更用行气破气之剂[4]，转成坏证[5]，宜参附养荣汤。

参附养荣汤

当归一钱　白芍一钱　生地三钱　人参一钱　附子炮七分　干姜炒一钱

照常煎服，果如前证，一服痞如失[6]。倘有下证，下后脉实[7]，痞未除者，再下之。此有虚实之分，一者有下证，下后痞即减者为实；一者表虽微热，脉不甚数，口不渴，下后痞反甚者为虚。若潮热口渴，脉数而痞者，投之祸不旋踵[8]。

【注释】

［1］下之痞应去：应用泻下的治疗方法，心下的满闷滞塞就应当消失。痞：指胸腹间气机阻塞不舒的一种自我感觉。有的是因为邪热壅聚，也有的属于气虚气滞。假如自觉胸腹气机塞滞，同时还有胀满的感觉，则称为"痞满"。用手按之柔软而不痛的称为"心下痞"；按之有抵抗感的叫"心下痞硬"；按之疼痛坚硬者，称为"结胸"。

［2］今反痞者，虚也：泻下之后心下的满闷滞塞的感觉，不但没有祛除反而更加严重，这是由于病人属于气机滞塞的虚证，而不是邪热与宿食互结

的实证。

［3］禀赋娇怯：病人先天体质虚弱。禀赋：先天遗传的体质、素质。娇怯：娇嫩脆弱。

［4］行气破气之剂：使用行散气滞、破除气结的治疗方剂。行气：使滞塞的气机得以行散。破气：破开结聚的气机。行气与破气，本质一致，程度有所不同。

［5］转成坏证：虚证经过破气等不恰当的治疗之后，病情加重而且变的更复杂。坏病：最早见于《伤寒论》，如16条云："太阳病三日，已发汗，若吐，若下，若温针，仍不解者，此为坏病，桂枝不中与之也。观其脉证，知犯何逆，随证治之。"267条云："若已吐、下、发汗、温针，谵语，柴胡证罢，此为坏病。知犯何逆，以法治之。"

［6］一服痞如失：一次服药之后，满闷的感觉就完全消失了。

［7］下后脉实：泻下之后，脉搏仍然按之有力，而不是细弱无力。

［8］投之祸不旋踵：使用了参附养荣汤的方剂之后，立即出现病情的恶化。踵：脚后跟。

【译文】

瘟疫邪气存留在心胸的部位，阻滞气机的运行，让人胸部满闷滞塞，通过泻下的治疗方法，这种胸部满闷滞塞的感觉应当消失，现在却没有消失而且满闷的感觉更加严重了，这是身体气虚运行无力造成的。由于有的病人因为先前就患了其他的疾病，正气已经亏虚；有的病人属于新近生产之后，气和血都虚损不足；有的病人属于先天不足，脏腑娇嫩、气机虚弱，凡此之类的虚弱体质，由于使用了泻下的治疗方法，其虚损的程度就会更加严重，气机失去了正常运行的状态，邪气停留于体内加重了气机的滞塞，所以让人觉得胸心满闷滞塞。现在使用了泻下的治疗方法，心胸的满闷滞塞更加严重，如果再使用治疗实证的行气、破气的方药，就会变成更为复杂的坏病，应当使用参附养荣汤进行治疗。

参附养荣汤的药物组成

当归一钱（3克）　白芍一钱（3克）　生地三钱（9克）　人参一钱（3克）　附子炮七分（2.1克）　干姜炒一钱（3克）

按照常规的煎药方法煎药和服用，假如像前边所说的虚证心胸满闷滞塞，应当服药之后就会满闷顿消。假如病人有需要泻下治疗的指征，泻下之后脉搏仍然按之有力，而不是细弱无力，病人的满闷滞塞如果还没有消失，可以再一次使用泻下的治疗方法。病人满闷滞塞有属于实证和虚证的区别，一种是如果有泻下的指征，泻下之后满闷滞塞的感觉减轻了，就属于实证；一种是病人的体表虽然有比较轻的发热，脉搏跳动的也不很快，口也不甚渴，泻下之后满闷滞塞的感觉反而更加严重，这就是属于气虚的证候。假如病人午后潮热，口中干渴，脉搏跳动很快，胸心满闷滞塞，使用参附养荣汤之后，就会立即出现病情的恶化。

【评介】

痞证，较早见于张仲景的《伤寒论》，其中多次提到痞证，一般可分虚实两种情况。属于实证的多是邪热互结、水热互结、痰热互结，造成气机壅塞的实证痞满；属于虚证的多是病人素体气虚，表邪内陷，或误下里虚，气机不通，形成虚证的痞满。

龚绍林曰："下后反痞，本有虚实之分。虚者正气虚也，实者邪气实也。实者理应速下，虚者本宜聚补。参、地、归、芎在所必需，附片、干姜不可妄投，审之慎之。"

下后反呕

【原文】

疫邪留于心胸[1]，胃口热甚[2]，皆令呕不止，下之呕当去[3]，今反呕者，此属胃气虚寒。少进粥饮，便欲吞酸者[4]，宜半夏藿香汤，一服呕立止，谷食渐加。

半夏藿香汤

半夏一钱五分　真藿香一钱　干姜炒一钱　白茯苓一钱　广陈皮一钱　炒白术一钱　甘草五分

水姜煎服。

有前后一证，首尾两变者[5]，其患疫时心下胀满，口渴发热而呕，此应下之证也[6]。下之诸证减去六七，呕亦减半，再下之胀除热退渴止。向则数日不眠，今则少寐[7]，呕独转甚，此疫毒去而诸证除，胃续寒而呕甚[8]，与半夏藿香汤一剂，而呕即止。

【注释】

[1] 疫邪留于心胸：瘟疫邪气停留在心胸所在的上焦的部位。此“心胸”指代上焦的部位，而不是说疫邪深入到心脏、心包。

[2] 胃口热甚：感觉胃脘部很热。胃口：泛指上腹部，而不是胃的上口或者下口。

[3] 下之呕当去：通过泻下病人的呕吐就应当祛除。

[4] 吞酸：吞酸即是吐酸。方隅《医林绳墨》云：“吞酸者，胃口酸水攻激于上，以致咽嗌之间，不及吐出而咽下，酸味刺心，有若吞酸之状也。”

[5] 有前后一证，首尾两变者：有的病情虽然属于一种证候，但是在前边的表现与在后边的表现并不相同，也可以称其为首与尾是两种变化。前后一证：也就是“一证前后”，指疾病证候的前段与后段。

[6] 此应下之证也：疫病的时候出现了心下胀满，口渴发热而呕，这就是应当使用泻下治疗方法的证候，而不必等到大便硬结才使用泻下的治疗方法。

[7] 向则数日不眠，今则少寐：过去几天不能入睡，现在已能少量睡眠。少寐：睡眠不足。此时与几天不寐相比，却是睡眠改善的象征。

[8] 胃续寒而呕甚：胃部继发为虚寒，不能腐熟水谷，胃气郁而上逆，发为呕吐。

【译文】

瘟疫邪气停留在心胸所在的上焦的部位，胃脘部有很热的感觉，这两种情况都可以造成严重的呕吐症状。通过泻下的治疗方法，呕吐的现象应当消失，现在不但不停止呕吐反而更加严重了，这属于胃气虚寒，气机上逆形成的。如果病人只是少量地进食或者喝汤，就要发生泛酸的现象，应当使用半夏藿香汤进行治疗。如果病人服用之后，呕吐就会很快停止，饮食也会随着逐渐增加。

半夏藿香汤的药物组成

半夏一钱五分（4.5 克）　真藿香一钱（3 克）　干姜炒一钱（3 克）

白茯苓一钱（3 克） 广陈皮一钱（3 克） 炒白术一钱（3 克） 甘草五分（1.5 克）

加水与生姜一起煎后服用。

有的病情虽然属于一种证候，但是在前边的表现与在后边的表现并不相同，也可以称其为首与尾是两种变化。病人得瘟疫的时候，上腹部胀满，口中干渴，发热，而且伴有呕吐，这是疫热之气停留在胃部造成的，是属于应当使用泻下治疗方法的病证。泻下之后病人的证候减少了百分之六七十，呕吐也减去了一半。再次使用泻下的治疗方法，胀满消退，发热减轻，口渴也消失了。过去几天不能入睡，现在已经能够有短暂的睡眠，只是呕吐不见好转，甚至有加重的表现，这是疫毒被清除之后，各种证候也都消除，只是胃部虚寒，不能腐熟水谷，胃气郁而上逆，发为呕吐。应当使用半夏藿香汤进行治疗，一般只要一剂药，病人的呕吐就可以停止。

【评介】

“下后反呕”，指出外感瘟疫过程中邪气郁结的部位比较高，有向上涌出的趋势，经过泻下之后，邪热下行则不会呕吐。如果余邪未去，气逆上涌，就会再吐，同时兼有发热。胃虚气逆也会发生呕吐，一般不会发热，临证之际需要详细辨别。

孔毓礼曰：“热退渴止得寐，里无热明矣，然则何为呕甚乎？属寒可知。”

杨大任云：“昔治一妇疫疾，潮热时来时退，如醉如痴，舌苔黄黑，口渴，小便短赤，脉数，用小柴胡去人参、半夏，加栝楼根、知母、竹叶，合导赤散而愈。数日后发呕，不思饮食，脉细迟，用香砂六君加姜附，连进数服乃安。又一童子疫瘥后，四肢微厥，面色刮白，发呕，饮食不能下咽，用香砂六君子汤，加煨姜而愈。”

龚绍林曰：“下后反呕，如脉证俱平，仅作呕者的是胃气虚寒，宜半夏藿香汤。若脉证未平，下后反呕者，必是病重药轻。宜重加硝黄，多加生姜，其呕自止。学者不可不知也。”

夺液无汗

【原文】

瘟疫下后脉沉，下证未除[1]，再下之。下后脉浮者，法当汗解[2]。三五日不得汗者，其人预亡津液也[3]。时疫得下证，日久失下，后下利纯臭水，昼夜十数行，乃致口燥唇干，舌裂如断。医者误按仲景协热下利法[4]，因与葛根黄连黄芩汤，服之转剧。邀予诊视，乃热结旁流[5]，急与大承气一服，去宿粪甚多[6]，色如败酱[7]，状如粘胶，臭恶异常，是晚利顿止[8]。次日服清燥汤一剂，脉尚沉，再下之，脉始浮，下证减去，肌表仅存微热。此应汗解[9]，虽不得汗，然里邪先尽，中气和平，所以饮食渐进[10]。半月后忽作战汗，表邪方解。盖缘下利日久，表里枯燥之极[11]，饮食半月，津液渐回[12]，方可得汗，所谓积流而渠自通也[13]。可见脉浮身热，非汗不解，血燥津枯，非液不汗[14]。昔人以夺血无汗[15]，今以夺液无汗，血液虽殊，枯燥则一也[16]。

【注释】

[1] 下后脉沉，下证未除：脉象中的“沉脉”主里证，下后脉沉是里证未除的征象。

[2] 下后脉浮者，法当汗解：下后里证已去，故脉不再有沉脉的表现而出现脉浮的现象。浮脉主表，表有外邪，应当邪随汗出而愈。

[3] 其人预亡津液也：邪气在表，三五天没有汗出，预示着病人津液严重不足。预：事情发生之前所表现出来的征兆。

[4] 仲景协热下利法：张仲景《伤寒论》所说的外有表邪，内传化热，逼迫肠道造成的泄泻，就称之为“协热下利”。如《伤寒论》34 条云：“太阳病，桂枝证，医反下之，利遂不止，脉促者，表未解也；喘而汗出者，葛根黄芩黄连汤主之。”

[5] 热结旁流：热邪与食物的糟粕结聚在肠道，造成大便秘结，不能排

出体外，同时有稀薄而臭秽的粪水流出，称为“热结旁流”。

［6］去宿粪甚多：排出过去积累的粪便很多。宿粪：积聚在肠道很久的粪便。

［7］色如败酱：颜色像已经败坏了的面酱。

［8］是晚利顿止：这一天的晚上，腹泻就立刻停止了。

［9］此应汗解：里证消除之后，仅有脉浮、体表微热，邪从外解，理应汗出。

［10］所以饮食渐进：里邪已去，虽有些微表邪，并不影响胃气的和降，这就是饮食逐渐增加的原因。

［11］表里枯燥之极：在表与在里的津液、血液都极度匮乏，造成了体表无汗，大便难行的局面。

［12］津液渐回：随着饮食的恢复，津液逐渐得以再生。

［13］积流而渠自通：积累的细流，汇集起来，就可以使干涸的沟渠水流畅通。

［14］血燥津枯，非液不汗：血液和津液干枯之后，没有阴液恢复、复壮，就不会有汗出。

［15］夺血无汗：古人认为，人体的血液与汗液，都是从水谷精微物质化生的，所以叫血汗同源，夺汗无血，夺血无汗。《灵枢·营卫生会》：“营卫者精气也，血者神气也，故血之与气，异名同类焉。故夺血者无汗，夺汗者无血，故人生有两死而无两生。”

［16］血液虽殊，枯燥则一也：血液与津液，虽然不同，其匮乏之后，造成的干枯、干燥是一样的。

【译文】

瘟疫病的里证经过泻下之后，脉象仍然是沉象，而脉象中的“沉脉”主里证，下后脉沉是里证未除的象征，可以再一次使用泻下的治疗方法。下后里证已去，故脉不再有沉脉的表现而出现脉浮的现象。浮脉主表，表有外邪，应当邪随汗出而愈。脉浮为邪气在表，却三五天没有汗出，预示着病人津液严重不足。

时行疫气的里实证，是需要泻下的证候，但是很多天都没有使用泻下的治疗方法，就是失于泻下，后来病人出现水样稀便，气味极臭，一昼夜之中达到十几次，造成病人口干舌燥、口唇干裂，舌面裂纹如同断开一样。这时医生错误地按照张仲景《伤寒论》所说的外有表邪，内传化热，逼迫肠道造成的泄泻的“协热下利”，进行治疗，给病人使用了葛根黄连黄芩汤，服药之后病情加剧。病人的家属请我察看病情，经过诊断，这就是前人所说的“热结旁流”，也就是热邪与食物的糟粕结聚在肠道，造成大便秘结，不能排出体外，同时有稀薄而臭秽的粪水流出，因为有结滞又有泄泻，故被称为“热结旁流”。我急忙给病人使用了大承气汤治疗，服用一次之后，就泻下了许多停积日久的粪便，颜色就像腐败之后的面酱那样灰暗，质地如同胶体一样黏滞，气味异常恶臭，用过泻下之后的这一天的晚上，原先持续几天的腹泻就停止了。第二天给病人服用了清燥汤一剂，病人的脉搏还有沉脉的脉象，再一次使用泻下的方药，病人的脉搏才表现出浮脉的脉象，属于泻下的指征已经大部分消失，只剩下病人的体表还有少许低热。这属于表有微邪，应当通过汗出痊愈，虽然没有汗出，但是在里的邪气已经被清除了，中焦气机已平和如常，因此病人的饮食逐渐增加，趋于正常。半个月之后，病人突然出现先寒战，继而汗出的“战汗”，在表的疫邪至此方才解除。这种现象的形成，大约是由于病人泄泻的时间过长，在表与在里的津液、血液都极度匮乏，造成了体表无汗、大便难行的局面，恢复饮食半月之后，病人体内的津液逐渐复原，才能汗出，这就是所谓的积累的细流汇集起来，就可以使干涸的沟渠水流充足畅通。由此可见，疫病的病人脉浮、身体发热，不汗出就不能痊愈；血液与津液枯竭干燥的患者，津液得不到恢复就不可能有汗出。古人认为，人体的血液与汗液都是从水谷精微物质化生的，所以叫血汗同源，夺汗无血，夺血无汗。现今因为津液匮乏而无汗，血液与津液虽然不同，其匮乏之后，造成的干枯、干燥是一样的。

【评介】

“夺液无汗”，在外感热病过程中是经常可以发生的，它既说明了人体阴液的重要性，也说明了邪气在表，需要通过汗解的必然性。

孔毓礼曰：“表里枯燥之极，岂不可投养阴之剂，乃必俟半月津回何也?”

龚绍林曰：“热结旁流，如水泄不通之症同，宜用承气以去其热，宿粪一行，其泻即止。伤寒即集乃云热结旁流，属上实下虚之症，宜用理中合承气治之。不思上既实矣，何以反用理中？下既虚矣，何以能受承气？遍阅方书，求其辨症的确，用药恰当者，无似吴师此书也。感疫得汗，必在脉证俱平之候，方是解邪之汗。有下后病急而得汗解者，有调养半月而始得汗者。总之，其汗不可强求，听其自然可也。如果阴虚，则宜用养阴之剂，如口渴脉现浮洪而长者，则用白虎汤。”

补泻兼施

【原文】

证本应下，耽搁失治，或为缓药羁迟[1]，火邪壅闭，耗气搏血[2]，精神殆尽[3]，邪火独存，以致循衣摸床，撮空理线[4]，筋惕肉瞤，肢体振战[5]，目中不了了[6]，皆缘应下失下之咎[7]。邪热一毫未除，元神将脱[8]，补之则邪毒愈甚[9]，攻之则几微之气不胜其攻[10]，攻不可，补不可，补泻不及，两无生理[11]。不得已勉用陶氏黄龙汤。此证下亦死，不下亦死[12]，与其坐以待毙，莫如含药而亡[13]，或有回生万一。

黄龙汤

大黄　厚朴　枳实　芒硝　人参　地黄　当归

照常煎服。

按：前证实为庸医耽搁，及今投剂，补泻不及[14]。然大虚不补，虚何由以回[15]；大实不泻，邪何由以去[16]？勉用参、地以回虚，承气以逐实，此补泻兼施之法也。或遇此证，纯用承气，下证稍减，神思稍苏，续得肢体振战，怔忡惊悸[17]，心内如人将捕之状[18]，四肢反厥，眩晕郁冒[19]，项背强直，并前循衣摸床撮空等证，此皆大虚之候，将危之证也，急用人参养荣汤。虚候少退，速可屏去。盖伤寒温疫俱系客邪，为火热燥证[20]，人参固为益元气之神品，偏于益阳，有助火固邪之弊，当此又非良品也，不得已而用之[21]。

人参养荣汤

人参八分　麦冬七分　辽五味一钱　地黄五分　归身八分　白芍药一钱五分　知母七分　陈皮六分　甘草五分

照常煎服。

如人方肉食而病适来[22]，以致停积在胃，用大小承气连下，惟是臭水稀粪而已，于承气中但加人参一味服之，虽三四十日所停之完谷及完肉，于是方下[23]。盖承气藉人参之力，鼓舞胃气，宿物始动也[24]。

【注释】

[1] 为缓药羁迟：病情被使用性缓的药物，也就是非泻下药物所耽搁。羁迟：羁绊、延迟。

[2] 耗气抟血：耗伤阳气与阴血。抟：搏击，此处引申为斗争、损耗。

[3] 精神殆尽：血藏神，血液耗伤之后，精神也萎靡不振，甚至昏迷不醒。

[4] 循衣摸床，撮空理线：病人意识不清醒时，胡乱地抓衣服、摸床铺，似在整理，实为神识不清的妄动证候。有的病人凭空做整理丝线的动作，也属于神识不清的妄动证候。

[5] 筋惕肉瞤，肢体振战：肌肉抽筋、跳动，肢体颤抖、震动。这是肝风内动，将要抽搐的表现。瞤：眼皮跳动，肌肉抽缩跳动。振战：寒战、震颤。

[6] 目中不了了：眼睛视物不清，或目无所见。

[7] 皆缘应下失下之咎：都是因为应当使用泻下治疗方法，而没有使用造成的过错。咎：过错。

[8] 元神将脱：人体的真气即将消失，就是即将出现虚脱。

[9] 补之则邪毒愈甚：在邪气还没有消失之前，使用补益的药物，有可能造成邪热疫毒之气更加猛烈。

[10] 攻之则几微之气不胜其攻：用泻下的方法进攻邪气，那么，所剩不多的正气不能胜任、或者经不起这种泻下治疗的攻邪方法。

[11] 补泻不及，两无生理：补法和泻法都来不及用，这两种情况都会丧失生机。

[12] 此证下亦死，不下亦死：这种身体极虚又有里实证的病人，使用泻下的治疗方法极有可能导致病人死亡，而不使用泻下的治疗方法也很可能造成病人的死亡。

［13］与其坐以待毙，莫如含药而亡：与坐等病人死亡相比，还不如让病人服下药去听天由命，也就是俗话所说的“死马当活马医”。

［14］及今投剂，补泻不及：等到现在用药治疗，补法和泻法都来不及使用了。

［15］大虚不补，虚何由以回：身体极度虚乏而不进行补益治疗，身体的极度亏虚怎么能够得到恢复？

［16］大实不泻，邪何由以去：邪气极盛而不采用泻邪的方法治疗，如何能够去掉病邪？

［17］怔忡惊悸：病人自己觉得心中跳动不安，惊恐心慌。怔忡：自觉心跳悸动不安，往往不因外界刺激就经常有这种感觉。惊悸：因惊恐、恼怒而引起的心中跳动不安为惊悸。

［18］心内如人将捕之状：病人心中像被追捕一样惊恐不安。也有的形容为风声鹤唳、草木皆兵、像做贼一样。

［19］眩晕郁冒：视物旋转、如做舟车，不敢睁眼为“目眩”；头重脚轻、头昏眼花为“头晕”。郁冒：指郁闷眩晕，甚至可以发生晕厥。

［20］盖伤寒温疫俱系客邪，为火热燥证：总体说来伤寒与瘟疫都是外来的邪气引起的病证，最终都会变为身体内部的火热邪气很盛的实热证，或者出现津液干涸的大便燥结证。

［21］不得已而用之：虽然有邪气内存的不便利因素，但由于身体极度亏虚，不得不使用人参进行补益。

［22］方肉食而病适来：刚吃过肉食，病邪就来侵袭肌体了。

［23］于是方下：由于加上了人参补益人体的正气，原先几十天的宿食积滞，才因此而得以排出体外。

［24］宿物始动也：借助人参的补益作用，陈旧的宿食积滞才能够被推动、向下移动。

【译文】

瘟疫的证候，本来应当使用泻下的治疗方法，由于时间上的耽搁，失去治疗机会，或者一味求稳妥不敢使用泻下的猛剂治疗，从而延迟了治疗的时机，使瘟疫的火热之邪壅塞阻闭气机，耗伤病人的阳气和血液，使病人的精神严重受损，以致于精神萎靡，病人体内只有邪热之气独盛。由此出现了病人意识不清醒时，胡乱地抓衣服、摸床铺，似在整理，实为神识不清的妄动现象；有的病人凭空做整理丝线的动作，也属于神识不清的妄动证候；有的病人肌肉抽筋、跳动，肢体颤抖、震动，表现为肝风内动，将要抽搐的证候；有的病人则出现了眼睛视物不清，或目无所见，神识将乱的现象。这些证候的出现，都是因为应当使用泻下治疗方法，而没有使用造成的过错。这种错误治疗，使疫热之邪没有去掉一丝一毫，人体的真气却即将消失，就是即将出现虚脱的证候。在邪气还没有消失之前，使用补益的药物，有可能造成邪热疫毒之气更加猛烈。而用泻下的方法进攻邪气，那么，所剩不多的正气也不能胜任、或者经不起这种泻下攻邪的治疗方法。在虚实错杂的复杂情况下，单纯攻邪不行，单纯补助正气也不行，补法和泻法都来不及用，这两种情况都会丧失生机。虽然有邪气内存的不利于补益因素，但由于身体极度亏虚，不得不使用含有人参的陶华《伤寒六书记载》的黄龙汤进行治疗。这种身体极虚又有里实证的病人，使用泻下的治疗方法极有可能导致病人死亡，而不使用泻下的治疗方法也很可能造成病人的死亡。与坐等病人死亡相比，还不如让病人服下药去听天由命，也就是俗话所说的“死马当活马医”，或许有起死回生的万分之一希望。

黄龙汤的药物组成

大黄　厚朴　枳实　芒硝　人参　地黄　当归

这个方子可以按照常规的方法煎药和服用。

吴又可原按：上述证候的出现，实在是被庸医延误病情造成的，等到现在用药治疗，补法和泻法都来不及使用了。但是，身体极度虚乏而不进行补益治疗，身体的极度亏虚怎么能够得到恢复？邪气极盛而不采用泻邪的方法治疗，如何能够去掉病邪？只好勉强使用人参、地黄来挽救虚损，使用承气汤驱逐实邪，这就是补虚与泻邪同时使用的治疗方法。有的医生遇到这种虚实夹杂存在的证候，不是攻邪与补虚同时进行，而是单纯地使用承气汤治疗，需要泻下的证后消退之后，紧接着就会出现四肢和身体寒战、颤栗，无论是否受到惊吓，病人自己都觉得心中跳动不安，惊恐心慌。病人心中像被追捕一样惊恐不安，也有的形容为风声鹤唳、草木皆兵、像做贼一样。病人四肢不热反而发凉，肢冷的部位达到肘膝；病人视物旋转，如坐舟车，或者头晕目眩，突发昏厥；也有的病人出现项部僵硬，后背拘急不舒，欲作惊风；还有前边所说的病人出现意识不清，乱抓乱摸的妄动不安的证候，这些都是病人身体极度亏乏，很有可能出现不测的危候，应当紧急使用人参养荣汤进行治疗。虚损的证候稍许减退之后，应当立即撤掉人参养荣汤。概括地说伤寒与瘟疫都是外来的邪气引起的病证，最终都会变为身体内部的火热邪气很盛的实热证，或者出现津液干涸的大便燥结证。人参本为补益元气极佳的药物，但偏于补益阳气，有可能使热势更高，并进一步加重疫热邪气引起的壅塞的弊病，所以人参也不是治疗虚实错杂的最佳药物，只是在既有邪气内存，又有身体极度亏虚的时候，不得不使用人参进行补益。

人参养荣汤的药物组成

人参八分（2.4 克）　麦冬七分（2.1 克）　辽五味一钱（3 克）　地黄五分（1.5 克）　归身八分（2.4 克）　白芍药一钱五分（4.5 克）　知母七分（2.1 克）　陈皮六分（1.8）　甘草五分（1.5 克）

按照常规的煎药方法煎药和服用。

如果病人刚吃过肉食，病邪就来侵袭肌体，造成食积停留在胃部，几次使用大承气汤和小承气汤连续攻下，只是泻出很臭的稀便而没有积滞的粪块，只要在承气汤之中加上人参一种药物，服用之后，往往即使是已经有三四十天的停积的宿食、肉积，也能在加用人参之后产生泻下积滞的作用。概括地说，承气汤凭借着人参的补益力量，鼓舞起病人的胃气向下推行，已经停滞多日的积滞才开始被推动。

【评介】

“补泻兼施”，在外感热病的过程之中是很常见的证候，也是不容易识别和处理的证候。吴又可以他老到的见识，精辟地论述了瘟疫病的虚实夹杂的复杂病情。

“盖伤寒温疫俱系客邪，为火热燥证”，更是吴又可阐发伤寒与瘟疫关系的精辟见解。《温疫论·辨明伤寒时疫》云：“子言伤寒与时疫有霄壤之隔，今用三承气及桃仁承气、抵当、茵陈诸汤，皆伤寒方也，既用其方，必同其症，子何言之异也?”吴又可回答瘟疫为何借用伤寒方时说：“伤寒初起，以发表为先；时疫初起，以疏利为主。种种不同，其所同者，伤寒时疫，皆能传胃，至是同归于一，故用承气汤辈，导邪而出。要之，伤寒时疫，始异而终同也。”“但以驱逐为功，何论邪之同异也。”“推而广之，是知疫邪传胃，(与伤寒）治法无异也。”

年希尧云：“人参能助下药成功。”

孔毓礼曰：“撮空寻衣，有大实者，有大虚者，有半虚半实者。邪热亢极，而神气昏冒者，大承气汤下之。气血两虚，而神乱无主者，十全大补汤、人参养营汤以补之。虚兼实者，陶氏升阳散火汤、黄龙汤以扶正祛邪，亦有十全大补去桂加连芩者。要当以脉证详辨虚实，不可执一途也。或曰：此言杂病，若夫疫证撮空，惟有承气黄龙而已，断无有补之理。余曰：不然。余于疫病，用十全养营而得生者甚多。用大承气而愈者，未之见也。前条既知人参可以发散，此条又知人参可以推荡，为何谆谆致戒，使老弱病疫者，束手无策耶?”

龚绍林曰：“补泻兼施，乃千古第一治病妙法。仆每遇夹实之证，用此法治之，获生者不少。治病当要详辨脉证虚实，此学者临证之第一紧要关头也。切记切记。人参用于发散药中，或加于推荡剂内，皆为老弱夹虚者而设，本是上策，何以反谓束手无策？此亦妄谈得失者也。”

药　烦

【原文】

应下失下，真气亏微[1]，及投承气，下咽少顷，额上汗出[2]，发根燥痒[3]，邪火上炎[4]，手足厥冷[5]，甚则振战心烦，坐卧不安，如狂之状[6]。此中气素亏，不胜药力，名为药烦[7]。凡遇此证，药中多加生姜煎服，均作二三次服，以防呕吐之患。

【注释】

[1] 真气亏微：病人的正气亏损并衰微。《灵枢·刺节真邪》云：“真气者，所受于天，与谷气并而充身也。”

[2] 额上汗出：仅有额上汗出而身体无汗。中医认为，头为诸阳之会，阳迫于阴是为汗，只有头部汗出，往往见于湿热郁蒸。

[3] 发根燥痒：头皮毛发的根部干燥、瘙痒，多为欲汗出而又难于汗出，或汗出不畅的情况。

[4] 邪火上炎：疫邪之火向上升腾。古人认为，自然界中火之属性为炎热、向上，所以人体也经常有咽痛、目赤、头目眩晕的“上火”证候。

[5] 手足厥冷：由于热甚厥深，阳气不能外达，而出现手脚发凉，范围达到肘膝以上。

［6］如狂之状：病人肢体颤动、寒战阵阵、烦躁不安、坐卧不宁，似发狂之证。

［7］名为药烦：病人身体内部正气亏虚，不能耐受泻下药物的治疗，产生的这一类现象的名称就叫“药烦”。

【译文】

应当使用泻下的治疗方法而没有使用的患者，往往出现身体的真元之气匮乏，以致于衰微的情况，这时再使用承气汤治疗，药物咽下去之后不久，病人就可能出现额头出汗而身体无汗，头皮的毛孔根部发燥发痒等欲汗出而又难于汗出的征兆；还可以有面红目赤等邪毒火气向上攻的现象；由于热甚厥深，阳气不能外达，而出现手脚发凉，范围达到肘膝以上；甚至有的病人肢体颤动、寒战阵阵、烦躁不安、坐卧不宁，似发狂之证。这都是病人身体内部正气亏虚，不能耐受泻下药物的治疗，产生这类现象的名称就叫“药烦”。凡是遇到这种药烦的病人，在使用的药物之中可以多加生姜，与泻下药一起煎服，一付药都要分作二三次服用，用这种办法可以防止呕吐的发生。

【评介】

“药烦”也是瘟疫病治疗过程中经常发生的现象，通过病人在服药之后出现的种种现象，能够判断出其身体正气的盛衰，从而确定正确的治疗方法，这是非常重要的。

孔毓礼曰：“若知真气亏微，胆敢用承气耶？待至证变而用生姜，孰若未变而加人参生姜，以安胃扶元气为上。亡羊补牢之法颇善，但要再加人参。”

龚绍林曰：“药烦有虚不胜攻者，亦有药未对证者。药不对证，易对证之方，即不烦矣。如虚不胜攻，仅加生姜，焉能止烦？必加人参以扶正气，方为尽善。”

停　药

【原文】

服承气腹中不行[1]，或次日方行，或半日仍吐原药，此因病久失下，中气大亏，不能运药[2]，名为停药[3]。乃天元几绝，大凶之兆也[4]。宜生姜以和药性，或加人参以助胃气，更有邪实病重剂轻，亦令不行[5]。

【注释】

［1］腹中不行：服承气汤之后，既没有泻下，也没有出现肠鸣增加。《伤寒论》中有用承气汤试药的记载。如214条云："阳明病，谵语，发潮热，脉滑而疾者，小承气汤主之。因与承气汤一升，腹中转气者，更服一升；若不转气者，勿更与之。明日又不大便，脉反微涩者，里虚也，为难治。不可更与承气汤也。"

［2］不能运药：由于人体的脾胃气虚，不能顺应药物的推动作用，排出热邪与积滞。

［3］名为停药：病证的名称叫"停药"。所谓停药，也就是病人气虚使药性停滞，不能发挥泻下作用的意思。

［4］乃天元几绝，大凶之兆也：这就是先天的元真之气匮乏到极点的现象，是非常凶险的征兆。

［5］邪实病重剂轻，亦令不行：邪气盛、病情重、药剂量太轻，也会造成治疗方法不能奏效。

【译文】

病人服用承气汤之后，既没有泻下，也没有出现肠鸣增加欲便的情况，有的第二天才有大便排出，也有的半天之后还会把原先服下去的药吐出来，这是因为病人患病的时间太久，又在应当泻下的时候失于泻下，造成病人的正气严重亏虚，不能顺应药物的推动作用，排出热邪与积滞，这种现象的名称就叫"停药"。这是先天的元真之气匮乏到极点的现象，是非常凶险的征兆。应当使用生姜来调和承气汤的药性，或者加上人参用来协助胃气的下行。还有一种情况就是邪气盛、病情重、药剂量太轻，也会造成治疗方法不能奏效。

【评介】

"停药"也是外感热病治疗之中屡见不鲜的现象，能够认识到这一证候与病人的正气不足有关，充分反映了吴又可对瘟疫病的辨证论治的精神，决不像现在有的学者一味强调清热解毒，甚至说温病治疗方法发展到现在只有清热解毒一法，并无它法，这实在不符合古人的传统观点。

龚绍林曰："服承气次日方行，右关脉数而实者，乃病重药轻也，宜重下速下。半日仍吐原药，乃是不应下证。至于中气大亏，不能运药而停者，即加人参以助胃气，而亦不行，此正所谓下而不应者死，加人参何济焉？"

虚烦似狂

【原文】

时疫坐卧不安，手足不定，卧未稳则起坐，才著坐即乱走，才抽身又欲卧，无有宁刻[1]。或循衣摸床，撮空拈指，师至诊脉，将手缩去，六脉不甚显，尺脉不至[2]。此平时斫丧[3]，根源亏损[4]，因不胜其邪，元气不能主持[5]，故烦躁不宁，固非狂证，其危有甚于狂也[6]，法当大补。然有急下者，或下后厥回，尺脉至[7]，烦躁少定，此因邪气少退，正气暂复，微阳少伸也[8]。不二时[9]，邪气复聚，前证复起，勿以前下得效，今再下之，下之速死，急宜峻补，补不及者死[10]。此证表里无大热，下证不备者，庶几可生。譬如城郭空虚，虽残寇而能直入，战不可，其危可知[11]。

【注释】

[1] 无有宁刻：病人烦躁不安，没有安静的时刻。宁：安静。刻：时刻。又为古人计算时间的单位，即一天等于一百刻，一刻等于 15 分钟。

[2] 六脉不甚显，尺脉不至：病人两手的寸关尺共六部脉，都不能明显地被摸到，也就是脉搏极度虚弱，至数不清，两手的尺部脉摸不到。

[3] 此平时斫丧：这是病人平时身体正气损伤所致，此处指房事所伤。斫：用刀斧砍劈。

[4] 根源亏损：先天之本的肾精亏虚、损伤。

[5] 元气不能主持：肾中的元气不能支持全身的正气抗击外邪。

[6] 其危有甚于狂：病人烦躁不宁，似狂而非狂；狂由于火盛，此烦躁

由于肾虚，所以说，肾虚而烦躁病证的危险性超过了单纯的狂证。

［7］下后厥回，尺脉至：泻下之后，四肢厥冷的情况逐渐缓解，深伏不见的尺脉也显露出来，可以摸到了。

［8］正气暂复，微阳少伸也：病人的正气得到暂时的恢复，原本微弱的阳气得以稍微伸展。

［9］不二时：不超过两个时辰，也就是不超过四个小时。时：时辰。

［10］急宜峻补，补不及者死：病情急迫，应当即刻大补，来不及大补的病人，就有可能危及生命。

［11］其危可知：它的危险程度是可想而知的。

【译文】

时行疫气的病人，坐着或者躺着都不舒服，心中烦躁不安，手和脚都不停地乱动，刚躺下就想起来，才坐下就又站起来走动，刚一转身又想躺下，没有一会儿的安静时刻，有时抓抓衣服摸摸床，或在半空里无目的地捻手指，医师到他的跟前摸脉诊病，他却将手缩回去。病人的两手的寸关尺六部脉搏都很微弱，脉动不易摸到，尺脉微弱欲绝基本摸不到。这是由于病人平素不注意养生，房劳太过，损伤肾精，造成先天的根本严重亏虚，所以就不能战胜瘟疫邪气。病人肾中的元气不能支持全身的正气抗击外邪，病人烦躁不宁，似狂而非狂；狂由于火盛，此烦躁由于肾虚，所以说，肾虚而烦躁病证的危险性超过了单纯的火热亢盛的狂证。这种外感过程中出现的烦躁不宁，似狂而非狂的病证，治疗的方法应当使用大剂量的补药。尽管如此，也有的病情需要使用紧急泻下的治疗方法，有的病人泻下之后，四肢发凉的“厥逆”证恢复温暖，深伏不见得尺脉也显露出来，病人烦躁不安的情况得到缓解，这是由于外来的疫邪有所减退，病人的正气得到暂时的恢复，原本微弱的阳气得以稍微伸展的缘故。但是不超过两个时辰，邪气又聚集起来，此前消失的厥逆烦躁脉微欲绝的证候又出现了。这时不能因为此前用过泻下的治疗方法取得了效果，就又一次使用泻下的治疗方法。如果再一次使用泻下的治疗方法，那么泻下就足以促使病人过快的死亡。正确的治疗措施，就是即刻使用峻猛的补益药物，如果来不及大补，病人就有可能因此而死亡。这种虚烦似狂的证候，如果在表在里都没有大的热势，又不具备必须泻下的证候，生的希望就会大增。好像是没有战士守卫的城门，防卫空虚，即使是残兵游寇，也能长驱直入到城中，一个没有抵抗的城市，其危险的程度是可想而知的。

【评介】

“虚烦似狂”，反映了外感热病过程中正气散乱，心神外亡的危重证情，此与杂病当中的狂证，有着很大的不同，治疗时如果虚实不分，危殆立见。

孔毓礼曰：“正虚邪盛，变成寻衣撮空，脉见微小，此与脉厥不同。彼纯实，此虚中挟实。大抵邪盛者，宜先治邪，以人参佐大黄通之。邪不盛者，先补之，后则兼清其邪。”

龚绍林曰：“凡虚烦似狂之症，总是庸医耽搁失下，淹缠日久，方有是症，甚是危险。有宜大补者，有宜急攻者，又有宜半攻半补者，务将脉证详辨的确，方免虚虚实实以误人。勿以前下得效数语，曲尽治疫之妙，学者知此，三折肱矣。可知医之一道，至精至危，非粗心人所能知也。”

神虚谵语

【原文】

应下稽迟[1]，血竭气耗[2]，内热、烦渴、谵语，诸下证具，而数下之，渴热并减，下证悉去，五六日后，谵语不止者，不可以为实[3]。此邪气去，元神未复，宜清燥养荣汤，加辰砂一钱。郑声、谵语[4]，态度无二[5]，但有虚实之分，不应两立名色。

【注释】

［1］应下稽迟：应当使用泻下的治疗法，而没有及时使用。此与误治不同，而与“应下失下”意义相近。

［2］血竭气耗：血液耗竭，气机虚损。竭：尽也。此处为形容词，表示病人的阴血极度亏乏。

［3］不可以为实：不能把当时的谵语，当作阳明腑实的谵语。

［4］郑声、谵语：郑声：患者在神志不清的时候，低声重复一些语句，多属于虚证。谵语：患者在神志不清的时候，发出的胡言乱语，多属于实证。《伤寒论》210 条云：“夫实则谵语，虚则郑声。郑声者，重语也。直视谵语，喘满者死，下利者亦死。”

[5] 态度无二：病人都是神志不清，好像没有区别。

【译文】

瘟疫病应当使用泻下的治疗方法，而没有及时使用，造成病人的血液暗耗，气机虚损，体内热势增加，病人心烦口渴，时时谵语，各种需要使用泻下的证候都已齐备，所以几次使用泻下的治疗方法，口渴与发热的病情有所减轻，泻下的指征基本消退。等到五六天之后，又出现了谵语，而且发作呈持续状态，不能当作阳明腑实的实证进行治疗。这是由于瘟疫邪气虽然消退，而病人的正气、精神还未恢复，应当使用清燥养荣汤加辰砂一钱（3克）进行治疗。郑声与谵语都是病人的神志不清，但是郑声是患者在神志不清的时候，低声重复一些语句，多属于虚证。谵语则是患者在神志不清的时候，发出的胡言乱语，多属于实证。因为谵语和郑声，都是病人神志不清的表现，虽然有虚和实的区别，但不应当认为它们是两种不相干的疾病。

【评介】

“神虚谵语”或者“神昏谵语”，是外感温热病过程中经常出现的证候，张仲景《伤寒论》将其归入阳明病之中，后世温病学认为属于邪入营血。治疗上一为泻下，一为开窍。

年希尧云：“谵语属阳，郑声属阴；谵语属实，郑声属虚。谵语狂妄无次序，郑声如老人言事，说已又说，作郑重意也。”

孔毓礼曰：“此谵由于心肾，不是胃腑，清燥养营汤惟有火未除者宜之，否则当进养营汤诸补剂。”

龚绍林曰：“邪去而元气不复者，六脉俱是无力，左寸虚甚者，宜清燥养营汤，加辰砂服之。右寸虚甚者宜人参养荣汤。又有初感疫，并无下证，而谵语者，此邪火郁甚也。若有三阳外证，即用达原饮，照三阳加法治之即止，此亦不可不知。”

夺气不语

【原文】

时疫下后，气血俱虚，神思不清，惟向里床睡[1]，似寐非寐，似痞非痞，呼之不应，此气夺[2]，与其服药不当，莫如静守[3]，虚回而神思自清，语言渐朗。若攻之，脉必反数，四肢渐厥，此虚虚之祸[4]，危在旦夕。凡见此证，表里无大热者，宜人参养荣汤补之。能食者，自然虚回[5]，而前证自除；设不食者，正气愈夺，虚证转加，法当峻补。

【注释】

［1］神思不清，惟向里床睡：病人神志昏糊欲睡，但未至昏迷，只向床里面壁而卧，是虚极不欲和人言语。如果病人已经昏迷，则不会“惟向里床睡”。

［2］呼之不应，此气夺：叫病人的时候，病人不答应，这是正气极虚，像完全被邪气夺去了一样。

［3］与其服药不当，莫如静守：比起用药不恰当来，还不如静静地守侯着病人，靠他的自我恢复能力好一些。《汉书·艺文志》痛感庸医的误治，容易造成不良后果，愤而提出：“有病不治，常得中医”。吴又可的论述，其用意与此相同。

［4］此虚虚之祸：这是使虚证更虚的错误治疗方法造成的后果。

［5］能食者，自然虚回：能够进食的病人，他的虚损自然就可以恢复。虚回：从虚证向健康回转。

【译文】

时行疫气经过泻下治疗之后，病人的阳气与阴血都很虚，病人神志昏糊欲睡，但未至昏迷，只向床里面壁而卧，是虚极不欲和人言语的现象，病人好像睡着了，却又没有睡着，好像醒着，又不是醒着，叫病人的时候，病人不答应，这是正气极虚，像完全被邪气夺去了一样。比起用药不恰当来，还不如静静地守侯着病人，靠他的自我恢复能力好一些。病人的气血虚损如果得到恢复，他的精神自然会清醒起来，语言也可以逐渐流畅起来。如果在气血严重虚损的时候使用泻下的攻法治疗，病人的脉搏一定会增加次数，变成“数脉”。四肢也会逐渐变冷，这是使虚证更虚的错误治疗方法造成的后果，病情十分危险，旦夕之间就会有生命之忧。凡是见到这种气虚至急不能言语的证候，在表在里都没有大的热势，应当使用人参养荣汤进行治疗。如果病人能够进食，他的虚损自然就可以恢复，而且前边所说的气虚不能言的证候，也会自行消退。假如病人不能进食，他的正气就难以恢复，而且会更加严重地耗伤，虚损的程度也因此而更加深重，这时在治疗方法上，应当立即大补、重补。

【评介】

“气夺不语”，在重病的过程之中时有所见，瘟疫病情深重或者患病日久，气阴耗伤严重的时候也常见到。一般多属于正气极度虚损，治疗以补为主。

孔毓礼曰：“此状多见于热退身凉之候，竟有十余日不苏者，当戒以勿药，日进糜粥。或相其阴阳而间投轻剂，俱得愈。吴先生以能食不能食，卜胃气之盛衰，真此证之真谛。”

龚绍林曰：“下后夺气不语，服药不当，诚如静养，然亦有初病而即不语者，邪火壅闭气道故也。有下证下脉，兼有外证者，用三消饮治之。如无是三者，用达原饮治之，即言如故。此与下后夺气不语者，不同一治也。学者知之。”

老少异治论

【原文】

三春旱草，得雨滋荣[1]；残腊枯枝，虽灌弗泽[2]。凡年高之人，最忌剥削[3]，设投承气，以一当十[4]；设用参术，十不抵一[5]。盖老年荣卫枯涩，几微之元气易耗而难复也。不比少年气血，生机甚捷，其势勃然，但得邪气一除，正气随复[6]。所以老年慎泻，少年慎补，何况误用耶！遇有年高禀厚，年少赋薄者[7]，又当从权[8]，勿以常论。

【注释】

[1] 三春旱草，得雨滋荣：春天三月干旱的青草，得到雨水的滋润就会繁荣起来。三春：春天共有三个月，三月属于晚春，气温逐渐升高，常见干旱，农谚有“春雨贵如油”之说。

［2］残腊枯枝，虽灌弗泽：残断干枯的腊梅的树枝，即使得到很好的浇灌，也不会再转为柔润光泽、抽芽长叶了。

［3］凡年高之人，最忌剥削：年岁大的人，最忌讳使用攻伐气血的药物。剥削：剥夺与削伐，此处指使用泻下攻邪的方法，而损伤病人的气血。

［4］以一当十：用一份的药量，要当成十份的力量来使用，也就是老人应当慎用泻下攻邪的意思。

［5］十不抵一：老年人使用补益的药物，由于身体的正气已虚，用十份也比不上一般人的一份的作用好。

［6］但得邪气一除，正气随复：青少年正处于生长时期，只要外邪一消除，不用服用补益药物，正气就会随着复原。

［7］年高禀厚，年少赋薄者：有的病人虽然年事已高，但他的身体素质很好、很健壮；而有的年轻病人，虽然正处于生气勃发的时候，但是他的体质却很虚弱、单薄。禀、赋：指先天体质、遗传状况。

［8］又当从权：应当根据病人的体质情况，灵活地斟酌治疗的措施。权：权衡，斟酌。

【译文】

春天三月干旱的青草，得到雨水的滋润就会繁荣起来。残断干枯的腊梅的树枝，即使得到很好的浇灌，也不会再转为柔润光泽、抽芽长叶了。凡是年岁大的人，最忌讳使用攻伐气血的药物。即使应用承气汤治疗，也应当使用一份的药量，要当成十份药物的力量来使用，也就是老人应当慎用泻下攻邪的方药。老年人使用补益的药物治疗，由于身体的正气已虚，假如使用人参、白术等补益药物治疗，用十份也比不上一般人的一份的作用好。大盖老年人的营气卫气已经严重亏乏，运行干枯涩滞，接近于衰微的元气，容易消耗而难于恢复。老年人比不上青少年的气血，他们正处于生机旺盛、蓬勃向上的壮大时期，只要外邪一消除，不用服用补益药物，正气就会随着复原。因此说老年人要慎用泻下的药物，而青少年应当谨慎地使用补益的药物，更不可孟浪误用。遇到有的病人虽然年事已高，但他的身体素质很好、很健壮；而有的年轻的病人，虽然正处于生气勃发的时候，但是他的体质却很虚弱、单薄的时候，应当根据病人的体质情况，灵活地斟酌治疗的措施，不要被平常的用药情况所束缚。

【评介】

在“老少异治论”中，吴又可阐发了老人和青少年患者生理上的区别以及在患病时用药的不同特点，既指出了他们的一般的特征，也指出了他们都可以有特殊的病例。临床上对于特殊的病例，“当从权，勿以常论”，根据病情辨证论治。

龚绍林曰：“老年慎泻，少年慎补，治病大法如是。然仆谓治病不分老少，宜凭证脉，脉实证实，即或老年，亦必泻之。脉虚证虚，即极少年，亦宜补之。虚实兼现，无论老少，俱宜补泻兼施。如定谓年老决不可泻，年少决不可补，则拘矣。吴师云：慎补慎泻，一慎字中，藏许多深意，特未显言之耳。非谓勿补勿泻也，学者留心脉证虚实之间，斯慎字之意得矣。”

妄投破气药论

【原文】

温疫心下胀满，邪在里也，若纯用青皮、枳实、槟榔诸香燥破气之品，冀其宽胀[1]，此大谬也。不知内壅气闭，原有主客之分[2]，假令根于七情郁怒[3]，肝气上升，饮食过度，胃气填实，本无外来邪毒、客气相干，止不过自身之气壅滞，投木香、砂仁、豆蔻、枳壳之类，上升者即降，气闭者自通[4]，无不见效。今疫毒之气，传于胸胃，以致升降之气不利，因而胀满，实为客邪累及本气。但得客气一除，本气自然升降[5]，胀满立消。若专用破气之剂，但能破正气，毒邪何自而泄？胀满何由而消？治法非用小承气弗愈。

既而肠胃燥结，下气不通[6]，中气郁滞，上焦之气不能下降，因而充积[7]，即膜原或有未尽之邪，亦无前进之路，于是表里、上中下三焦皆阻，故为痞满燥实之证。得大承气一行，所谓一窍通，诸窍皆通[8]，大关通而百关尽通也[9]。向所郁于肠胃之邪，由此而下，肠胃既舒，在膜原设有所传，不尽之余邪方能到胃，乘势而下也。譬若河道阻塞，前舟既行，余舟连尾而下矣。至是邪结并去，胀满顿除，皆藉大黄之力。大黄本非破气之药，以其润而最降，故能逐邪拔毒，破结导滞，加以枳朴者，不无佐使云尔[10]。若纯用破气之品，津液愈耗，热结愈固，滞气无门而出，疫毒无路而泄，乃望其宽胸利膈，惑之甚矣[11]。

【注释】

［1］冀其宽胀：希望这些“香燥破气”的药物能够使胀满得到宽松、解散。

［2］原有主客之分：原来就有自身的气机壅塞和外来邪热之气壅塞的区别。主：患者本人。客：外来的邪气。

［3］七情郁怒：情志的郁结、恼怒。七情：中医将喜、怒、忧、思、悲、恐、惊称为七情，它既可以是人体的正常情绪表现，也可以因为七情过分而致病。

［4］上升者即降，气闭者自通：使用调理气机的中药之后，就可以使原来过分上升的气机下降，使原来闭塞不通的气机自行通畅。

［5］客气一除，本气自然升降：外来的邪气一祛除，本身的气机自然就会恢复升降。客气：指外来的邪气。人身的气机升降在人的生命之中，具有非常重要的作用。所以《素问·六微旨大论》云：“出入废则神机化灭，升降息则气立孤危。故非出入，则无以生长壮老已；非升降，则无以生长化收藏。是以升降出入，无器不有。故器者生化之宇，器散则分之，生化息矣。故无不出入，无不升降。”

［6］下气不通：在下焦的气机不通畅。

［7］因而充积：因此造成气郁不运，充满于体内，形成积滞。

［8］一窍通，诸窍皆通：在下的一个窍（大便）畅通，其他的各个窍就都因此而畅通了。故云胃气降诸气皆降。窍：窟窿，指人体外在的开口处，共有九处：耳、鼻、口、眼、前后阴。

［9］大关通而百关尽通：大的关口畅通之后，体内上百个关口都因此而通畅。

［10］不无佐使云尔：不是说没有当作佐与使的药物。佐药：方剂之中监制、克制主药副作用的药物。使药：引领方剂的药物归属于某一经络的药物。

[11] 惑之甚矣：迷惑得太严重了。

【译文】

瘟疫病的过程之中，出现了上腹部的胀满，这是邪气在里郁结造成的，假如单纯使用青皮、枳实、槟榔等辛香开破气机的药物，希望因此能够使胀满得到宽松、解散，这是很错误的认识。不了解体内的气机壅塞闭阻，本来就有外邪引起和自身气机不畅的区别。假如病人的上腹胀满是由于情志的郁结愤怒引发，造成肝气上升太过，或者是饮食严重过量，胃气壅滞充满，原来并没有外邪疫毒的进犯，也没有其他邪气的干扰，只是自身的气机壅塞停滞，这样使用木香、砂仁、豆蔻、枳壳之类的理气药物，就可以使原来过分上升的气机下降，使原来闭塞不通的气机自行通畅，没有不见效的。

现在却是由于疫毒邪气，传输到胸膈、胃脘的部位，造成了人体本来应当上升和下降气机的运行不利，所以出现了胀满，这实在是由于外邪影响和伤害了人体的气机才形成的。只要外来的邪气一祛除，病人本身的气机自然就会恢复升降，胀满也会随之立即消失。对这种病证假如专门使用破开气机的方剂，只能伤害破损病人的正气，外来的邪毒从哪里排泄呢？由邪毒造成的胀满，用什么消除呢？治疗上不使用小承气汤，就不能治愈疫病的胀满。不久之后又见到肠胃的津液干燥、大便秘结，下焦气机不通没有矢气，中焦气机郁闷滞塞而胀满，上焦气机不能下降而胸懑，所以病人三焦都由于气郁不运，充满于体内，形成积滞。即使膜原有一些残存的邪气，已经没有能够传变的道路，因此在表在里、上中下三焦都有气机的阻滞，所以形成痞懑、胀满、燥结、闭实的证候。这时可以使用大承气汤，药效发挥出来之后，大便畅行诸证皆减，这就是人们所说的“在下的一窍（肛门）畅通之后，全身的各个孔窍都会畅通；大的关口畅通之后，体内上百个关口都会因此而通畅”。此前所有郁结在肠胃之中的邪气，也因此而向下移动、排出；肠胃的气机畅通、舒展之后，在膜原的部位假如还有余邪外传，这些残存的邪气也因此才传变到胃部，并且借助于泻下的气机走势，顺势向下和排出体外。这就像河道之中壅塞的船只，前边的船只开走之后，其他的船只就可以紧跟着前行的船只一起前进。至此外邪与郁结都已经祛除，腹部的胀满立即就祛除了，这都是凭借了大黄的荡涤推动的力量。大黄本来不是开破气机的药物，但是由于它具有滋润的性质，而且最能降泻，所以能够驱逐邪气，肃清疫毒，开破郁结，疏导积滞，再给它配合上枳实、厚朴等理气药物，对于大黄更好地发挥作用不是没有帮助的。假如单纯使用开破气机的药物，就会造成津液更加耗损，邪热郁结也更加牢固，郁滞的气机没有输泄的道路，不能排出体外，疫气毒邪也没有排泄的出路，这时还希望病人的胸膈舒畅宽阔起来，实在是太不明白了。

【评介】

在“妄投破气药论”中，吴又可论述了外感热病胸膈胀满的不同治疗方法，不可只知道使用破气药，而首先要辨明有无外邪、胀满由何而生，必须认证准确，在治疗的过程中才能正确选择以攻下为主，还是以开破气机为主，这也是辨证论治的精神。

年希尧云：“见痞满不敢用大黄，只用化痞消胀克气之药为稳当，时流莫不皆然，殊不知疫邪不去，徒损真气，杀人尤速耳。”

孔毓礼曰：“此时医之通误也。得此始开聋聩，但疫证岂无兼七情郁怒，饮食停蓄而胀满者乎？既非毒邪内结，则青枳等药，又属对证。外感风寒，亦是客邪累及本气，亦多胀满，又宜疏散队中兼破气之药，不宜大黄之攻下，但非疫之比。疫邪未归到胃，达原饮加大黄更妥。”

龚绍林曰：“毒传胸膈，因而胀满，非用承气不愈，此大法也。然宜分别治之，庶无下早之失，如邪已入胃，舌苔色黄，右关独数，上焦痞者，用小承气。下焦实者，调胃承气。上中下三焦痞满躁实者，大承气。若仅肿胀，舌苔不黄，右关不现独数，是邪犹在膜原，宜达原饮以逐其邪，概用承气误矣。邪未到胃，用达原饮则妥，加大黄则不妥矣，何以谓之更妥哉？孔氏此言，实在不妥。”

妄投补剂论

【原文】

有邪不除，淹缠日久，必至尪羸[1]，庸医望之，辄用补剂，殊不知无邪不病[2]，邪去而正气得通，何患乎虚之不复也[3]？今投补剂，邪气益固，正气日郁[4]，转郁转热，转热转瘦，转瘦转补，转补转郁[5]，循环不已，乃至骨立而毙[6]。犹言服参几许[7]，补之不及，天数也[8]。病家止误一人[9]，医者终身不悟，不知杀人无算[10]。

【注释】

[1] 尪羸：关节肿大之意，语出《金匮要略·中风历节病》，其中云："诸肢节疼痛，身体尪羸，脚肿如脱，头眩短气，温温欲吐，桂枝芍药知母汤主之。"尪羸，《脉经》写作"魁羸"。

[2] 无邪不病：没有邪气，就不会生病。张子和《儒门事亲》称"百病皆邪"，主张"攻邪已病"。

[3] 何患乎虚之不复也：担心什么虚损不能恢复呢。何患：即患何，担心什么。

[4] 正气日郁：病人的正气一天天地郁滞起来。日：名词活用作状语，每一日。

[5] 转补转郁：越用补益的治疗方法，越容易形成或者加重气机的郁滞。转：旋转，此处指陷于了一种恶性循环。

[6] 骨立而毙：极度瘦弱、衰竭而死亡。骨立：像一副骨头架子一样立在那里，形容极度消瘦，只剩下皮包着骨头。

[7] 犹言服参几许：还在说服用了多少人参。几许：多少。

[8] 天数也：是一种自然规律。

[9] 病家止误一人：病人即使失误了，也只能是耽误自己一人的性命。

[10] 杀人无算：技术水平差的庸医所杀害的病人数不清。无算：不可胜算、不计其数、数不清。

【译文】

病人体内有瘟疫邪气存留，没有被祛除，缠绵多日不愈，大多会造成极度消瘦，关节肿胀，医术不高的"庸医"见到这种情况，往往使用补益的方剂，却不知道病由邪起，体内没有邪气就不会产生疫病。假如邪气被祛除之后，病人的正气能够得到正常运行，还担心什么虚损不能恢复呢？现在使用补益的方药，使病人体内的邪气更加牢固，而病人的正气却日益郁滞，随着郁滞的加重，热势也有所增加；而热势的增加，消耗人体的气血津液，让人体更加消瘦；由于病人身体消瘦，就被当作虚证进行补益治疗，越补益郁滞也越加重；形成一个恶性循环，甚至于到了完全像一架骨头架子的境地，最终难免于死亡。在这种因为疫病郁滞而造成的极度瘦弱的时候，还在说服用了多少人参，如果补不上去，那就是病人命该如此啊。病人即使失误了，也只能是耽误自己一人的性命。技术水平差的庸医，一生也不能觉悟，由于其错误用药所杀害的病人，数也数不清。

【评介】

在“妄投补剂论”中，吴又可批评了那些不注意辨证的庸医，他们只看到了病人极度虚弱的表面现象，却没有注意到瘟疫与杂病过程中出现极度虚弱的不同病理机制，而只知道一味蛮补，致死不悟。“无邪不病”所阐发的没有邪气，就不会生病的理论，在瘟疫病的过程中，更是极其深刻的认识。此与金代张子和《儒门事亲》所称“百病皆邪”，主张“攻邪已病”的观点还有所不同。张子和所说的“百病皆邪”，虽然包括了外感热病，但主要是指向杂病的证治，他所主张的汗吐下三法尽治诸病，对于虚损为主的内伤病证，往往有可能造成诛罚无过的错误，所以朱丹溪《格致余论·张子和攻击论辨》对其进行了驳正。而吴又可的“无邪不病”所指的属于外感瘟疫病，与张子和的偏失显然不同。

年希尧云：“读至此处，凡有仁心者，当着眼猛醒，悟昔之非，而补过于将来，则庶几乎可也。”

孔毓礼曰：“治疫之法，虚者辅正以祛邪，实者逐邪以安正。迷而补之，其害诚有如先生所云者。此段言妄补之弊极透，所不足者，不将妄攻之弊，发挥一段，与此对待耳。尪羸须察有邪无邪，有邪者是虚中挟实，无邪者则真虚矣。”

龚绍林曰：“‘无邪不病’一语，说破老少男女害病关头。奈何今之学者，不知邪是何物，又不知感邪脉证是何形状。第见尪羸，即疑为虚，任意妄补，枉死者十有八九，致成痼疾者十有六七。不思千虚易补，如果证脉皆虚，一投补剂立起。今既非虚证，愈补愈危，何以再进补剂哉！良由不知证脉故耳。仆特为学者申论之。所谓邪者，即天地之毒气也。触之者即病疫，其脉沉数有力，或急数而促，亦有沉伏不显者。其重似伤寒，轻以虚劳，胸膈紧闷，足膝无力，五心内热，或子午潮热，日晡益甚，日久变症不一，难以悉举。但见如上所言脉证，即是感邪无疑。人既感邪，邪火内郁，必不思食，食少必近虚羸，此一定之理也。不去其邪，徒补其虚，是舍本而治其标也。邪是本，近虚其标，妄冀幸愈，其何得乎。仆于此证，经验多矣，真是虚劳，百不一见，似虚非虚，被医误补致死者，多难屈指。愿学者留心脉证，勿踵其弊也可。”

妄投寒凉药论

【原文】

疫邪结于膜原，与卫气并[1]，因而昼夜发热，五更稍减，日晡益甚，此与瘅疟相类[2]。瘅疟热短，过时如失[3]，明日至期复热[4]。今温疫热长，十二时中首尾相接[5]，寅卯之间乃其热之首尾也[6]。即二时余焰不清，似乎日夜发热[7]。且其始也，邪结膜原，气并为热，胃本无病，误用寒凉，妄伐生气，此其误者一；及邪传胃，烦渴口燥，舌干苔刺，气喷如火[8]，心腹痞满，午后潮热，此应下之证[9]。若用大剂芩、连、栀、柏，专务清热，竟不知热不能自成其热，皆由邪在胃家，阻碍正气，郁而不通，火亦留止，积火成热[10]。但知火与热，不知因邪而为火热[11]。智者必投承气[12]，逐去其邪，气行火泻，而热自已[13]。若概用寒凉，何异扬汤止沸[14]。每见今医好用黄连解毒汤、黄连泻心汤，盖用《素问》热淫所胜，治以寒凉，以为圣人之言必不我欺[15]，况热病用寒药[16]，最是捷径，又何疑乎？每遇热甚，反指大黄能泻而损元气，黄连清热且不伤元气，更无下泻之患，且得病家无有疑虑[17]，守此以为良法。由是凡遇热证，大剂与之，二三钱不已，增至四五钱，热又不已，昼夜连进，其病转剧[18]。至此技穷力竭，反谓事理当然。又见有等日久，腹皮贴背，乃调胃承气证也[19]，况无痞满，益不敢议承气[20]，惟类聚寒凉，专务清热[21]，又思寒凉之最者莫如黄连，因而再倍之，日近危笃，有邪不除，耽误至死，犹言服黄连至几两，热不能清，非药之不到，或言不治之症[22]，或言病者之数也[23]。他日凡遇此证，每每如是，虽父母妻子，不过以此法毒之[24]。盖不知黄连苦而性滞[25]，寒而气燥[26]，与大黄均为寒药，大黄走而不守，黄连守而不走[27]，一燥一润，一通一塞，相去甚远[28]。且疫邪首尾以通行为治[29]，若用黄连，反招闭塞之害，邪毒何由以泻？病根何由以拔？既不知病原，焉能以愈疾耶。

问曰：间有进黄连而得效者[30]，何也？曰：其人正气素胜，又因所受之邪本微，此不药自愈之证[31]。医者误投温补，转补转郁，正分之热也[32]，此非黄连所愈；本热者，因误投温补，正气转郁，反致热极，故续加烦渴、不眠、谵语等证，此非正分之热[33]，乃庸医添造分外之热也。因投黄连，于是烦渴、不眠、谵语等证顿去。要之，黄连但可清去七分无邪本热[34]，又因热减而正气即回，所存三分有邪客热，气行即已也[35]。医者不解，遂以为黄连得效，他日藉此，概治客热，则无效矣[36]。必以昔效而今不效，疑其病原本重，非药之不到也，执迷不悟，所害更不可胜计矣。

问曰：间有未经温补之误，进黄连而疾愈者何也？曰：凡元气胜病为易治，病胜元气为难治。元气胜病者，虽误治，未必皆死；病胜元气者，稍误未有不死者。此因其人元气素胜，所感之邪本微，是正气有余，足以胜病也，虽少与黄连，不能抑郁正气，此为小逆，以正气犹胜而疾幸愈也。医者不解，窃自邀功[37]，他日设遇邪气胜者，非导邪不能瘳其疾，误投黄连反招闭塞之害，未有不危者。

【注释】

［1］与卫气并：疫气与病人的卫气火并、斗争。并：合并、火并、斗争。《素问·生气通天论》："阴不胜其阳，则脉流薄疾，并乃狂。"《素问·疟论》："夫疟气者，并于阳则阳胜，并于阴则阴胜，阴胜则寒，阳胜则热。"

［2］此与瘅疟相类：这与只发热而不恶寒的瘅疟相似。瘅疟：《金匮要略·疟病脉证并治》："阴气孤绝，阳气独发，则热而少气烦冤，手足热而欲呕，名曰瘅疟。若但热不寒者，邪气内藏于心，外舍分肉之间，令人销铄脱肉。"

［3］过时如失：疟疾过了发作的时候，就好像病证都消失了一样。

［4］明日至期复热：疟疾到了第二天的同一时刻，又会再一次发热。

［5］十二时中首尾相接：瘟疫的发热在一天的十二个时辰之中，发热的开头与发热的结尾都连接起来了。十二时：一天之中共有十二个时辰。

［6］寅卯之间乃其热之首尾也：一天之中的三点至五点的寅时，和五点至七点的卯时，就是瘟疫发热的开头和结尾的时刻。

［7］即二时余焰不清，似乎日夜发热：寅卯两个时辰是瘟疫开头和结尾的时刻，这时应当不热，而有的病人仍然有低热，好像大火之后的余火还没有消失，造成了病人在一天之中一直发热，没有开头与结尾、没有停顿的印象。

［8］气喷如火：病人呼出的气体，喷出来就像火气那样热。

［9］此应下之证：这些证候，都是应当使用泻下治疗方法的证候。

［10］积火成热：积聚的火热之气，形成发热的病证。

［11］因邪而为火热：因为邪气的侵入，才造成了火热之气炽盛的病证。

［12］智者必投承气：对于邪在胃肠，积火成热的病证，高明的医生一定会使用承气汤进行治疗。

［13］气行火泻，而热自已：郁积的气机得到顺行，火热之气得到疏泻，病人体内的热势，自然就会停止。

［14］何异扬汤止沸：这与把锅里的热水扬起来制止沸腾有什么区别呢？

［15］圣人之言必不我欺：古代圣贤的言论一定不会欺骗我。不我欺：即不欺我，古汉语的否定句中，代词作宾语经常要前置。

［16］热病用寒药：发热的疾病，要用药性寒凉的药物治疗。《素问·至真要大论》云："治诸胜复，寒者热之，热者寒之，温者清之，清者温之，散者收之，抑者散之，燥者润之，急者缓之，坚者软之，脆者坚之，衰者补之，强者泻之，各安其气，必清必静，则病气衰去，归其所宗，此治之大体也。"

［17］且得病家无有疑虑：并且得到患者家属的赞同，没有疑惑与顾虑。

［18］其病转剧：经过反复的错误治疗，病人的病情变得更为严重。

［19］乃调胃承气证也：这属于调胃承气汤所治疗的适应证。

［20］益不敢议承气：更加不敢谈论使用承气汤的问题了。

［21］惟类聚寒凉，专务清热：只有在方子里堆砌一些药性寒凉的药物，专门追求清解热势。

［22］或言不治之症：或者说这是不能治好的病证。

［23］或言病者之数也：或者说治不好也是病人命该如此。

［24］不过以此法毒之：只是用这种错误的治疗方法加害病人。

［25］黄连苦而性滞：黄连味苦，而且它的药性呆滞。

［26］寒而气燥：药性寒凉，而且气质干燥。《神农本草经》云："黄连，味苦，寒。主热气目痛，眦伤泣出，明目，肠澼腹痛下痢，妇人阴中肿痛。"

［27］大黄走而不守，黄连守而不走：大黄善于泻下，它的药性属于走窜，而不能停留；黄连善于清热止痢，它的药性属于内守，而不是走窜。《神农本草经》云："大黄，味苦，寒。下瘀血，血闭，寒热，破癥瘕积聚，留饮宿食，荡涤肠胃，推陈致新，通利水谷，调中化食。"

［28］相去甚远：黄连与大黄，二者的药性相离的很远。去：离开。

［29］疫邪首尾以通行为治：疫邪造成的病证，治疗的早期与后期，都是以使气机畅通运行，作为主要的治疗法则。

［30］间有进黄连而得效者：其中有一部分使用黄连，获得了疗效。

［31］此不药自愈之证：这是不用药物治疗，自已就会痊愈的病证。药：药物，此处活用为用药治疗。

［32］正分之热也：体内阳气郁滞，自己产生的热气。

［33］此非正分之热：这不是体内阳气郁滞自己产生的热气，而是庸医错误治疗造成的发热。

［34］黄连但可清去七分无邪本热：黄连只能清解掉七成热气，这七成热气也只属于体内阳气郁滞产生的热气，而不是疫邪造成的热气。

［35］所存三分有邪客热，气行即已也：在体内残存的由于疫邪造成的三分热气，只要病人的气机一顺行，这三分热气就会自行消散。

［36］概治客热，则无效矣：笼统地治疗外感疫邪造成的发热，就不会有效了。概：大体、大略。

［37］窃自邀功：私下里自夸功名。邀：求取，希望得到。

【译文】

瘟疫邪气聚结在膜原的部位，一部分与卫气火并斗争，于是就白天黑夜的发热，早晨五更的时候热势稍微减轻，到下午三点至七点的"日晡"时刻，热势最高，这些特点与只发热不恶寒的瘅疟相类似。瘅疟发热的时间比较短暂，发热过后各种证候就像消失了一样，只是到了第二天再一次发热。现在瘟疫发热的时间很长，一天之中的十二个时辰都发热，好像首尾相连不断。上午三点到七点的寅卯二时辰，是一天之中热势的首尾交接的时刻，而在寅卯交接的时候还发热不止，好像白天黑夜整天发热。

在瘟疫病开始的时候，疫邪结聚在膜原，病人的阳气与疫热之气交织火并在一起，病人发热。但是病人的胃部没有病变，医生却错误地使用药性寒凉的药物，毫无根据地攻伐人体的生理正气，这是错误治疗的第一条；等到疫邪传变到胃部，病人出现口舌干燥、心烦口渴，舌面干燥，舌苔粗糙如刺，病人口鼻呼出的热气就像喷火一样，心下与腹部痞塞胀满，下午之后热势增高如同涨潮，这些证候都是应当使用泻下治疗方法的指征。

假如使用大剂量的黄芩、黄连、栀子、黄柏，专门追求清热，竟然不了解发热不是病人自己形成的，都是邪气在胃部郁滞，阻碍人体的气机运行，气机郁阻而不能通行，气有余就是火，火热停留，积累的火热之气就形成发热。只了解体内存在着火热之气，却不知道是由于外感瘟疫邪气形成了火热之气。高明的医生一定会使用承气汤，去治疗那些邪在胃肠，积火成热的病证，驱逐掉瘟疫邪气，郁滞的气机畅行之后，火热之气得到疏泻，体内的热势就自行消散了。假如对于所有的发热都一律使用寒凉药物治疗，这与把锅里的热水扬起来制止沸腾有什么区别呢？常常见到医生喜欢使用黄连解毒汤、黄连泻心汤，这大概是受了《素问》的影响，《素问》说“体内热势壅盛的时候，治疗要使用寒凉的药物”，医生认为古代圣贤的言论一定不会欺骗我们的，更何况发热的疾病使用寒凉的药物治疗，是最常用、最简便的治疗方法，又有什么值得怀疑的呢？每当遇到热势很盛的时候，医生反而认为大黄能够泻下，进一步会损害元气，而黄连能够清解郁热，并且不会损伤元气，也没有造成泻下的担心，还不会使病人的家属产生顾虑，所以就把使用黄连当作一个好的方法坚持了下去。

由于上述的原因，凡是遇到发热的病证，大剂量的使用黄连，二三钱（6～9克）不能见效，就增加用量到四五钱（12～15克），热势还不能消退，就不分白天黑夜地连续使用，病人的病情却不断变重。到了这个时候医生在治疗技术方面已经没了主张，反而说，病情发展到这步实属必然，已经尽力，不可挽回。还可见到有的病人，等待治疗的时间已经很多天，病人极度消瘦，腹皮下陷贴着脊背，这是调胃承气汤的适应证，但是由于病人没有出现腹部的痞塞胀满，更不敢提出使用承气汤的问题，只有在方子里堆砌一些药性寒凉的药物，专门追求清解热势。又认为药性寒凉的药物都不如黄连，由此使用黄连的剂量再加上一倍。病人的病情一天比一天危重，使体内存有的邪气得不到清除，延误疾病的治疗，甚至直到临死还说服用了黄连多少两。并说热势不能清除，不是药物使用的不对，有的属于不能治好的病证，有的属于病人气数已尽，命该如此。此后再遇到这一类的病证，还是每一次都这样治疗，即使是自己的父亲母亲妻子儿女，也不过是用这种以黄连为主治疗的方法损害他们。这主要是不了解黄连的药性味苦，而且性情呆滞，药气寒凉而且干燥。黄连虽然和大黄一样都是寒性的药物，但是大黄善于泻下，它的药性属于走窜，而不能停留；黄连善于清热止痢，它的药性属于内守，而不是走窜。黄连与大黄一个属于燥湿，一个属于润燥；一个能够使气机畅通，一个可以引起气机的壅塞，二者药性相差很远。并且瘟疫之邪引起的病证，治疗的开始与治疗的后期，始终都是以畅通气机为主要法则，假如使用黄连，反而会引起气机闭塞的危害，疫邪毒气靠什么来疏泻呢？疾病的根本原因用什么才能祛除呢？既然不了解瘟疫病的根本原因，怎么能治愈瘟疫病呢！

有人问我：病人之中也有的是用了黄连，却取得了疗效，这是为什么呢？我说：这是由于病人的身体平素正气比较强盛，而且所受到的邪气的量也比较少，病证比较轻浅，这属于不用药物也可以自己痊愈的病证。医生错误地使用了温性的补益药物，随着补益药的使用，病人气机的郁滞也逐渐加重，这是病人的气机郁滞所引起的发热，不是黄连所治愈的。本身气机郁滞产生的发热，由于错误地使用了温补的药物，正气因此而郁滞，反过来会加重发热的病情，所以增加了心烦口渴，不能入睡，神昏谵语等证候，这不是体内阳气郁滞自己产生的热气，而是庸医错误治疗造成的特殊发热。这时使用黄连治疗，就会使心烦口渴，不能入睡，谵语等证候立即消失。总之，黄连只能清解掉七成热气，这七成热气也只属于体内阳气郁滞产生的热气，而不是疫邪造成的热气。又因为热退之后，正气自行恢复，在体内残存的由于疫邪造成的三分热气，只要病人的气机一顺行，这三分热气就会自行消散。庸医不了解这些道理，于是就认为黄连治疗取得了疗效，日后还是靠着这个认识，笼统地使用黄连治疗外感疫邪造成的发热，就不会有效了。必然会因为过去使用黄连有效，现在却不能有效，而怀疑病人是否本来就病情严重，而不是用药不当的过错，陷入迷雾之中不能醒悟，他所加害的病人数也数不过来。

有人问我：其中有的病人没有使用温补的错误治疗方法，使用黄连却使疾病得到痊愈，这是为什么？我说：凡是病人的元气能够战胜病邪的病证，就比较容易治愈；而病邪战胜了病人元气的病证，就比较难于治愈。病人的元气战胜了病邪，即使有误治的因素，也不一定会引起死亡；如果病邪战胜了病人的元气，只要稍有误治，没有不发生死亡的。这是因为病人的元气平素比较强盛，他受到的瘟疫邪气本来也比较微弱，在邪气与正气的比较之中属于正气有余，正气完全可以战胜病邪，即使使用少量的黄连，不能抑制住病人的正气，这属于小的误治，因为正气仍然可以胜过病邪，疾病仍然可以幸运地得到治愈。医生不了解这些情况，私下里自夸功名，日后假如再遇到邪气胜过元气的病证，不用泻下的治疗方法引导邪气外出，就不能治愈疾病的时候，却错误地使用黄连进行治疗，就会招致气机闭阻壅塞的损害，病情没有不发生危害的。

【评介】

在“妄投寒凉药论”中，吴又可在强调使用承气汤的时候，不恰当地批评了使用黄连、黄芩、黄柏、栀子等清热解毒治法，尤其是对于使用黄连确实存有偏见，论说虽辩，文字也长，但仍然难于服人，此论受到后世的批评和实践经验的否定，也势之必然。白璧微瑕，我们必须历史客观地对待前人的学说，不必曲为辩护。

年希尧云：“能用温补者为高手，见热者用寒凉，又时流之得一也。‘智者必投承气’，投承气不即愈，或中有未尽，仍须再下，或内虽通而邪未达表，不得不解，而身仍热。病家见病未退，或旁人指摘，以为病者本弱，不当用大黄峻利之剂，必致别延时师。设中无见识，又惑于众人之疑谤，因而改用他剂，迁延至死。病家不悟其由，反归咎于前师。如此代人受过，盖真无可如何也。凡遇此等，宜百方解喻，使之决然无疑，然后用药。若避嫌远引，袖手旁观，以待其毙，岂良医之用心哉！”

孔毓礼云：“黄连解毒，亦有可用之时，但贵用之得当，乃可暂而不可信耳。至于入黄连于疏通药中，更有奇效，岂可一概禁用耶？频投黄连，其弊然矣。频投大黄，岂无弊耶？疫病有应用大黄者，有应用黄连者。有先宜大黄而后宜黄连者，有先宜黄连而后宜大黄者。不论元气足以胜病，与不足以减病也。”

龚绍林曰：“午后潮热，疫证大抵皆然。应下之证，热甚在申酉时候，且必以脉为凭。有应下之证，必有应下之脉，脉证既皆应下，当用承气无疑矣。”

大 便

【原文】

热结旁流，协热下利，大便闭结，大肠胶闭，总之邪在里，其证不同者[1]，在乎通塞之间耳[2]。

协热下利者，其人大便素不调，邪气忽乘于胃，便作烦渴，一如平时泄泻稀粪而色不败，其色焦黄而已。此伏邪传里，不能稽留于胃，至午后潮热[3]，便作泄泻，子后热退[4]，泄泻亦减，次日不作潮热，利亦止，为病愈。潮热未除，利不止者，宜小承气汤，以彻其余邪，而利自止。

利止二三日后，午后忽加烦渴、潮热、下泄，仍如前证，此伏邪未尽[5]，复传到胃也，治法同前。

大便闭结者，疫邪传里，内热壅郁，宿粪不行[6]，蒸而为结，渐至黑硬，下之结粪一行，瘀热自除，诸证悉去。

热结旁流者，以胃家实[7]，内热壅闭，先大便闭结，续得下利纯臭水，全然无粪，日三四度，或十数度[8]。宜大承气汤，得结粪而利立止。服汤不得结粪，仍下利并臭水及所进汤药，因大肠邪胜，失其传送之职，知邪犹在也，病必不减，宜更下之。

大肠胶闭者，其人平素大便不实，设遇疫邪传里，但蒸作极臭，状如粘胶，至死不结[9]，但愈蒸愈闭，以致胃气不能下行，疫毒无路而出，不下即死，但得粘胶一去，下证自除[10]，霍然而愈。温疫愈后三五日，或数日，反腹痛里急者，非前病原也，此下焦别有伏邪所发，欲作滞下也[11]。发于气分则为白积，发于血分则为红积，气血俱病，红白相兼。邪尽立止，未止者，宜芍药汤，方见前战汗条。愈后大便数日不行，别无他证，此足三阴不足，以致大肠虚燥。此不可攻，饮食渐加，津液流通，自能润下也[12]。觉谷道夯闷[13]，宜作蜜煎导，甚则宜六成汤。

病愈后，脉迟细而弱，每至黎明，或夜半后，便作泄泻，此命门真阳不足，宜七成汤。或亦有杂证属实者，宜大黄丸，下之立愈。

六成汤

当归一钱五分　白芍药一钱　地黄五钱　天门冬一钱　肉苁蓉三钱　麦门冬一钱

照常煎服。日后更燥者，宜六味丸，少减泽泻。

七成汤

破故纸炒，锤碎，三钱　熟附子一钱　辽五味八分　白茯苓一钱　人参一钱　甘草炙，五分

照常煎服。愈后更发者，宜八味丸[14]，倍加附子。

【注释】

[1] 其证不同者：热结旁流，协热下利，大便闭结，大肠胶闭，这四种病证有不同的病理机制。

[2] 在乎通塞之间耳：区别就在于病人大便的通畅与闭塞。乎：同于。

[3] 午后潮热：每天下午1点钟之后发热。午：古人用十二地支记载一天之中的时间，午时是上午11点至下午1点钟。潮热：像涨潮一样，定时发热。

[4] 子后热退：凌晨1点钟之后发热消退。子：子时，夜间11点至凌晨1点。

[5] 此伏邪未尽：这是由于潜伏在体内的残存的邪气还没有清除干净。此伏邪与邪伏膜原不同。

[6] 宿粪不行：平素积累的粪便，没有被及时排走。

[7] 热结旁流者，以胃家实：热结旁流这种情况的形成，是因为胃肠道有有形的实邪，也就是有宿粪。

[8] 或十数度：有的达到十几次。度：表示次数。

[9] 至死不结：到死的时候大便也不会硬结。

[10] 下证自除：需要泻下的证候，都自然消退了。

[11] 欲作滞下也：想要成为痢疾。滞下：古称痢疾为滞下，又称之为

“肠辟”。

［12］自能润下也：自然能够滋润下行，排出体外。

［13］谷道夯闷：肛门的部位有憋闷实滞的感觉。谷道：肛门。

［14］八味丸：出于张仲景《金匮要略》，共有八味药物组成：附子、肉桂、干地黄、山萸肉、山药、丹皮、泽泻、茯苓。钱乙《小儿药证直诀》去掉了其中的附子、肉桂，就变成了著名的六味地黄丸。

【译文】

热结旁流，协热下利，大便闭结，大肠胶闭，是瘟疫病过程中可以出现的四种病证，都属于疫邪在里引起的大便不正常，它们的病理机制与证候表现有所不同（下边还要分别介绍），其主要的区别就在于病人大便的通畅与闭塞。

所谓“协热下利”的病证，病人平素大便就不调匀，外来的邪气又忽然进入到胃部，就产生了心烦口渴的证候，同时病人就像过去的泄泻一样，粪质清稀，粪色不变，是一种焦黄的稀便。这是由于伏于膜原的疫邪，向里传变，不能长时间在胃部停留，而下迫肠道，到了下午之后定时发“潮热”，随之出现泄泻，半夜之后发热减退，泄泻也会因此而减轻。如果第二天不再出现定时的潮热，泄泻也就不再发生，这就是疾病痊愈。如果第二天之后仍然有潮热，并且也有泄泻伴随，应当使用小承气汤进行治疗，用这种措施彻底清除残余的邪气，这样泄泻就会自然停止。

泻利停止之后二三天，下午突然产生了心烦口渴，定时发热的“潮热”，大便泄泻，仍然像以前的证候复发，这是隐伏和残存在体内的邪气，没有清除干净，又一次传变到胃的部位形成的证候，治疗也应当和前边的方法相同。

所谓“大便闭结”的病证，是因为瘟疫邪气传变到体内，体内的热邪壅滞，气机郁闭，从前肠道之中停留的粪便没有排泄干净，与瘟疫邪气相互蒸腾、凝结在一起，粪便逐渐变为黑色的硬块，使用泻下的治疗方法，结聚在肠道之中的粪便一排出体外，郁滞的气机和热邪自然就会消除，各种相应的证候也随之消失。

所谓的“热结旁流”的证候，是由于胃部有有形的实邪，胃肠内的热邪壅塞、闭阻气机，首先出现大便的硬结、闭阻不通，紧接着就出现泄泻，气味臭秽，泻下的粪便几乎没有粪样物质，全是清水样大便，每一天泻下三四次，或者泻下十几次。这时应当使用大承气汤进行治疗，用药之后排出硬结的粪块，病人自利清水的泄泻的情况也会立即停止。服用大承气汤之后，没有排出硬结的粪块，仍然泻下单纯的臭粪水，并且夹杂着所服下的药水，这是大肠之中的疫邪太强盛，使大肠失去了传送的职能，我们由此知道了肠道的邪气仍然存在，疾病一定不会自然消退，应当再一次使用大承气汤进行治疗，使之泻下。

所谓“大肠胶闭”的证候，就是病人平常的大便就溏软不成形，假如遇到瘟疫邪气向里传变，疫热之气将肠中的大便蒸腾变化为极其臭秽的物质，形状就像黏腻的胶质物，这种粪便，即使病人热极至死，也不会变成硬结的粪块。只是热邪越盛，肠道壅闭越甚，甚至造成胃气不能向下运行，疫毒没有排出的道路，不使用泻下的治疗方法，病人就会死亡。只要排出胶状的粪便，泻下的各种证候也会自然消失，病证就会立即消失达到痊愈。

瘟疫病愈后的三到五天，或者几天之后，又出现了腹部疼痛，里急后重，这不是此前的瘟疫病原造成的，而是另有别的伏邪所引发，是想发作成被称为“滞下”的痢疾病。病发于气分，就会成为泻下白色黏液的白痢，又叫白积；发于血分，就会成为泻下杂有红色血液的红痢，又叫红积；如果气血都有病，则大便之中既有白色，也有红色。如果邪气被清除之后，滞下就会停止。如果泻下赤白不止，应当使用芍药汤进行治疗（方剂见“战汗”条下）。

疫病治愈之后，大便几天不解，也没有其他的不舒服的证候，这是由于三阴经的阴液不足，造成了大肠的津液不足、大便干燥。这类病证不能使用泻下的承气汤治疗，疫病已愈饮食逐渐增加，体内的津液得到流通，自然就能够滋润肠道，大便得以顺利排出。如果觉得肛门的部位憋胀窒闷，大便不畅，可以作蜜煎导进行治疗，严重的也可以使用六成汤进行治疗。

疫病治愈之后，脉搏缓慢而且细弱无力，每当到了后半夜，或者到了黎明，就发生泄泻，这是由于命门之火的“真阳”不足，应当使用七成汤治疗。也有的病人属于杂病之中的实证，应当使用大黄丸治疗，泻下之后疾病就会立即痊愈。

六成汤的方剂组成

当归一钱五分（4.5 克）　白芍药一钱（3 克）　地黄五钱（15 克）　天门冬一钱（3 克）　肉苁蓉三钱（9 克）　麦门冬一钱（3 克）

按照常用的煎药方法煎药和服用。此后大便更加干燥的，应当使用六味丸进行治疗，而且要减少泽泻的用药分量。

七成汤的方剂组成

破故纸炒，打碎，三钱（9 克）　熟附子一钱（3 克）　辽五味八分（2.4 克）　白茯苓一钱（3 克）　人参一钱（3 克）　甘草炙，五分（1.5 克）

按照常用的煎药方法煎药和服用。治愈之后又复发的患者，应当使用八味丸进行治疗，方剂之中要把附子的用量加倍。

【评介】

吴又可在“大便”的题目下，将外感热病过程之中有可能出现的大便异常进行了集中论述，为相关病证的辨治提供了有益的借鉴。

年希尧云：热结旁流，“往往见所进汤药即出者，乃结粪于中，而挟热旁流，粪中结一行。所进汤药，皆得送而获益矣”。

龚绍林云：“协热下痢，谓夹热而泻稀粪也。其人舌必黄，右关脉必数而有力，下之积热行而痢止矣。此症人多误认脾虚发泻，用温胃燥脾之剂，不惟不能止泻，而泻且转甚。人必日瘦，贻害无底，审之慎之。大便闭结，本宜下之。然亦必验舌苔，察脉证，可下而下，乃为妥当。热结旁流，谓热郁肠胃，粪结不行，所饮茶水，从旁流而出也。此候舌苔必黄，右关脉必现数实，用承气以去热结。结粪一行，而旁流自止。如不察脉证，拟为脾胃虚寒，用暖胃补脾利水之剂，则误矣。白积发于气分，红积发于血分，乃的确不易之论。有谓白积为寒，红积为热者非。命门真阳不足，右尺脉必浮散无力，余脉俱迟细而弱，故宜七成汤以补之。杂证实者，六脉必散而有力，右关更甚，故宜用大黄丸以下之。但五更发泻，多是肾虚，六脉平和，右尺不虚，左尺无力者，宜六味地黄丸汤。若两尺俱虚者，宜八味地黄汤。总要以脉为凭，而后药不妄投。”

小　便

【原文】

热到膀胱，小便赤色[1]；邪到膀胱，干于气分，小便胶浊，干于血分，溺血蓄血[2]；留邪欲出，小便数急[3]；膀胱不约，小便自遗[4]；膀胱热结，小便闭塞。

热到膀胱者，其邪在胃，胃热灼于下焦，在膀胱但有热而无邪，惟令小便赤色而已，其治在胃。

邪到膀胱者，乃疫邪分布下焦，膀胱实有之邪，不一于热也[5]。从胃家来，治在胃，兼治膀胱。若纯治膀胱，胃气乘势拥入膀胱，非其治也[6]。若肠胃无邪，独小便急数，或白膏如马遗，其治在膀胱，宜猪苓汤。

猪苓汤 邪干气分者宜之

猪苓二钱 泽泻一钱 滑石五分 甘草八分 木通一钱 车前二钱

灯心煎服。

桃仁汤 邪在血分者宜之

桃仁三钱 研如泥 丹皮一钱 当归一钱 赤芍一钱 阿胶二钱 滑石二钱

照常煎服。小腹痛，按之硬痛，小便自调，有蓄血也，加大黄三钱，甚则抵当汤。药分三等[7]，随其病之轻重而施治。

【注释】

[1] 热到膀胱，小便赤色：热势影响到膀胱，尿色加深，发黄发红。如果热伤膀胱的血络，就会尿血。

[2] 溺血蓄血：溺：即尿的异体字。尿血是由于邪热灼伤了膀胱的脉络，血液外溢而成尿血。蓄血：热邪聚集在膀胱部位的血脉之中，没有外溢，所以不出现尿血，而是见到精神症状“其人如狂”，少腹疼痛，小便自利。

[3] 留邪欲出，小便数急：留在膀胱的热邪，向下排泄欲出体外，所以小便的次数多，而且每一次解小便都很急迫。

[4] 膀胱不约，小便自遗：膀胱不能约束尿液，小便不受控制地自行流出来。《素问·灵兰秘典论》云：“膀胱者州都之官，津液藏焉，气化则能出矣。”小便自遗，往往属于肾虚。

[5] 膀胱实有之邪，不一于热也：膀胱的部位有实邪存在，不是单一的热势较盛。

［6］非其治也：主谓倒装句，也即“其治非也”，这种治疗方法是错误的。

［7］药分三等：膀胱蓄血证治疗的方剂分三等情况，有抵当汤、抵当丸、桃核承气汤。

【译文】

热邪传导到膀胱，尿色就会加深，发黄发红。瘟疫邪气传导到膀胱的时候，干忤影响到气分，病人的小便就变的浑浊黏稠。瘟疫邪气影响到病人的血分，可以因为邪热灼伤了膀胱的脉络，血液外溢而成尿血；假如热邪聚集在膀胱部位的血脉之中，没有外溢，就不出现尿血，而是可以见到“其人如狂”的精神症状，同时还有少腹疼痛、小便自利。如果留在膀胱的邪气想要排出体外，就会见到病人的小便次数明显增多，而且小便急迫不适。膀胱不能约束尿液，就会发生小便失禁。膀胱之中有热邪，影响气机的运行就会出现小便闭塞不通。

病邪的热势影响到膀胱的时候，瘟疫邪气还停留在胃部，胃部的热邪烧灼影响到下焦，而膀胱的部位只有热势，并无瘟疫邪气在膀胱停留，只是影响了小便的性状，使尿色加深，变成赤色罢了，这种病证治疗的重点在于清解胃热。

瘟疫邪气到达膀胱的时候，这是瘟疫邪气深入到下焦，膀胱的部位既有热气，又有瘟疫邪气，不是单一的无邪热气。邪气从胃部传染而来，其治疗重点还是在胃，兼顾膀胱的治疗。假如单纯治疗膀胱，胃中的邪气就会乘机进入膀胱，这种治疗方法是错误的。假如胃肠之中没有瘟疫邪气，只有小便急迫和尿的次数多，或者尿液呈现出白膏状的性状像马尿一样，其病证的治疗重点在膀胱，应当使用猪苓汤进行治疗。

猪苓汤治疗邪气在气分的病证最适宜，其方剂的药物组成为

猪苓二钱（6克）　泽泻一钱（3克）　滑石五分（1.5克）　甘草八分（2.4克）　木通一钱（3克）　车前二钱（6克）

应当用灯心草一起煎汤服用。

桃仁汤适宜治疗邪气在血分的病证，其方剂的药物组成为

桃仁三钱（9克）　研细如泥一般　丹皮一钱（3克）　当归一钱（3克）　赤芍一钱（3克）　阿胶二钱（6克）　滑石二钱（6克）

按照常规的煎药方法煎服。

如果小腹疼痛，按压时腹部坚硬疼痛，小便调和如常，这是膀胱的部位有蓄血造成的，可以加大黄三钱（9克），病情严重的就应当使用抵当汤进行治疗。膀胱蓄证血治疗的方剂分三等情况：有抵当汤、抵当丸、桃核承气汤，需要根据疾病病情的轻重，使用不同的方药进行治疗。

【评介】

外感热病过程之中，有时会出现小腹部胀满不适，张仲景《伤寒论》认为这是由于太阳经的邪气深入到膀胱部位，气血水液不能正常输布形成了蓄水证、蓄血证，两者鉴别的要点就在于小便的顺畅与否。如果少腹胀满，小便不利，就属于膀胱蓄水证，需要用五苓散化气行水；如果少腹胀满，小便畅利，是邪在血分而不是在气分，属于蓄血证，应当用桃核承气汤、抵当汤进行治疗，以化瘀泻热。

吴又可继承张仲景的思想，师其意而不泥其方，五苓散去桂枝、白术之甘温辛热，去茯苓利水伤阴，加木通、滑石、车前、灯心、甘草，利湿清热又不伤阴，足见其化裁之妙。将张仲景桃核承气汤，去大黄、芒硝、桂枝、甘草，以减少湿燥泻下之力，加丹皮、赤芍、滑石、当归、阿胶，构成凉血化瘀、养血通滞之力剂，以与瘟疫热病神韵相和，也颇见其继承与创新之胆识。

前后虚实

【原文】

病有先虚后实者[1]，宜先补而后泻[2]；先实而后虚者，宜先泻而后补。假令先虚后实者，或因他病先亏，或因年高血弱，或因先有劳倦之极，或因新产下血过多，或旧有吐血及崩漏之证，时疫将发，即触动旧病，或吐血，或崩漏，以致亡血过多，然后疫气渐渐加重，以上并宜先补而后泻[3]。泻者谓疏导之剂[4]，并承气下药，概而言之也[5]。凡遇先虚后实者，此万不得已而投补剂一二贴后，虚证少退，便宜治疫。若补剂连进，必助疫邪，祸害随至[6]。假令先实而后虚者，疫邪应下失下，血液为热抟尽[7]，原邪尚在，宜急下之，邪退六七[8]，急宜补之，虚回五六[9]，慎勿再补。多服则前邪复起。下后必竟加添虚证者方补，若以意揣度其虚[10]，不加虚证，误用补剂，贻害不浅。

【注释】

［1］病有先虚后实者：疫病的病证，有的属于先是虚证，后来才转变为实证。

［2］宜先补而后泻：治疗的时候，应当先用补益的方法治疗他的虚损，然后随着病证转为实证，再使用泻邪的方法治疗。

［3］以上并宜先补而后泻：以上几种病证都应当先使用补法治疗病人的虚损，然后再使用泻法治疗病人的瘟疫邪气。

［4］泻者谓疏导之剂：瘟疫病所使用的泻法，说的是使用具有疏通引导作用的方剂，而不是单纯的泻下。

［5］并承气下药，概而言之也：将具有疏通引导作用的方剂，与承气汤一类的具有泻下作用的方剂，合在一起概括地称为瘟疫病的泻法。

［6］祸害随至：对于人体的危害，随着补益药物的连续使用就产生了。

［7］血液为热抟尽：病人的血液被热邪，搏击耗散，损失殆尽。抟：把东西捏聚成团。“抟”本作“搏”，形近致误。

［8］邪退六七：邪气消退十分之六，或者消退十分之七。

［9］虚回五六：虚损恢复到十分之五，或者恢复到十分之六。

［10］以意揣度其虚：在主观上猜测病人的虚损情况。

【译文】

瘟疫病人有的患病之前就有正气的虚损，患病之后成为邪气盛的实证，治疗上应当先补其虚，然后才能治疗病人的邪气实的问题；有的病人刚患病时属于邪气盛的实证，然后在患病的过程之中转换成正气夺则虚的虚证，对于此类病证应当先泻邪气盛的实证，然后随着病证转为正气夺则虚的虚证，治疗也因之以补虚为主。

假如病人患病之前就有虚损后来才转为实证，或者患瘟疫之前因为得过其他的疾病已经存在着正气的亏虚，或者因为年龄大气血已经衰弱，或者是患瘟疫之前疲劳倦怠已经接近极点，或者是由于刚生过孩子出血过多，或者平素就患有吐血以及子宫出血的病证，在时行瘟疫即将发作的时候，就引动了旧有疾病虚损的因素参与其中，比如有的吐血，有的子宫出血加重，导致血液丢失过多，后来使瘟疫病逐渐加重，上述所说的这些虚证瘟疫患者，都应当在治疗的时候先用补法，治疗其存在的虚损，然后再使用泻的方法，治疗其邪气盛的病证。

瘟疫病所使用的泻法，说的是使用具有疏通引导作用的方剂，而不是单纯的泻下。因此将具有疏通引导作用的方剂，与承气汤一类的具有泻下作用的方剂，合在一起概括地称为瘟疫病的泻法。凡是遇到先有虚损然后才转为实证的复杂病情，不得不先使用一两付补益的药物，这只是一种权宜之计，虚证稍微减退之后，就应当积极治疗瘟疫的病证。假如连续不断地使用补益的方剂，一定会助长瘟疫邪气的气焰，给人体造成的重大损害就会随之而来。

假如病人瘟疫病的早期属于实证，后来逐渐转为虚证，治疗过程之中应当使用泻下的方法却没有使用，这种过失使病人的血液被热邪，搏击耗散，损失殆尽。虽然出现了虚损，由于原来存在的瘟疫邪气还在体内存在着，应当立即使用泻下的治疗方法，等到邪气消退到十分之六七，再立即使用补益的方药进行治疗，补益的方药用了之后，虚损恢复到十分之五六，就立即停止补益，不能再补益下去。如果服用补益方药太多，此前残存的瘟疫邪气还会再一次发作起来。只有泻下之后确实添加了正气虚损的病人，才能考虑补益的问题，假如只是主观上推测病人存在体虚，而实际上病人的虚损证候并不明显，由此导致错误地使用补益方剂进行治疗，极有可能给病人的身体造成很大的危害。

【评介】

“前后虚实”阐发了吴又可关于瘟疫病过程之中存在虚实错杂的复杂病情时，其治疗指导思想。虚人外感的“先虚后病”，以及因病致虚的“先病后虚”“虚实错杂同时并存”的复杂情况，在瘟疫病的过程之中是经常会出现的，如何治疗颇为棘手，吴又可倡导先补后泻，或者先泻后补，后世温病学进一步发展为攻补兼施。其实对于这一类问题，张仲景的《伤寒论》也有所论述，比如对汗下后亡阳、汗下后伤阴、淋家、疮家、亡血家、喘家、酒客患病等，都有相应的处置方案；大小柴胡汤、几个泻心汤、旋覆代赭汤等，也是攻补兼施的方药。病人愈后慎用补益，叶天士阐发为“炉烟虽熄，恐灰中有火”，不敢轻用补益。吴鞠通《温病条辨》五承气汤、加减生脉饮等，也是对于外感热病过程之中虚实错杂复杂情况的探讨。

孔毓礼曰："先虚者，其人素虚，而疫邪未亢也。后实者，疫邪炽盛也。宜乘邪热未亢之时，急补之。补牢生根之说，乃野俗之言，不足信也。迨脉证变阳，转用治疫之法。邪去六七，兼以大辅元气。凡攻泻之剂，皆佐人参。至于防疫之法，虚弱之人，但当上培元气，下固本根。若无邪妄散，无热妄清，是先坏其垣墙，而招寇盗之入也。先实后虚者，因攻下过度或失下，攻下过度者补之，失下者正被邪伤也，宜用转正祛邪之法。更有前实中虚后又实者，是先治邪气，邪尚未退，而中途馁怯，现种种虚脱之状。此时不投补剂，是犹驱饥卒以战，自取败亡。但使元气一振，脉由阴转阳，再用攻法。此等手法，凡哓哓于热证虚证者，宜其不解，何故而反诋用药者之胸无定见也。"

杨大任云："孔君防疫之论，补所未备，精且详矣。庚寅疫疾，互相传染，有一大家病疫未染者，三四人而已。惊惶莫措，转觉乍寒乍热，头昏自汗，众医俱用败毒香苏之类，欲先散其邪。延余诊之，各部和平，心脉小而带散，知其忧患者深也，各进归脾饮数服，饮食倍进，精神倍出，竟不沾染，可知元气盛者，邪不易入也。"

孔毓礼、林和、扬大任关于"防疫"的论述，确有创建，2003年非典流行的时候，中医界曾经有不少的预防服药的方剂在社会上流传，国家中医药管理局也组织专家审定处方，向社会推荐，并根据服药过程中的问题，进行过修正，一时间洛阳纸贵，各中医药店药物紧缺，益显出古老中医学术的珍贵价值。

脉　厥

【原文】

温疫得里证，神色不败[1]，言动自如，别无怪证[2]，忽然六脉如丝[3]，微细而软，甚至于无，或两手俱无，或一手先伏[4]。察其人不应有此脉，今有此脉者，皆缘应下失下，内结壅闭，营气逆于内[5]，不能达于四末，此脉厥也[6]。亦多有用黄连、石膏诸寒之剂，强遏其热，致邪愈结，脉愈不行。医见脉微欲绝[7]，以为阳证得阴脉为不治[8]，委而弃之，以此误人甚众。若更用人参、生脉散辈，祸不旋踵[9]。宜承气缓缓下之，六脉自复。

【注释】

［1］神色不败：病人的神志意识、面色没有败坏、改变。败：败坏、凋残。

［2］别无怪证：没有其他的异常表现。怪证：不合乎常规的复杂证候。

［3］六脉如丝：两个手的寸关尺六部脉搏，都像细丝线一样细弱。

［4］两手俱无，或一手先伏：两个手的脉搏都摸不到，或者一只手的脉搏先摸不到了。伏：藏匿、隐藏。

［5］营气逆于内：营气郁阻在体内的脉道之中。《灵枢·营卫生会》云："营在脉中，卫在脉外，营周不休，五十而复大会，阴阳相贯，如环无端。"

［6］此脉厥也：这是脉搏的阴阳之气不相顺接造成的。《伤寒论》337 条云："凡厥者，阴阳气不相顺接，便为厥。"

［7］脉微欲绝：脉搏微弱，几乎要到摸不到的地步。绝：断，断绝。脉微欲绝，往往代表病人阳气与阴血极度衰微的危重证候。

［8］阳证得阴脉为不治：以发热为主的阳证，却见到了脉微欲绝的阴脉，这种病证与脉象截然相反的现象，是一样病情深重的表现。浮洪滑数为阳脉，沉迟细涩为阴脉。《伤寒论·辨脉法》云："问曰：脉有阴阳者，何谓也？答曰：凡脉大、浮、数、动、滑，此名阳也；脉沉、涩、弱、弦、微，此名阴也。凡阴病见阳脉者生，阳病见阴脉者死。"

［9］祸不旋踵：祸患很快就会到来。踵：脚后跟。旋踵：一转身，比喻时间极短。

【译文】

瘟疫病发展到里证阶段，病人的精神与面色没有败坏的改变，言语行动都能够自如，也没有其他的特殊证候出现，两个手的六部脉搏却突然变的像丝线一样细软，极为微弱，甚至于难以摸到，甚至于两个手同时摸不到脉搏，或者是一个手的脉搏先隐伏起来摸不到。仔细观察病人，不应当出现这样无脉的现象，现在却出现了这种脉微欲绝，都是应当使用泻下的治疗方法，却没有使用，造成了病人体内气机壅遏闭阻，营气郁结在脉道之内，不能向四肢输送营卫之气，这种阴阳之气不能顺接的无脉现象，就叫脉厥。也有许多医生使用黄连、石膏等寒凉药物组成的方剂进行治疗，强行遏制病人的热势，导致瘟疫邪气的郁结更加严重，脉搏也更加难于摸到。医生见到病人的脉搏微弱到几乎似有若无，认为瘟疫发热属于阳证，却得了脉微欲绝的阴脉，脉证相反难于治疗，推委病人放弃治疗救助，由此错误认识耽误病人病情的不在少数。假如这种错误认识导致医生进一步使用人参、生脉散之类的方药进行治疗，所造成的损害后果很快就会到来。对于这种阳证阴脉，治疗应当使用承气汤，使病人缓慢地泻下，病人两手的六部脉搏自然都会恢复。

【评介】

吴又可在“脉厥”中阐述了外感热病过程之中经常可以见到的一种现象，张仲景《伤寒论》称之为“热甚厥深”，而吴又可称其为“阳证阴脉”，都是由于邪热闭阻于内，阳气不能达于四末的“热厥证”。临证之时，切勿将其认为是虚寒，治疗总以解郁透热为主，也就是《素问》所说的“火郁发之”，仲景使用四逆散，吴又可应用承气汤，都是治疗的常用方法。

杨大任云：“亦有失汗，而经络不通者。尝见多用熟地，阻滞经络，脉微欲绝，甚至无脉。脉有浮而数者，有沉而数者。浮为在表，沉为在里，数则为热。疫脉有先沉而数，自里达表，后见浮数。若阴寒者，脉必沉而迟，何得有数？疫病热极似寒，虽手冷过肘，足冷过膝，脉即沉细附骨，始终不能离数。设不辨数与不数，只见脉沉，便云病在阴分，用附桂热药，及用芪术，妄言温散者，误人不小。有脉极沉微而数，状似阴脉，误用黑锡丹，立毙。先生云‘脉厥’，则沉之极者也。”

脉证不应

【原文】

表证脉不浮者，可汗而解，以邪气微，不能牵引正气，故脉不应[1]。里证脉不沉者，可下而解，以邪气微，不能抑郁正气[2]，故脉不应。阳证见阴脉，有可生者，神色不败，言动自如，乃禀赋脉也[3]。再问前日无此脉，乃脉厥也。下后脉实，亦有病愈者，但得症减，复有实脉，乃天年脉也[4]。夫脉不可一途而取，须以神气形色病证相参，以决安危为善。

张昆源，正年六旬，得滞下。后重窘急，日三四十度，脉常歇止[5]，诸医以为雀啄脉[6]，必死之候，咸不用药。延予诊视，其脉参伍不调[7]，或二动一止，或三动一止而复来，此涩脉也。年高血弱，下利脓血，六脉短涩，固非所能任[8]，喜其饮食不减，形色不变，声音烈烈，言语如常，非危证也。遂用芍药汤加大黄三钱，大下纯脓成块者两碗许，自觉舒快，脉气渐续，而利亦止。数年后又得伤风咳嗽，痰涎涌甚，诊之又得前脉，与杏桔汤二剂，嗽止脉调。乃见其妇，凡病善作此脉[9]。大抵治病，务以形色脉证参考，庶不失其大体，方可定其吉凶也。

【注释】

[1] 不能牵引正气，故脉不应：由于表邪轻浅，不足以引发激烈的邪正斗争，所以脉象上不见浮脉。

[2] 以邪气微，不能抑郁正气：由于在里的邪气比较少，不能阻遏抑制气机的运行。

[3] 乃禀赋脉也：就表现出他本来的、平素的脉象。禀赋：素质、体质、遗传。

[4] 乃天年脉也：这是病人能够长寿的脉象。《素问·上古天真论》云："上古之人，其知道者，法于阴阳，和于术数，饮食有节，起居有常，不妄作劳，故能形与神俱，而尽终其天年，度百岁乃去。"天年：人们应当达到的自然寿命。

[5] 脉常歇止：脉搏经常有间歇、停搏。也就是经常出现结代脉，《伤寒论》183条云："脉按之来缓，时一止复来者，名曰结。又脉来动而中止，更来小数，中有还者反动，名曰结阴也。脉来动而中止，不能自还，因而复动者，名曰代阴也。得此脉者必难治。"

[6] 雀啄脉：七怪脉之一，脉象急数，节律不调，止而复作，如雀啄食之状。

[7] 脉参伍不调：脉搏跳动节律不匀，往来艰涩。《素问·三部九候论》云："形气相得者生，参伍不调者病，三部九候皆相失者死。"王冰云："参，

谓参校；伍，谓类伍。参校类伍而有不调，谓不率其常，则病也。”

［8］固非所能任：他的体质脉象本来不能胜任泻下药物的治疗。

［9］凡病善作此脉：凡是得病的时候，经常出现这种脉象。

【译文】

病人有表证，却没有出现浮脉，也可以通过发汗获得痊愈，这种现象的形成，是由于外感邪气比较轻浅，不能引发激烈的邪正斗争，所以没有出现浮脉。病人有里证，却没有出现沉脉，也可以使用泻下的治疗方法，获得痊愈，这种证候的形成，是因为邪气比较微弱，不能抑制郁遏病人的气机运行，所以没有见到脉沉。阳证而见到阴脉的病人，比如高热却脉微欲绝，虽然预后不好，但也有一些病人还有生机，比如病人神志和面色都没有败坏的表现，言语和行动都能自如，病人的“脉微欲绝”属于他本来体质就脉微细，而非外感病所造成。如果再进一步询问，前几天脉搏如果不是微细的，这时的脉微细就属于脉厥证。泻下之后本应当脉虚弱，如果泻下之后脉沉实有力，虽然脉证不符预后不好，然而也有因为泻后脉实而痊愈的，只要病人的证候在泻下之后得到缓解，即使又出现了实脉，也不是里证复发，而是一种可以长寿的“天年脉”。不能仅靠单一的脉象决定证候的转归，必须将病人的神志气色、形体病证互相参证，才能决断病人预后的安危状况，这种综合考虑是一种好的决断方法。

患者张昆源，整六十岁的时候，患了被称为“滞下”的痢疾，肛门下坠，腹痛里急，一天之中腹泻三四十次，脉搏经常有间歇，许多医生认为他的脉象属于快而不整的“雀啄脉”，是常可以引起死亡的征候，都不给他开药方。病家请我前去诊治，我诊察他的脉搏跳动节律不匀，往来艰涩，有时候跳两次就停一次，有的时候跳三次就停一次，然后再恢复正常的跳动，这属于一种往来艰难的“涩脉”。患者年龄较大，气血虚弱，泻下脓血，两手的寸关尺六部脉都短小艰涩，他的体质脉象本来不能胜任泻下药物的治疗，令人高兴的是他的饮食不见减少，身体与面色也没有大的变化，声音响亮，言语不乱像往常一样，我断定他不属于危重证候。于是就使用了芍药汤，再加上大黄三钱（9克）进行治疗，服药后泻下大量的脓液状粪便，凝结成块状的约有两碗左右，病人自己感觉转为舒适畅快，脉道中的气血逐渐接续，间歇逐渐消失，泻利也停止了。几年之后，张昆源又一次患病，伤风之后咳嗽，咯吐痰液涎沫很多，诊脉的时候又出现了上一次出现过的参伍不调、间歇频作的脉象，给他开了杏桔汤两付，服药后咳嗽停止，脉搏也恢复调匀。就询问他的夫人，才知道他过去经常出现这类参伍不调的脉象。总的说来，治疗疾病务必要把病人的形质、面色、脉象、证候综合考虑，方能不会失误，才能更准确地判断病人的预后的吉凶。

【评介】

在"脉不应证"中，吴又可阐发了对于外感热病过程中出现的表证脉不浮、里证脉不沉、阳证阴脉、下后脉实等一系列的反常脉象，深入揭示了其出现的病理机理。指出了脉证不符的时候，更应当注意四诊合参的重要性。

孔毓礼曰："大抵素实者非假实，积虚者非假虚。前证属阳者，不骤变阴。属阴者，不必伏阳。详究先伏之饮食药剂，兼察现在之形证神色，庶几不为厥脉所误也。"

体 厥

【原文】

阳证脉阴[1]，身冷如冰，为体厥[2]。

施幼声，卖卜颇行[3]，年四旬，禀赋肥甚[4]。六月患时疫，口燥舌干，苔刺如锋[5]，不时太息，咽喉肿痛，心腹胀满，按之痛甚，渴思冰水，日晡益甚，此下证悉备，但通身肌表如冰，指甲青黑，六脉如丝，寻之则有，稍按则无，医者不究里证热极，但引《陶氏全生集》[6]，以为阴证。但手足厥逆，若冷过乎肘膝，便是阴证，今已通身冰冷[7]，比之冷过肘膝更甚，宜其为阴证一也；且陶氏以脉分阴阳二证，全在有力无力中分，今已脉微欲绝，按之如无，比之无力更甚，宜其为阴证二也；阴证而得阴脉之至，有何说焉？以内诸阳竟置不问，遂投附子理中汤。未服，延予至，以脉相参，表里互较[8]，此阳证之最者[9]，下证悉具，但嫌下之晚耳。盖因内热之极，气道壅闭，乃至脉微绝，此脉厥也。阳郁则四肢厥逆，若素禀肥盛尤易壅闭，今亢阳已极，以至通身冰冷，此体厥也。六脉如无者，群龙无首之象[10]，证亦危矣。急投大承气汤，嘱其缓缓下之，脉至厥回，便得生矣。其妻闻一曰阴证，一曰阳证，天地悬隔[11]，疑而不服。更请一医，指言阴毒，须灸丹田，其兄叠延三医续至，皆言阴证，妻乃惶惑。病者自言：何不卜之神明？遂卜得从阴则吉，从阳则凶，更惑于医之议阴证者居多，乃进附子汤，下咽如火，烦躁顿加。乃叹曰：吾已矣，药之所误也[12]。言未已，更加之，不逾时乃卒。嗟乎！向以卜谋生，终以卜致死，欺人还自误，可为医巫之戒。

【注释】

［1］阳证脉阴：阳证，凡疾病的性质属于急性的、运动的、强实的、兴奋的、功能亢进的、代谢增高的、进行性的、向外（表）的、向上的证候，中医都归于阳证。《伤寒论·辨脉法》云："凡阴病见阳脉者生，阳病见阴脉者死。"

［2］身冷如冰，为体厥：《伤寒论》337 条云："凡厥者，阴阳气不相顺接，便为厥。厥者，手足逆冷是也。"

［3］卖卜颇行：为人占卜，获取钱财为卖卜。颇行：很在行，生意很好。

［4］禀赋肥甚：从小就体胖过人。禀赋：先天遗传。

［5］苔刺如锋：舌苔干而起刺，像针、刀一样锋利。

［6］《陶氏全生集》：应为《陶氏全集》，也就是明代陶华的《伤寒六书》。

［7］通身冰冷：全身都冰凉。临证之时的厥证，虽然手足、身体冰冷，但腋下、阴部应当温暖，或者发热。《史记·扁鹊列传》中，扁鹊称虢太子为尸厥病，虽然身死半日，"循其两股，以至于阴，当尚温也"。

［8］表里互较：将在表的与在里的证候、体征，互相比较。

［9］此阳证之最者：这是阳证之中最重的，也就是"热甚厥深。"《伤寒论》335 条云："厥者必发热，前热者后必厥，厥深者热亦深，厥微者热亦微。厥应下之。"

［10］群龙无首之象：语出《易经·乾卦》，其中云："初九：潜龙，勿用。九二：见龙在田，利见大人。九三：君子终日乾乾，夕惕若，厉，无咎。九四：或跃在渊，无咎。九五：飞龙在天，利见大人。上九：亢龙有悔。用

九：见群龙无首，吉。”因为乾卦的六爻都是由阳爻所组成，属于纯阳爻的卦象，“群龙无首”出现在“上九”之上，是阳气最盛最高，至高无上的意思。吴又可借此表达病人的阳热之气，已经达到最高的极点。

［11］天地悬隔：差距就像天与地的相隔一样巨大。

［12］吾已矣，药之所误也：此为主谓倒装句，本来的语序应当是：药之所误也，吾已矣。错用药物造成的误治，使我必定会被治死的。已：完了、结束。

【译文】

瘟疫发热的阳证，却出现脉微欲绝的阴脉，身体也发凉如冰，这就是“体厥证”。

患者施幼声，经常为人占卜赢利，生意兴隆，年龄已经四十岁，从小就体胖过人，现在更加肥满。六月时患时行瘟疫，口腔干燥，舌头也干，舌苔起刺像针尖一样锋利，经常出现深吸气，咽喉部位红肿疼痛，心胸腹部撑胀满闷，按压时疼痛很明显，口渴想饮冰凉的水，这些证候到了下午的三到七点更加严重，这已经完全具备了使用泻下的治疗方法的指征。但是由于全身的肌肤都发凉如冰，病人的指甲发青发黑，两手的寸关尺的六部脉都细如丝线，深按则能摸到，用力小了就摸不到脉搏，诊治的医生不是深入研究，认为它属于在里的热势太盛才致如此，而是引用明初陶华的《伤寒六书》的论述，认为这就是阴证。只要手足发凉，向上超过了肘和膝，就可以认为是阴证，现在病人已经全身冰冷，比冷过肘膝的情况更严重更典型，这是应当算做阴证的一个有力的证据；而且陶华把脉象分为阴阳证两类，区分的根据完全在于脉搏的有力与无力，现在病人的脉搏已经微弱欲断，按摸的时候好像摸不到脉搏的跳动，比陶华所说的无力程度更严重，这是被认为属于阴证的第二个有力的证据。阴证又得到阴脉的旁证，还会有什么不同的说法呢？把其他的各个属于阳证的见证，竟然放在一边不加过问，于是就给病人开了附子理中汤。

在病人还没有服用附子理中汤之前，病人的家属又请我诊断，把病人的脉象与证候互相比较，再进一步将在表与在里的证候相比较，我认为这是阳证之中最为严重的病证，泻下的证候已经完全具备，只后悔泻下的太晚了。总的说起来，由于体内的热势很盛，气机运行的道路被邪气壅遏闭塞，才造成了脉搏微弱像要停止一样，这就是“脉厥”证。阳气郁滞不能达于四肢，所以四肢冰冷，如果病人平素就身体过于发胖，尤其容易引起气机的壅遏闭塞。现在病人的阳气亢盛已经达到了极点，以至于出现了全身肌肤的冰冷，这就是厥证之中的“体厥”。两手的寸关尺六部脉似有若无的原因，是由于体内阳热已极，像《易经·乾卦》的“群龙无首”卦象一样，证情已经达到极为危重的地步。应立刻使用大承气汤治疗，并嘱咐其缓缓地泻下，等到脉搏重现、体温恢复的时候，就得到了生机。然而，病人的妻子曾经听到过许多不同的说法，一名医生说病人属于“阴证”，而另一名医生却说病人属于“阳证”，两种说法的差别就像天与地的距离一样大，正犹豫不决，不知道应当听谁的而没有服药；又请了一名医生，却认为病人属于“阴毒”，并说应当灸丹田穴；病人的哥哥连续请了三个医生，都说病人属于阴证，病人的妻子听了之后，更加惶恐疑惑。病人本来是一个算命的，他自已说：“为什么不占卜一下，问问神灵的意思?”于是就占卜起来，得到的结果是按照阴证治疗就是吉兆，而按照阳证治疗就是凶兆。又因为说属于阴证的医生占大多数，被这种说法所迷惑，就服用了附子汤。药物服下去的时候，就像服了火药一样热燥不适，病人心烦躁动的情况立即增加了许多。病人叹息说：“我完了！误治要了我的命！”话还没有说完，病人的痛苦更加严重了，没有超过一个时辰就死去了。真是啊，这个病人过去靠给他人占卜为生，最后却因为占卜而死亡，既是用骗术欺人的骗子，也是骗术的受害人，实在是为医、为巫者的前车之鉴。

【评介】

在“体厥”之中，吴又可通过一个切身治疗的病例的转归，来说明鉴别“热甚厥深”，寒热真假的重要性。张仲景在《伤寒论》11条云：“病人身大热，反欲得衣被者，热在皮肤，寒在骨髓也；身大寒，反不欲近衣者，寒在皮肤，热在骨髓也。”

年希尧云：“假热假寒，但察小便，如色赤而涓滴不通，或数短而痛，属热，须治在胃。在胃者，谓当下也。如清长无所苦，属寒。《史记·扁鹊仓公传》云：‘信巫不信医者，一不治。’今人每每信巫卜而不访明医，病犹可治，迁延至不可治者，惑于卜耳!”

孔毓礼曰：“治病之要，在乎脉证形色神气相参，专执一诊，必多错误。盖证有内外，脉分表里，而总以在里者为之主。形体之寒热，阴阳之见乎外者也，必当察二便口舌，以定在内之真阳真阴。浮取之盛衰，虚实之验乎表者也。必当辨有力无力，以定在里之真虚真实。至于脉证相反，亦有一定之见。但从违之际，有未可以言传者，大概脉有确据，则从乎脉，将证之不合脉处，解而通之，则证合脉矣。证有确据，则从乎证，将脉之不合证处，解而通之，则脉合证矣。倘参解未通，不可问卜用药也。”

孔氏所云舍脉从证与舍证从脉，在临床上确实颇为棘手，从舍之际往往决定治疗的成败，不能不慎重从事。

乘 除

【原文】

病有纯虚纯实，非补即泻，何有乘除[1]？设遇既虚且实者，补泻间用，当详孰先孰后，从少从多，可缓可急，随其证而调之。

医案　吴江沈青来，正少寡[2]，素多郁怒，而有吐血证，岁三四发，吐后即已，无有他证，盖不以为事也。三月间，别无他故，忽有小发热，头疼身痛，不恶寒而微渴[3]。恶寒不渴者，感冒风寒[4]，今不恶寒微渴者，疫也。至第二日，旧症大发，吐血胜常[5]，更加眩晕[6]、手振[7]、烦躁[8]，种种虚状，饮食不进，且热渐加重。医者病者，但见吐血，以为旧证复发，不知其为疫也，故以发热认为阴虚，头疼身痛，认为血虚，不察未吐血前一日，已有前证[9]，非吐血后所加之证也。诸医议补，问予可否，余曰：失血补虚，权宜则可[10]，盖吐血者内有结血[11]，正血不归经，所以吐也[12]。结血牢固，岂能吐乎？能去其结，于中无阻，血自归经，方冀不发。若吐血专补，内则血满，既满不归，血从上溢也。设用寒凉尤误[13]；投补剂者，只顾目前之虚，用参暂效，不能拔去病根，日后又发也。况又兼疫，今非昔比，今因疫而发，血脱为虚，邪在为实，若投补剂，始则以实填虚[14]，沾其补益，既而以实填实[15]，灾害并至。于是暂用人参二钱，以茯苓、归、芍佐之，两剂后，虚证咸退，热减六七，医者病者皆谓用参得效，均欲速进，余禁之不止，乃恣意续进，便觉心胸烦闷，腹中不和，若有积气，求哕不得[16]，此气不时上升，便欲作吐，心下难过，遍体不舒，终夜不寐，喜按摩捶击，此皆外加有余之变证也。所以然者，止有三分之疫，只应三分之热[17]，适有七分之虚，经络枯涩，阳气内陷，故有十分之热[18]。分而言之，其间是三分实热，七分虚热也。向则本气空虚，不与邪搏，故无有余之证。但虚不任邪，惟懊恼侬、郁冒、眩晕而已，今投补剂，是以虚证减去，热减六七，所余三分之热者，实热也，乃是病邪所致，断非人参可除者。今再服之，反助疫邪，邪正相搏，故加有余之变证，因少与承气微利之而愈。按此病设不用利药，宜静养数日亦愈。以其人大便一二日一解，则知胃气通行，邪气在内，日从胃气下趋[19]，故自愈。间有大便自调而不愈者，内有湾粪，隐曲不得下[20]，下得宿粪极臭者，病始愈。设邪未去，瓷意投参，病乃益固，日久不除，医见形体渐瘦，便指为怯证[21]，愈补愈危，死者多矣。要之，真怯证世间从来罕有，今患怯证者，皆是人参造成。近代参价若金，服者不便，是以此证不生于贫家，多生于富室也。

【注释】

［1］何有乘除：哪里用得着算计呢？乘除：本来指运算过程之中的乘法与除法，引申为算计、费心。

［2］正少寡：正处在少年守寡的时期。寡：妇女丧了丈夫之后为寡。古人三十岁之前为“少”，血气未壮，所以称少。

［3］不恶寒而微渴：不出现恶寒，而且见到微有口渴，这是里热外发的温热病。张仲景《伤寒论》第 6 条云：“太阳病，发热而渴，不恶寒者，为温病。”王安道《医经溯洄集》云：“观此，则知温病不当恶寒，而当渴；其恶寒而不渴者，非温病矣。”

［4］恶寒不渴者，感冒风寒：张仲景《伤寒论》第 3 条云：“太阳病，或已发热，或未发热，必恶寒、体痛，脉阴阳俱紧者，名为伤寒。”

［5］吐血胜常：吐血的量，超过了过去的情况。胜：战胜、超过另一个。常：平常、经常、固定的。

［6］眩晕：泛指视物旋转、头晕目眩。视物旋转、如坐舟车，不敢睁眼

为“目眩”；头重脚轻、头昏眼花为“头晕”。

［7］手振：手足震颤，多为阴虚动风的先兆。

［8］烦躁：烦躁虽然经常连称，但两者是有区别的。一般说，热扰心神则心烦，神志不清则躁动不安，有心烦、肾躁之说。张仲景《伤寒论》第298条云：“少阴病，四逆恶寒而身绻，脉不至，不烦而躁者，死。”此足以说明，烦与躁有别，烦轻而躁重。

［9］已有前证：在吐血之前，已经有发热、头痛身痛。

［10］权宜则可：作为暂时的措施还可以。权宜，变通、暂时适宜。

［11］内有结血：体内有瘀血凝结。

［12］正血不归经，所以吐也：正常运行的血液，不能回到经脉之中，因此溢于脉外而吐血。

［13］用寒凉尤误：使用寒凉的药物进行治疗，尤其是错误的方法。按照中医传统的理论，血得热则行，遇寒则涩而不流，所以出血的病证，一般都首先使用凉血止血的方法治疗。

［14］始则以实填虚：开始的时候，是用补益的药物治疗虚损，属于“以实填虚”。

［15］既而以实填实：此后，再用补益的药物治疗，虚损已经不存在了，而邪气正在增长，所以属于“以实填实”。

［16］求哕不得：希望通过哕逆，伸展气机，却难以如愿。

［17］只应三分之热：三分的疫邪，只能对应三分的热势。

［18］故有十分之热：所以，三分的疫热，再加上七分的虚热，共有十分的热势。

［19］日从胃气下趋：每一天都跟着胃气的下行，而向下移动。日，名词作状语，每一天。

［20］隐曲不得下：大便不能通畅排出。隐曲，《素问·阴阳别论》云：“二阳之病发心脾，有不得隐曲，女子不月。”杨上善《太素》认为：“隐曲，大小便。”王冰认为隐曲指男的性器官或性事，他说：“隐曲，谓隐蔽委屈之事也。”张景岳《类经》也同意王冰之说：“不得隐曲，阳道病也。”《唐书·安禄山传》有“隐曲常疮”，则指阴部。吴又可“隐曲不得下”，显然指大便不通。

［21］怯证：原意为怯懦、胆小，此指虚损、虚证。

【译文】

疾病有的属于单纯的虚损证，有的属于单纯的实证，治疗上不是补，就是泻，也很单纯，有什么需要费心思琢磨的呢？假如遇到的病人，既有正气的虚损，又有邪气造成的实证，补益与泻下的治疗的方法必须兼顾使用，并且应当考虑先用什么，后用什么，补与泻是用多还是用少，应当使用缓剂还是使用急用的剂型，都应当根据病证的具体情况，做相应的调整。

病例讨论：吴江县的沈青来，正处于年轻而寡居的时候，平素常有情志郁结而易怒，有吐血的宿疾，每一年发作三四次，吐血之后没有其他不适，没有引起重视。三月份，没有其他的诱因，忽然出现低热、头痛身疼，不恶寒却有轻度口渴。本来恶寒不口渴的，属于感受风寒的病证，现在却不恶寒而有口渴，这是瘟疫病的表现。患病后的第二天，沈青来的宿疾发作，吐血量超过了以往的情况，而且与以往不同的是又增加了头晕目眩、手足震颤、心烦躁动不安等，种种虚损不足的症状，不能进食，而且热势逐渐加重。

医生或病人这时只见到吐血的表现，认为是旧有的宿疾复发，不知道这就是瘟疫病。所以认为发热属于阴虚，头疼、身痛属于血虚，却不了解在没有出现吐血的前一天，就已经出现了发热、头疼身痛，这些证候不是吐血之后引发的症状。各位医生都议论着要使用补益的药物，问我是否可以应用补益的治疗方法。我说：失血之后用补益的药物，暂时可以一用。大概说来，吐血的病人多数体内有瘀血结聚，而正常流动的血液不能回归到经脉之中，所以才出现吐血。如果凝结的血液是牢固的，还能吐吗？如果能够除去病人凝结的血液，在经脉之中不再有瘀血的阻碍，人体的血液自然能够在经脉的轨道中正常运行，这样才能使吐血不再复发。假如吐血之后单纯补益，脉道之内的血液过分充满，既然血满于脉就容易发生血不归经，血液从上漫溢，形成吐血证。假如吐血之后，单纯使用寒凉的药物，一味寒凉止血不问病因，这是更加错误的治疗方法。使用补益药物的人，只想到目前虚损的一面，用人参取得暂时的效果，却不能去除吐血的根本原因，日后必然会复发。更何况目前还兼有感受瘟疫邪气的情况，现在的病情与以往已经不同，更不能单纯补益。现在的吐血因为瘟疫而引发，血液的丢失属于虚损，瘟疫邪气属于邪实，属于虚实共存。假如使用补益的药物，一开始是用补益的药物补益虚损，属于“以实填虚”，病情因为补益而见效；此后，再用补益的药物治疗，虚损已经不存在了，而邪气正在增长，所以属于“以实填实”，瘟疫造成的损害和补药引起的副作用，将会同时显现出来。

由于上述的复杂病情，可以暂时使用人参二钱（6克），并同时用茯苓、当归、白芍，起到辅佐和制约的作用。两付药剂之后，病人的虚损证候减退，热势减轻了十分之六七。医生和病人都认为应用人参取得了效果，都希望进一步快用、多用人参，我劝阻他们的意见不被采纳，他们就大肆使用人参，连续服用之后就出现了心烦胸闷、腹部不适、好像其中有气机阻滞，希望通过哕逆伸展气机，却难以如愿。此时经常有气机向上冲逆，就常有欲吐的感觉，胃脘部位难受不适，全身也不舒适，整夜整夜地不能入睡，喜欢让人按摩和用拳头敲击，这都是外加的属于实证的表现。出现这些表现的原因，是由于存在三分疫邪，只能产生三分的热势，又正好有七分的虚损，经脉络脉的气血干枯涩滞，阳热之气内陷，又产生了七分的热势，所以共有十分的热势。分开来说，十分热势之中，有三分的热势属于实热，有七分的热势属于虚热。

病人过去正气亏虚，不能与邪气斗争、格斗，所以没有实证的表现。正气虚不能抗击邪气，只表现出心中烦闷、头痛脑胀、头晕目眩等证，现在使用补益药物，因此虚损的证候减轻，热势减去十分之六七，剩下的三分热势，属于实证的发热，是由于瘟疫病邪引起的发热，决不是人参能够祛除的。现在继续使用人参，不仅不能祛除病邪，反而会助长瘟疫邪气，邪气与正气互相斗争，所以加重了实热的病证，因此应当使用小量的承气汤，使病人产生轻微的泻下，病邪随之排出体外而病愈。假如这个病不用泻下的药物，也应当安静地修养几天，也可以自己恢复。因为病人的大便一两天解一次，就可以知道病人的胃气还是可以通行的，邪气在病人的体内，一天一天地随着胃气的下行而向下移动，所以最终能够自行痊愈。其中也有的病人虽然排便通畅，然而病情不能痊愈，这是由于病人体内有宿粪积滞，大便不能顺利排下，只有泻下了极其臭秽的宿粪，病情才能痊愈。假如在病邪还没有祛除之前，而大量肆意地使用人参，病邪就会更加牢固，长期不能被祛除，医生只见到病人的身体逐渐消瘦，就认定这是虚证，越使用补益药物，病情就越危重，因此而死亡的患者很多。

总之，瘟疫病过程之中，真正虚损无邪的证候从来就是极少有的，现在患者的虚损证长期不愈，都是使用人参不当造成的。近代以来人参的价格与黄金无异，服用的人很不容易买到，所以说误服人参造成的虚损证，不会出现在贫穷的人家里，而多见于富贵大户之中。

【评介】

吴又可在“乘除”中，以他特有的语言、生动的病例，说明了瘟疫病过程之中存在的虚实错杂复杂病情，从而证明了他的辨证论治精神。他不但反对盲目补益，也决不提倡一味寒凉泻下，而是一定从病人的临床实际出发，当补则补，当下则下，使药证相符，丝丝入扣。

年希尧云：“人参专补气，果气分虚弱之人，服之固宜，然亦不可太过，况更有说焉，不可不区别也。有人平日本当服参，而一时病症有异，不可以服参者；有旧病当服参，而新病不可以服参者；有前病以参而愈，而后病不可以服参者；至于风寒暑湿燥火，六气感而致病者，断断不可以服参。若进之以参药，犹与之以砒毒也。奈何世人不察斯义，一遇病证，即云虚怯，不分盛衰，不辨久暴，一概投之以参。投之不效，则一倍之，再倍之，而且什伯倍之。一人倡之，众人和之，医者病者，操论既同，不思变计，服参至多，使病固结而不可解救，虽遇卢扁，亦无如何，此皆人参之故也。故今之病，亦往往多死于富贵中，力能服参之家，而贫穷不能服参者，反不致死，岂非明验欤？而今席丰履厚之富家为尤甚，大抵以人参为不死之灵丹，而所延之医，又以用参为独得之秘诀，方不加参，药无主宰，参不重用，病者惊惶，且当无病之时，亦以人参为必需，朝服暮食，浸淫于脏腑，暗受其毒，而因以致病，及至性命呼吸之际，用之反不见效，误服之咎，可不惧哉！”

孔毓礼曰：“凡病后产后，老人禀弱之流，染疫病者，皆属虚实相兼之证。当分虚实多少，而称量以药之，不可太过，不可不及。”

龚绍林曰：“吐血之症，人皆谓难愈，仆则实觉易治。盖因领会此案，而知有虚实之辨焉。人患吐血，不拘少幼男女，因虚劳而发者固有，因感疫而发者实多。且将所验脉证治方，试为学者言之。彼夫房劳过度，水不济火，致血上逆者，必是痰中少夹血丝，其人胸中不紧，饮食如常，夜虽发热，口必不渴，其脉左尺无力，用六味地黄汤，重用丹皮治之而愈。若饮食伤脾，不能统血，而浮于上者，其血必多，其人多倦，饮食少思，五心不热，其脉右关无力，用归脾汤主治即瘥。如怒气伤肝，不能藏血，而溢于上者，其血必多，其人左胁时痛，饮食知味，亦不发热，其脉左关无力，用逍遥散或滋阴至宝汤治之。虚劳吐血，脉证治方，大概如此。照依脉证施治，夫何难愈之有！至于感疫而吐血者，胸先紧闷，足膝无力，饮食少进，五心内热，子午潮热，日晡益甚，甚至头腰背疼，口渴舌燥，胁痛口苦。而现三阳外证者，且有舌苔黄黑，而现阳明内症，其脉沉数有力，或沉伏不显，或急数而促，此皆感疫之脉证也。医不知此，妄拟为虚，漫投补剂，以致邪火久郁，载血上行矣。遇此证候，有三阳外证者，仍宜加三阳药。无三阳外证者，即用达原饮，去草果、白芍加赤芍、当归、丹皮治之。有阳明内证者，或用桃仁承气汤，或用承气养营汤，逐去疫邪。邪尽血止，而虚自复矣。李士材曰：古人以大黄治吐衄虚劳，意甚深微，岂有真正虚劳，而可用大黄以治之者哉！惜乎不述其脉证，不著其治方，俾后世以为法守也。今得此案指点出来，始悟古人之用大黄，以治吐衄虚劳者，即此吐衄之虚劳耳。奈世人只知吐血为虚劳，而不知有感疫吐血之条。每见吐血，不察脉证，误补而枉死者不可胜计。故先贤有曰：今之所谓虚劳者，皆是人参补成，即谓此也。学者细将此案，与前人之言，熟识而遵行之，吾知枉死城中，必无吐血冤魂，向医索命者矣。吾为医幸，尤为吐血者幸也。”

年氏、孔氏、龚氏阐发甚畅，不但有补于吴又可，而且有益于今人，俱载于上，以资参考。

下 卷

杂气论

【原文】

日月星辰，天之有象可睹。水火土石，地之有形可求。昆虫草木，动植之物可见。寒热温凉，四时之气往来可觉。至于山岚瘴气[1]，岭南毒雾[2]，咸得地之浊气，犹或可察。而惟天地之杂气，种种不一，亦犹天之有日月星辰，地之有水火土石，气交之中，有昆虫草木之不一也。草木有野葛、巴豆，星辰有罗计、荧惑[3]，昆虫有毒蛇、猛兽，土石有雄、硫、卤、信，万物各有善恶不等，是知杂气之毒，亦有优劣也。然气无形可求，无象可见，况无声复无臭，何能得睹得闻？人恶得而知其气，又恶得而知其气之不一也。是气也，其来无时，其著无力，众人有触之者，各随其气而为诸病焉。其为病也，或时众人发颐[4]，或时众人头面浮肿，俗名为大头瘟是也。或时众人咽痛，或时声哑，俗名为虾蟆瘟是也[5]。或时众人疟痢，或为痹气，或为痘疮，或为斑疹，或为疮疥疔肿，或时众人目赤肿痛，或时众人呕血暴亡，俗名为瓜瓤瘟[6]、探头瘟是也。或时众人瘿痎，俗名为疙瘩瘟是也。为病种种，难以枚举。大约病偏于一方，沿门合户，众人相同者，皆时行之气，即杂气为病也。为病种种，是知气之不一也。盖当时适有某气，专入某脏腑某经络，专发为某病，故众人之病相同，是知气之不一，非关脏腑经络或为之证也。夫病不可以年岁四时为拘，盖非五运六气所印定者[7]，是知气之所至无时也。或发于城市，或发于村落，他处截然无有，是知气之所著无方也[8]。疫气者，亦杂气中之一，但有甚于他气，故为病颇重，因名之厉气，虽有多寡不同，然无岁不有。至于瓜瓤瘟、疙瘩瘟，缓者朝发夕死，急者顷刻而亡，此在诸疫之最重者，幸而几百年来罕有之证，不可以常疫并论也。至于发颐、咽痛、目赤、斑疹之类，其时村落中，偶有一二人所患者，虽不与众人等，然考其证，甚合某年某处众人所患之病，纤悉相同，治法无异，此即当年之杂气，但目今所钟不厚[9]，所患者稀少耳。此又不可以众人无有，断为非杂气也。况杂气为病最多，而举世皆误认为六气。假如误认为风者，如大麻风、鹤膝风、痛风、历节风、老人中风、肠风[10]、厉风[11]、痫风之类，盖用风药，未常一效，实非风也，皆杂气为病耳。至又误认为火者，如疔疮发背，痈疽肿毒，气毒流注，流火丹毒，与夫发斑痘疹之类，以为诸痛疮疡，皆属心火，投芩、连、栀、柏。未尚一效，实非火也，亦杂气之所为耳。至于误认为暑者，如霍乱吐泻，疟痢暴注，腹痛绞肠痧之类，因作暑证治之，未尚一效，与暑何与焉？至于一切杂证，无因而生者，并皆杂气所成，从古未闻者何耶？盖因诸气来而不知，感而不觉，惟向风寒暑湿所见之气求知，是令无声无臭，不睹不闻之气，推察既错认病原，未免误投他药。《大易》所谓或系之牛，行人之得，邑人之灾也[12]。刘河间作《病原式》[13]，盖视五运六气，百病皆原于风、寒、暑、湿、燥、火，谓无出此六气为病，而不知杂气为病，更多于六气为病者百倍，良以六气有限，现在可测，杂气无穷，茫然不可测也。专务六气，焉能包括天下之病欤？

【注释】

[1] 山岚瘴气：山中的雾气和瘴疠之气。

[2] 岭南毒雾：秦岭之南的毒雾之气。岭南：秦岭之南，指今广东一带。元代僧继洪撰有《岭南卫生方》。

[3] 星辰有罗计、荧惑：星宿之中也有让人难以琢磨的荧惑星、罗计星。

[4] 众人发颐：许多人患了颊腮肿胀的传染病。颐：颊、腮。此病似腮腺炎。

[5] 俗名为虾蟆瘟是也：俗话所说的声音像蛤蟆叫的瘟病。此病似白喉。

[6] 俗名为瓜瓤瘟：俗话所说的像瓜瓤子坏了的内里的瘟疫病。

[7] 盖非五运六气所印定者：不是五运六气所决定的事。五运六气是古

人根据干支纪年，所推演的气候变化的学说，主旨是自然界气候变化过于激烈则容易引起疫病流行。

[8] 所著无方：它所停留的地方，是不一定的。著：着，接触、停留。

[9] 目今所钟不厚：眼下所伤害人的邪气还不强烈。钟：集中。

[10] 肠风：肠中出血，血色鲜红的疾病。血色暗红的肠中出血为脏毒。

[11] 厉风：通癞，即麻风。《素问·风论》："厉者，有荣气热胕，其气不清，故使鼻柱坏而色败，皮肤疡溃。"

[12]《大易》：即《周易》。《周易》"无妄"卦所说的："有的人把牛拴在路边，走路的人把牛牵走了，给邑人带来了灾害。"

[13] 刘河间作《病原式》：金代刘完素写作了《素问玄机原病式》，他主张五运六气主病，认为各种疾病都是由于风邪、寒邪、暑邪、湿邪、燥邪、火邪所引起，尤其是注重火热致病的重要性。

【译文】

太阳、月亮、星星、北斗，这是天上可以见到的景象；水流、火焰、土地、山石，这是地上可以见到的景象；飞虫、走兽、百草、树木，是可以见到的动物、植物；冬寒、夏热、春温、秋凉，是可以察觉的四季的气温变化。甚至于山中的雾气和瘴疠之气，秦岭之南的毒雾之气，都是由于地脉有污浊之气，也还可以察觉得到。然而自然界之中使人得病的"杂气"，种类很多各不相同，也像天上有太阳、月亮、群星、北斗，地上有泉水、火光、泥土、石头一样种类很多。天地之间，飞禽、爬虫、花草、林木，各种生物也不相同。野草树木之中有能使人中毒的野葛、巴豆，星宿之中也有让人难以琢磨的荧惑星、罗计星，动物之中有可以对人造成伤害的毒蛇、猛兽，土地矿石之中有可以让人中毒的雄黄、硫磺、卤水、砒霜，天地之间的万物都有好坏不等的属性，由此也可以知道杂气的毒性，也是有大有小的区别。

尽管如此，杂气没有形质可以研究，没有形象可以观看，更何况没有声音，又没有气味可以让我们听到、嗅到，怎么才能看到它、感觉到它的存在？人们怎么能知道它属于邪气，又怎么能进一步知道这一类邪气是品种不一的？这一类邪气，它到来的时候是不定时的，它附着在人体上的时候是没有力度的，人群之中有感受了这类邪气的，分别根据感染邪气的不同而表现为不同的疾病。邪气引发的疾病，有的时候是很多人患下颌肿胀；有的时候许多人都头部、面部虚浮肿胀，也就是俗话所说的"大头瘟"；有的时候许多人都嗓子痛；有的时候许多人都声音嘶哑，也就是俗话所说的“虾蟆瘟”；有的时候许多人都患疟疾、或者都患痢疾；或者很多人都患气血不通的“痹气病”；或者很多人都患皮肤水痘、痘疮；或者很多人都发斑、出疹；或者许多人都患疮证、疥疮、疔毒、肿胀；有的时候很多人都患眼睛发红、肿胀疼痛；有的时候许多人都患吐血、突然死亡，也就是俗话所说的“瓜瓤子瘟”“探头瘟”；有的时候许多人都患粗脖子病，也就是俗话所说的“疙瘩瘟”。邪气造成的疾病种类很多，不能一一列举。

大概说来，病情主要集中在一个地区，挨门挨户都患病，而且众人所患的病情基本一样，这都是时下流行的邪气引发的疾病，也就是杂气引起的疾病。根据不同时间地点的时行疾病证候不相同的特点，可以推测病原的邪气是不一样的。大约当时正好有某种邪气存在，这种邪气又专门侵犯某一脏腑、经络，引发专门的疾病，所以许多人的疾病都相同。由此我们知道引发疾病的邪气，可以有种种不同特性，不是只有一种邪气，这不是脏腑经络失调引起的病证。瘟疫病不能被每一年的气运、四季的主气所限定，因为瘟疫病不是五运六气所主宰的季节病，由此我们就可以知道瘟疫邪气到来的时节是不一定的；瘟疫病有时发生在城市，有时发生在农村，而其他的地方却没有这样的病人，由此我们就知道了瘟疫邪气停留的地方是不固定在某一地方。

瘟疫邪气也是各种杂气之中的一类，只是比其他的邪气致病性强，造成的疾病比较严重，所以又被称为厉气。虽然每一年的发病率，有的年份多，有的年份少，却没有哪一年是完全没有发病的。甚至于所说的瓜瓤瘟、疙瘩瘟的病人，病情发展慢的早晨发病晚上死，病情发展迅速的顷刻之间就会死亡。这是各种瘟疫之中最为严重的，有幸的是几百年之中很少发生这种瘟疫病，这种瘟疫病不能与寻常的瘟疫病相提并论。至于所说的下颌肿胀的“发颐”、咽喉疼痛、眼睛红肿、发斑出疹之类的病证，当时村落之中，偶尔有一两个人患有这一类病证，虽然不和许多人患病的情形相同，但是仔细考察他们的证候，与某一年、某一处许多人同时患病的证候完全相同，治疗方法也没有区别，这就是当年的杂气引发的疾病，只是眼下邪气还不是那么强烈，所以发病的患者比较稀少罢了。对于这种情况，不能因为发病的人数少，就诊断不是瘟疫杂气致病。况且杂气造成的疾病是最多见的，然而普天下的人都把它说成是六淫邪气造成的疾病。

假如把瘟疫杂气错误地当成风邪致病，就有可能当作鼻烂眉落的麻风病、关节肿痛的鹤膝风、全身游走不定关节疼痛的历节风、老年人半身不遂的中风、大便出血的肠风、四肢抽搐的羊角风之类的风病，一律使用治疗风病的药物，却一点效果也没有，其实这不是一般的风病，而是瘟疫杂气造成的疾病。也有的把瘟疫杂气误认为六淫之火，比如体表的疔疖疮疡、后背的痈疽肿毒、火毒走窜、皮肤丹毒、以及发斑出痘出疹等疾病，都被认为属于"各种疼痛疮疡，都是心火过盛"的经典学说，就给予黄芩、黄连、栀子、黄柏进行治疗，没有一次取得效果，其实这本不属于火邪为病，而是瘟疫杂气所造成的疾病。也有的被错误地认为是夏季的暑病，比如上吐下泻的霍乱、发冷发烧出大汗的疟疾、泻下脓血的痢疾、暴注下迫的腹泻、腹部剧烈疼痛的绞肠痧等病证，当作中暑证进行治疗，一点效果也没有，这与中暑有什么关系呢？至于其他的一切杂证，凡是没有明确六淫邪气引起的，都是因为杂气造成的，这种说法从古至今没有听说过，是什么原因呢？这大概是因为各种杂气来的时候，人们不能知道它，已经感受了也不能觉察，人们在病后只是在六淫邪气之中找原因，因此让没有声音、没有气味、不能看见、不能听到的瘟疫杂气，不被人了解。在推求病因的时候，就错误地把六淫当作病原，不可避免地会造成用药错误。这就是《周易》"无妄"卦所说的："有的人把牛拴在路边，走路的人把牛牵走了，给邑人带来了灾害。"金代刘完素写作了《素问玄机原病式》，他主张五运六气主病，认为各种疾病都是由于风邪、寒邪、暑邪、湿邪、燥邪、火邪所引起，说没有疾病能够脱离开六淫邪气致病的范围，却不知道杂气造成疾病的广泛性，杂气为病远远多于六淫邪气百倍以上，这实在是因为六淫邪气有限度，当时就可以测验得知，而杂气多至不可以数，而且茫然地不能测验。只归结于六淫邪气，怎么能完全概括世界上所有的疾病呢？

【评介】

瘟疫病的病原属于"杂气"为病，每一种瘟疫病都由不同的杂气所引起的学说，最接近微生物致病学说，是当时世界上最为先进的病原学说，这是吴又可的最大贡献。然而由于杂气与六淫的属性无关，不便于用药物的四气五味补偏救弊，所以清代温病学成熟之际，温热毒邪又成了致病的病原，杂气致病学说被搁置了。今天在中西医结合的新时代，我们见到了吴又可见不到的细菌、病毒，杂气不属于六淫的观点再一次得到确认，我们不能不佩服吴又可的先见之明。

孔毓礼曰："大头瘟者，头面腮颐肿如瓜匏者是也。虾蟆瘟者，喉痹失音，颈筋胀大是也。瓜瓤瘟者，胸高胁起，呕汁如血者是也。疙瘩瘟者，腹鸣干呕，水泄不通者是也。软脚瘟者，便泄清白，足重难移者是也。”

龚绍林曰：“杂气不一，为病亦不一，惜乎只详其证，未传其方。后得刘宏璧先生照证补之。其有功于杂气门中者，岂浅鲜哉。然即素所临证而细思之，杂气即瘟气，杂气不一，瘟证亦不一。病名虽殊，而治法无甚大异。但宜各随所列现之证，与所传经络脏腑，照证而加每经络每脏腑之主药，以施治耳。前未见刘公所补之方，凡遇杂气为病，用二消饮，照证加减治之，皆验。可知杂气即四时不正之气，瘟气即天地之厉气，合言之皆毒气也。不过有轻重之分耳。不然刘公未补方以前，岂遇杂气证候，遂委之不治乎。要在医者之会心耳，今得补方于后，临斯证者，不患无法守矣。”

孔毓礼曰：“瘟病乃天地厉气也。时人以伤寒目之，更以《经》言‘冬伤于寒，春必病温’之温病混之。即如叔和所云：‘春应温而反寒，夏应热而反凉，秋应凉而反热，冬应寒而反温，得非时之气。长幼相似者，以为温疫病，’其说亦似是而非。吾尝验之，有时四序不忒也，而民疫偏多。其或四序愆期也，而民疫偏少。是时六气之说，非笃论也。夫疫之源流不清，则治疫者，欲望其临证处方，确中病情，必不能矣。今观吴子《杂气》之论，谓‘此气无声可求，无象可见，不在风寒暑湿燥火之中’，议论独高千古，而庐山之面目，始见真矣。然持论杂气之处，断不可从，如指大风一切诸证，尽为杂气，将使学者趋变失常，破律败度，尽废古人绳黑，害岂浅哉。今不得不为定论曰：凡长幼相似，而传染者，疫病不待言矣。若一人病，止就一人身之内外求之，内则七情，外则六淫之类是也。众人病而与疫证不相似，且不传染者，于六气之偏胜处求之，如热胜多热病，寒胜多寒病，贼风人人能感，酷暑人人皆受之类是也。惟证与疫病相符，且求之六淫七情之中，而非其类，则不拘一人独病，与众人皆病，而总以疫法治之。”

龚绍林曰：“以杂气而误认为六气，不独今医类然。即古人所著方书，言及杂气者不少。如诸风证，与夫疔疮、发背、痈疽诸毒，发斑、痘疹，以及霍乱、吐泻，疟痢、暴注，腹病、绞肠痧等症，所说病原，总不外乎风、寒、暑、湿、燥、火，所著方书，惟是照证敷衍，其所用药方，未尝不合所言病证。遵而行之，不惟不效，且有多成痼疾者，谓非错认病原哉。仆本才疏，兼无学识，焉敢妄议古人。因得吴师杂气一条，逐一指点，凡遇以上各证，他人百治不效者，余诊其脉，每数而有力，与眼前所现之证不符，再询其初起病由，是感杂气之状，即以治杂气法治之。略兼眼前现症之药一二味，随治随愈。乃知以上各证，吴师说是杂气为病者的，古人说是六气为病者实误耳。学者读书，是要得问，不可执古方书误人也。”

孔氏、龚氏论说病原，在科技不发达的古代，实属不易。好像在黑夜里摸索，只有科学昌明的今天，才能将古人的种种疑问，豁然大白于天下，真吾等幸甚也。

论气盛衰

【原文】

其年疫气盛行，所患皆重，最能传染，即童辈皆知为疫。至于微疫反觉无有，盖毒气所钟有薄厚也。

其年疫气衰少，闾里所患者，不过几人，且不能传染，时师皆以伤寒为名[1]，不知者固不言疫，知者也不便言疫，然则何以知其为疫？盖脉证与盛行之年所患之证，纤悉相同[2]。至于用药取效，毫无差别。是以知瘟疫四时皆有，常年不断，但有多寡轻重耳。

疫气不行之年，微疫亦有，众人皆以感冒为名，实不知为疫也。设有发散之剂，虽不合病原，然亦无大害，疫自愈，实非药也，即不药亦自愈。至有稍重者，误投发散，其害尚浅，若误用补剂或寒凉，反成痼疾[3]，不可不辨。

【注释】

[1] 时师皆以伤寒为名：现在的医师都说这是叫伤寒的病证。时师：当时的医师。《周礼》之中就有医师的称谓。

[2] 纤悉相同：一丝一毫都相同。

[3] 若误用补剂或寒凉，反成痼疾：假如错误地使用了补益的药物、寒凉的药物，就会变成难于治愈的病证。吴又可反对使用黄连等寒凉药治疗瘟疫，虽有可能来自于临床实践，但现在看来确有偏颇的嫌疑。

【译文】

在当时的年份中，瘟疫邪气很猖獗，所有发病的人病情都很重，传染性也最强，即便是小孩子也知道这属于瘟疫病。等到出现的属于很微弱的疫情，人们就会觉得根本没有瘟疫病，这大概是因为瘟疫的毒气有偏于浓重和轻淡的缘故。

如果某一年的疫气毒邪比较衰弱稀少，乡间患瘟疫病的人不超过几个，并且相互之间不能传染，当时的医生都把其作为伤寒病看待。不了解这种病的人，自然不会说这是瘟疫病，了解的医生也不方便再更正说这是瘟疫病。既然这样，根据什么能够知道病人所患的病属于瘟疫呢？大概说来，病人所表现出来的脉象、证候，和流行的高发期的病人的证候、脉象，一丝一毫完全相同。甚至于用药取得效果，也与以前瘟疫盛行时完全一样，因此可以知道瘟疫病四季都可以发生，一年之中都不断散发，只是有的时候发病多，有的时候发病少罢了。

瘟疫邪气不发作的年份，轻微的瘟疫病也可以出现，大多数人都认为是感冒病，却不知道这是瘟疫病。假如使用了发散表邪的药物，即使是不与病原相符，也不会有什么大的危害，轻证的瘟疫自行痊愈，实际上与药物无关，即便是不用药物治疗也会自行恢复、痊愈的。至于有的病情较重的，错误地使用发散解表药，它的危害还算轻浅，如果错误地使用补益的药剂，或者使用寒凉的方药，就会形成难于治愈的顽症，不能不辨认清楚。

【评介】

在四百多年之前，吴又可就已经完全了解了传染病的爆发与散发的区别，实属难能可贵。他所倡导的完全以临床证候为依据的思想，就是张仲景辨证论治的思想，比后世按不同季节命名温热病的做法高明得多。比如SARS，就被称为伏暑、秋温、冬温、伤寒、春温、风温、春温加湿、肺毒疫、肺痹疫、肺湿疫、非典肺毒疫等等不同的名称，其中不少就属于按发病季节命名的方法，实在不如吴又可更高明一些。

孔毓礼曰："疫疾四时皆有，但尤甚于春月，及春夏之交，为祸更烈耳。推类言之，人人病眼者为疫眼，人人病咳者为疫咳，凡论症长幼相似者名为疫。一人病，非外感内伤，与疫同，亦名疫也。"

龚绍林曰："时师以疫证认为伤寒，皆由不知脉证也。仆于一切脉证，细心体会，凡寒热虚实邪正，其脉其证，颇得其要。每临证时，以脉为主，以证参之。疫病虽非盛行之年，四时皆有，但有轻重之分耳。重者，人多误认伤寒，漫用表药热剂。轻者，人皆误认虚劳，误投补剂燥药。轻者转重，重者致死，良可慨也。有心济世者，可不于脉证加意乎？不能传染，亦是疫疾，以症非外感内伤，与能传染之症状无异也。”

论气所伤不同

【原文】

所谓杂气者，虽曰天地之气，实由方土之气也。盖其气从地而起，有是气则有是病，譬如所言天地生万物，然亦由方土之产也。彼植物藉雨而滋生[1]，动物藉饮食而颐养[2]，必先有是气，然后有是物。推而广之，有无限之气，因有无限之物也。但二五之精[3]，未免生克制化，是以万物各有宜忌。宜者益而忌者损，损者制也，故万物各有所制，如猫制鼠，如鼠制象之类[4]。既知以物制物，即知以气制物矣。以气制物者，蟹得雾则死，枣得雾则枯之类，此有形之气，动植之物，皆为所制也。至于无形之气，偏中于动物者[5]，如牛瘟、羊瘟、鸡瘟、鸭瘟，岂但人疫而已哉！然牛病而羊不病，鸡病而鸭不病，人病而禽兽不病[6]，究其所伤不同，因其气各异也。知其气各异，故谓之杂气。夫物者气之化也[7]，气者物之变也[8]。气即是物，物即是气。知气可以制物，则知物之可以制气矣。夫物之可以制气者，药物也。如蜒蚰解蜈蚣之毒，猫肉治鼠瘘之溃[9]，此受物气之为病，是以物之气制物之气，犹或可测。至于受无形杂气为病，莫知何物之能制矣。惟其不知何物之能制，故勉用汗吐下三法以决之[10]。嗟呼！即三法且不能尽善，况乃知物乎？能知以物制气，一病只有一药[11]，药到病已，不烦君臣佐使[12]，品味加减之劳矣。

【注释】

［1］彼植物藉雨而滋生：那种植物靠着雨露的滋润而生长。藉：坐垫、借。

［2］动物藉饮食而颐养：动物依靠饮食而得到滋养。颐养：保养。

［3］二五之精：阴阳与五行派生出的精华。《易·系词》云："易有太极，是生两仪，两仪生四象，四象生八卦，八卦生万物。"二，就是两仪，也就是阴与阳。《老子》云："万物负阴而抱阳，冲气以为和。"五，就是五行，是古人关于世界物质起源的另一学说。《尚书·洪范》之中就认为，金木水火土五种元素是世界的本原。《左传·襄公二十七年》云："天生五材，民并用之，缺一不可。"

［4］如鼠制象之类：就像老鼠制住大象之类的事情。传说老鼠钻到大象的耳朵里，制服了大象。

［5］偏中于动物者：正好只伤害某一种动物。中：正好，受到。

［6］人病而禽兽不病：人患了瘟疫病，飞禽走兽不发病。现代科学证明，许多致病性的微生物是有种属差异的，属于人病而禽兽不病。也有属于人畜或者人禽共患病的致病微生物。

［7］物者气之化也：物质是由精气变化而产生的，古人称之为有生于无，无生于有，"有无相生"。

［8］气者物之变也：气是由物变化之后产生的。

［9］猫肉治鼠瘘之溃：猫的肉可以治愈老鼠疮破溃疮口。老鼠疮，多指淋巴结核，破溃之后久不收口，很难痊愈。

［10］故勉用汗吐下三法以决之：所以勉强使用汗法、吐法、泻下法，用来驱逐病邪。决：河堤被水冲出缺口。决之：使病邪排除体外。

［11］一病只有一药：一种瘟疫病只使用一种药物治疗，也就是专病专药，特效药。

［12］不烦君臣佐使：不用繁琐地使用由君药、臣药、佐药、使药组成的复杂处方。君药是针对主要病证的药物，臣药是辅助君药的药物，佐药佐制处方中药物的毒副作用，使药为引导药物直达病所的药物。《素问·至真要大论》云："君一臣二，制之小也；君一臣三佐五，制之中也；君一臣三佐九，制之大也。"

【译文】

我所说的杂气，虽然说是天地之间的气体，其实主要是由当地的土地产生的气体。大约说来，瘟疫邪气从土地之中升起来，有这种邪气就会有瘟疫病，就像所说的天与地能够产生万物一样，也是由当地的具体土地产生出来，那些植物靠着雨露的滋润而生长，动物则依靠饮食而得到营养，一定要先有了这种气体，然后才有这种物体。由此可以推想，有无限多的气体，再由这些气体产生无限多的物质。只是由阴阳二气和金木水火土五种元素的精华组成的世界，不可避免地互相之间产生一定的影响，比如相生相克，也就是相互制约、相互化生。因此说世间万物，都有适合自己和不适合自己生存的因素。适合的因素就是有益的东西，不适合的因素就是有损害的东西，损害的因素就是制约的因素。所以说世间万物，都有自己的克星。比如猫制约老鼠，老鼠却能制约大象，这一类的现象很多。既然知道了可以用一种物质，制约另一种物质，就能够理解用气体制约物质的道理。用气体制约物体的的例子，比如蟹见到雾气就会死、大枣见到雾气就会枯萎等现象，雾气是可以看见的有形的气体，动物与植物都受雾气的制约。至于所说的无形可见的气体，能够只侵犯一种动物，比如只伤牛的牛瘟，只伤害羊的羊瘟，只伤害鸡的鸡瘟，只伤害鸭的鸭瘟。岂只是人类的瘟疫，有这种偏中现象！然而有的时候，牛生了瘟疫病，同样吃草的羊却不发病；鸡有瘟病的时候，鸭子却不生病；人类流行瘟病的时候，家中的飞禽走兽却不患病。仔细研究他们所受的伤害是不相同的，因此也就知道了他们所受的邪气，是各不相同的病因物质。知道了瘟疫邪气各有不同的特点，所以称其为不同的杂气致病。物质是由精气变化而产生的，气是由物变化之后产生的。因为气根源于物，所以可以说气就是物；物能产生气，所以也可以说物就是气。知道了气可以制约物体，就可以知道物体可以制约气了。所谓的物可以制约气，指的就是药物制约邪气。比如蜒蚰这种物质，可以解除蜈蚣的毒气伤害；猫的肌肉这种物质，可以治疗被称为老鼠疮的毒气造成的溃疡。这些都是由于受到了物体的毒气产生的疾病，进一步使用另一种物质的气，去制约致病的毒气，这些都是容易观测到的。至于人体受到无形的邪气引发疾病，却不知道什么物质能制约这种邪气。也只是因为还不知道什么药物能够制约邪气，所以才勉强使用发汗、涌吐、泻下的治疗方法，用这三种方法来驱除病邪。遗憾得很！即便是这三种治疗方法，也不能都是十分恰当、有效的，更何况对于治疗物质的了解如何才是很深入的呢？假如能够知道了什么物质可以制约住病邪之气，一种疾病只能有一种药物可以治愈，药一用上疾病就痊愈了，不用再繁琐地使用由君药、臣药、佐药、使药组成的复方药物了，也不用操心费力地加减方剂的药味了。

【评介】

吴又可认为，病原的疫气是物质的，这种疫气尽管“非风非寒，非暑非湿”，不符合中医药性学说中的四气五味，难于纳入传统的中医体系之中，但是吴又可所说的杂气或者疫气，并不是不可琢磨的东西，而是实实在在的物质。所以仍然可以用药物“制气”，达到治疗疾病的目的。

吴又可的达原饮、余师愚的清瘟败毒饮、扬栗山的升降散，都是力图使用一种独特的有效方药，专病专方治疗外感瘟疫热病，希望能够直达病所，特异性地驱除、对抗病邪，进行了有益的探索，为后人开辟了道路。

清初著名医学家喻嘉言受吴又可的学术影响，提出了瘟疫病三焦证候的治疗原则，他说：“（瘟疫）治法，未病前，预饮芳香正气药，则邪不能入，此为上也；邪既入，急以逐秽为第一义。上焦如雾，升而逐之，兼以解毒；中焦如沤，疏而逐之，兼以解毒；下焦如渎，决而逐之，兼以解毒。营卫既通，乘势追拔，勿使潜滋。详订诸方，载《春温方》后。”喻嘉言在这里提出了未病先防的具体措施，符合《素问》“治未病”的思想，也是唐代之前饮“屠苏酒”避瘟措施的延续，更是“预防为主”的先声。他提出的三焦瘟疫，在治疗时都要“兼以解毒”的主张，为后世温病学在治疗法则上重视清热解毒开了先河，也是外感热病三焦辨证的先驱。

孔毓礼曰：“既曰杂气，则不一其气矣。物可以制一时之气，未必可制时时之气，况气同而受此气者不同，又乌能治人人之病哉！”

龚绍林曰：“支干运气，乃天地循环之常气，不得谓为杂气。杂气者，乃天地不正之毒气也，故人触之即病。汗、吐、下三法，乃治伤寒之法也。治疫大法，始宜疏邪清火，即或宜吐、宜下，从未宜汗者。盖疫证汗解在后，其病将愈，自然汗出，不可用药以表其汗也。如执用三法，以治杂气，宜乎不能尽善矣。”

孔、龚二氏的观点皆有临床依据，足资参考。

蛔厥

【原文】

疫邪传里，胃热如沸[1]，蛔动不安，下既不通，必反于上，蛔因呕出，此常事也。但治其胃，蛔厥自愈[2]，每见医家，妄引经论，以为脏寒，蛔上入膈，其人当吐蛔，又云胃中冷必吐蛔之句，便用乌梅圆，或理中安蛔汤。方中乃细辛、附子、干姜、桂枝、川椒，皆辛热之品，投之如火上添油。殊不知疫证，表里上下皆热，始终从无寒证者，不思现前事理，徒记纸上文辞，以为依经傍注[3]，坦然用之无疑，因此误人甚众。

【注释】

［1］胃热如沸：胃中的热气就像沸腾的热水一样热。

［2］蛔厥自愈：因为蛔虫造成的厥逆证候叫做“蛔厥”。张仲景《伤寒论》338条云：“伤寒，脉微而厥，至七八日肤冷，其人躁，无暂安时者，此为脏厥，非蛔厥也。蛔厥者，其人当吐蛔。令病者静，而复时烦者，此为脏寒，蛔上入其膈，故烦，须臾复止，得食而呕又烦者，蛔闻食臭出，其人常自吐蛔。蛔厥者，乌梅丸主之，又主久利。”

［3］依经傍注：依据经文，依赖注释。

【译文】

瘟疫邪气传变到里，胃中的热气如同沸腾的热水一样，肠胃之中的蛔虫躁动不安，蛔虫闭阻肠道之后，向下的道路既然不能畅通，必然会向上逆返，肠中的蛔虫因此而被呕吐出来，这是经常可以见到的事情。只要治疗病人的胃热，因蛔虫造成的四肢厥逆将自行痊愈。我经常见到一些医生，乱引张仲景的经典论述，认为属于“内脏虚寒，蛔虫因为虚寒而向上到膈的部位，病人因此而吐蛔虫”。还引用《伤寒论》的“病人胃中寒冷，一定会呕吐蛔虫”的句子，就使用乌梅丸、或者使用理中安蛔汤进行治疗。这类方剂之中都使用细辛、附子、干姜、桂枝、川椒之类的药物，都是药性很热的药物，使用这类药物就像在火焰上浇油一样，使热势更高。一点也不知道瘟疫证，属于表里上下都热的证候，从始至终都没有寒的证候。这些医生不思考目前证候的机理，只是惦记着书上的说法，认为依靠经典、依赖注释就不会有错误，所以就公然应用一点疑惑也没有，由此造成的误治很多。

【评介】

孔毓礼曰：“读书少阅历者，每有此病，但疫亦有过服寒凉而吐蛔者，不可不察也。”

龚绍林曰：“胃家热甚，蛔动不安，从上呕吐，事理之常，无足怪者。遇其证候，其脉右关数甚，按之有力，其舌苔黄而燥，用承气汤以逐其胃热。不必用安蛔药，而蛔自安矣。无如古来方书，多以为脏寒胃冷使然，未闻有胃热吐蛔之说，故用热药以安蛔，不知蛔因寒冷而吐者，其脉必迟，其舌无苔，其人喜热饮而恶凉水，此不在疫证之条者。疫本热病，始终本无寒证，初起虽有畏寒者，乃是外假寒，而内有真热也。治疫者其知之乎？”

呃逆

【原文】

胃气逆，则为呃逆[1]。吴中称为冷呃，以冷为名，遂指为胃寒，不知寒热皆令呃逆。且不以本证相参[2]，专执俗语为寒，遂投丁、茱、姜、桂，误人不少。吾愿执辞害义者[3]，临证猛省。

治法各从其本证而消息之。如见白虎证，则投白虎。见承气证，则投承气。膈间痰闭[4]，则宜导痰。如果胃寒，丁香柿蒂散宜之，然不若四逆汤，功效殊捷。要之，但治本证，呃自止，其他可以类推矣。

【注释】

[1] 呃逆：是气逆上冲，喉间呃呃作声，连续不断的症状。

[2] 本证：基本病变所表现的证候。

[3] 执辞害义：拘泥于文辞的表面意义，却损害了事情的本质。

[4] 膈间痰闭：胸膈之间被痰浊阻滞、气机不畅。

【译文】

胃的气机向上逆行，就会变为呃逆的病证。江苏一带称呃逆为冷呃，把冷作为病名的一部分，于是就认为本病属于胃部寒冷，却不了解寒邪与热邪都可以让人患呃逆病。并且也不将本病的基本病理与证候互相参考，专门拘泥于俗称的“冷呃”，定为寒性，于是就使用丁香、吴茱萸、干姜、肉桂进行治疗，误治的人不在少数。我希望那些专门拘泥于文辞名称，而不管病人具体证候的人，在临床治疗的时候要赶快醒悟过来。

具体的治疗方法，要分别按照病人的基本证候进行相应的加减。比如见到白虎汤的证候，就使用白虎汤治疗；见到承气汤的证候，就使用承气汤治疗；如果病人胸膈之间被痰浊阻滞、气机不畅，就应当使用导痰汤进行治疗；如果病人属于胃部虚寒，可以使用丁香四蒂散治疗；当然丁香四蒂散不如四逆汤更温热，散寒获效更快。总之，只要治疗病人的基本证候，呃逆自然就会停止，其他的病证的治疗方法也可以类比推理出来。

【评介】

龚绍林曰："呃逆有寒有热，固也。务审脉证，分别治之。如系寒逆，其脉必迟而紧，其人必恶寒而喜热饮。若属热逆，其脉必数而有力，其人必恶热而喜冷饮。各随脉证施治，自然药到病除。至于感疫发呃，则有热而无寒，不可用香燥，以致误人。但有气随火逆而发呃者，于清剂中，宜加顺气药味，治呃逆者知之。"

似表非表似里非里

【原文】

时疫初起，邪气盘踞于中，表里阻膈[1]，里气滞而为闷，表气滞为头疼身痛，因见头身痛，往往误认为伤寒表证，因用麻黄、桂枝、香苏、葛根、败毒、九味羌活之类，此皆发散之剂，强求其汗，妄耗津液，经气先虚，邪气不损，依然发热也。更有邪气传里，表气不能通于内，必壅于外，每至午后潮热，热甚则头胀痛，热退则已。此岂表实者耶？以上似表，误为表证，妄投升散之剂，原邪愈实，火气上升，头疼转甚，须下之，里气一通，经气降而头疼立止。若果感冒头疼，无时不痛，为可辨也。且有别证相参，不可一途而取。若汗若下后，脉静身凉，浑身支节反加痛甚，一如被杖，一如坠伤，少动则痛苦号呼，此经气虚，荣卫行涩也。三四日内，经气渐回，其痛渐止，虽不药必自愈。设妄引经论，以为风湿相搏，一身尽痛，不可转侧[2]，遂投疏风胜湿之剂，身痛反剧，以此误人甚众。

伤寒传胃，即便潮热谵语，下之无辞[3]。今时疫初起，便作潮热，热甚亦能谵语，误认为里证，妄投承气，是为诛伐无辜。不知伏邪附近于胃，邪未入腑，亦能潮热。午后热甚，亦能谵语，不待胃实而后能也。假令常疟热甚，亦作谵语。瘅疟不恶寒，但作潮热，此岂胃实者耶？以上似里，误投承气，里气先虚，及邪陷胃，转见胸腹胀满，烦渴益甚，病家见势危笃，以致更医，医见下药病甚，乃指大黄为砒毒，或投泻心，或投柴胡、枳、桔，留邪在胃，变证日增，神脱气尽而死。向则不应下而反下之，今则应下而反失下，盖因表里不明，用药前后失序之误[4]。

【注释】

［1］表里阻膈：体表与内里互相阻隔，气机不通。

［2］不可转侧：病人不能随意转身、侧身翻身。

［3］下之无辞：泻下治疗没有争议的言辞。

［4］用药前后失序之误：使用泻下的药物的时机，发生了过早过晚的时序错误。

【译文】

时行瘟疫病的发病早期，邪气结聚在体内，使体表与内里互相阻隔，气机不通，在里的气机瘀滞，就会出现胸闷；在表的气机瘀滞，就会出现头部疼痛、身体疼痛。由于出现头痛与身体疼痛，经常被人当作伤寒病的表证，于是就用麻黄汤、桂枝汤、香苏饮、葛根汤、败毒散、九味羌活汤之类的药物进行治疗，这些都是发散解表的方剂，强力追求发汗解表，过度地耗散病人的津液，人体经脉的经气首先虚损，外邪之气却不损耗，仍然还会发热。

还有的邪气向里传变，在表的气机不能向里通行，必然会在外壅滞，因此每到午后就会出现发热，像涨潮一样准确，热重的时候就会头部发胀疼痛，热势消退之后，胀痛也随之消失。难道这属于表实证吗？以上的证候好像是表证的证候，如果错误地当成表证进行治疗，错误地使用发散解表的方剂，使原先的邪气更加盛大，火热之气上升，头部的疼痛也会更加严重，必须使用泻下治疗，在里的气机一旦通畅，经络的气机下行，头痛就会立即停止。假如是真的感冒引起的头痛，往往持续疼痛不会停止，这是可以鉴别的。并且还有其他的伴随证候，不能只看到头痛一个症状，就认为是感冒。

假如病人经过发汗、或者泻下的治疗，脉搏由数转为安静，身体由发热转为凉爽，全身的肢体关节却反而疼痛加重了，就像被人痛打过，或像从高处坠落一般，稍微一动就会引发出痛苦的呻吟、叫喊，这是因为经脉之中的气虚，营气与卫气的运行涩滞难行形成的证候。此后的三四天之内，经脉之中的气机逐渐恢复，病人的疼痛也将逐渐停止，即使不使用药物，也必定会自行痊愈的。假如乱引圣人的经典，认为是风气与湿气互相搏结，全身都会疼痛，不能转身翻身，因此使用祛风除湿的方剂，病人的身痛就会因此加剧，由此错误认识所耽误的病人不在少数。

伤寒病邪气传变到胃部，就会出现定时下午发热，神昏谵语，使用泻下治疗不会出现争议的言辞。现在属于瘟疫病的初期阶段，就产生了定时的潮热，热的程度严重的时候也可以产生谵语，如果错误地认为属于里热证，乱用承气汤进行治疗，这就是攻伐那些没有病的脏腑，属于误治。他们不了解疫邪伏藏在接近于胃的部位，还没有进入胃腑之中，也能产生潮热；下午热势高了之后，也可以出现谵语，不必等待胃部有了实质性的邪气，才产生潮热谵语。假如常见的疟疾，热势很高，也可以产生谵语；瘅疟病不恶寒，只有定时发潮热，这难道属于胃部有实邪吗？以上的证候，好像属于里证，如果错误地使用了承气汤，在里的气机首先虚损了，等到瘟疫邪气陷入胃部，就会见到胸腹部位的胀满，心烦口渴更加严重，病家发现病情转变的更加严重，因此而换请别的医生治疗，新来的医生见到此前用泻下药物使病情加重的情况，就说大黄像砒霜一样有大毒，然后，或者使用泻心汤，或者使用柴胡、枳实、桔梗等药物进行治疗，使邪气停留在胃部，各种变化难测的证候一天一天地增多，病人精神衰竭气血耗尽，最终死亡。前边治疗时不应当使用泻下的方法，却反而用了下法，现在应当使用泻下的治疗方法，却不知道采用，这都是因为对于瘟疫的表证与里证认识不清，用药治疗的程序前后混乱造成的结果。

【评介】

《素问·热论》虽然以六经论述热病，但是并没有表里的概念。仲景《伤寒论》非常注重对伤寒的表里证的划分，表里是仲景伤寒学说中的基本概念，居于非常重要的地位。吴又可所说的“邪伏膜原”，虽然位于“内不在脏腑，外不在经络，舍于伏脊之内，去表不远，附近于胃，乃表里之分界，是为半表半里，即《针经》所谓横连膜原是也”。这种必须以表里来定位的学说，“半表半里”无论如何会让人看出仲景的影子。既然瘟疫也有表证和里证，那么它的治疗就与伤寒也会有某些相同之处，尤其是伤寒的阳明证作为里证的代表，其清下二法就会被借用于瘟疫病的治疗，事实上吴又可对仲景三承气汤，运用得最为纯熟。

孔毓礼曰：“强求其汗则不可，初起随经解散，亦自无妨，不必执用达原饮。果然里实，而表外壅，乃可攻之。设无里证，而妄攻里，以为发表，亦误矣。若他病危笃，身痛如被杖者，多死。难言不药亦愈。”

龚绍林曰：“伤寒从表入里，初起之时，其脉浮迟，邪在皮肤之表，从未有初起即结胸者。疫疾由内传外，脉多沉数，邪在膜原，虽有表证，胸先结闷，故曰似表非表也。以此证误认伤寒，漫用麻黄表剂，皆因不知脉证。瘟疫一证，仆实经验多矣。午前重，午后轻，胸不紧者，人参败毒散加连翘、薄荷。午前轻，午后重，胸中紧，止见头腰背项作疼，或恶风发热者，九味羌活汤皆效。至于下午发热，夜半方退，胸紧夜闷者，感疫之人，多是如此，惟达原饮乃能清疏其邪，此实千古治疫之妙方也。孔氏乃谓不必执用此方，试问宜用何方以治之乎？胡为不指点出来，以为后人法守。仆按孔氏之言，多是任意妄言，其于瘟疫证候，实少阅历，学者勿为所愚，庶不至有毫厘千里之别。谵语本是里证，多有感疫初起，潮热口渴，亦作谵语者，止用达原饮加葛根治之，即止。疫邪内溃，传于阳明，传尚未入腑耳，故不可下，所谓似里非里者也。”

“尽信书不如无书”，龚绍林认为孔毓礼所言多有错误，虽有一定根据，但也不尽然。学术的发展总是逐渐前进的，总是新学说淘汰旧学说，人们的认识才能逐步深入，孔毓礼之言或有不当，但多数观点足资参考，“任意妄言”有失偏颇。

论食

【原文】

时疫有首尾皆能食者，此邪不传胃，切不可绝其饮食，但不宜过食耳。有愈后数日，微渴微热，不思食者，此邪在胃，正气衰弱，强与之即为食复[1]。有下后一日便思食，食之有味，当与之。先与米饮一小杯，加至茶瓯，渐进稀粥，不可尽意[2]，饥则再与，如忽加吞酸，反觉无味，乃胃气伤也，当停谷一日，胃气复，复思食也，仍如渐进法。有愈后十数日，脉静身凉，表里俱和，但不思食者，此中气不苏，当与粥饮迎之，得谷后即思食，觉饥久而不思食者，一法人参一钱，煎汤与之，以唤胃气，忽觉思食，余勿服。

【注释】

［1］食复：外感病痊愈之后，由于过食或食肉引起病证复发，称为食复。《素问·热论》云："帝曰：病热当何禁之？岐伯曰：病热少愈，食肉则复，多食则遗，此其禁也。"

［2］不可尽意：不能任意多食。《素问》有"饮食自倍，肠胃乃伤"的告诫。

【译文】

时行瘟疫病，有的患者自始至终都食欲很健旺，这是邪气没有传变到胃的表现，千万不能断绝病人的饮食，只是不应当过多地进食。有的病人痊愈之后几天，稍微的口渴，发低热，不想进食，这是邪气停留在胃部，正气虚弱的表现，勉强让病人进食，就可能造成病情的复发，称为食复。有的病人泻下之后一天就想进食，吃东西有滋有味，应当及时给病人进食。先给病人喝米汤一小杯，逐渐加量到一茶碗，然后再喝稀粥，不能任意进食。病人感到饥饿时，再给他一些食物，如果病人突然出现泛酸，饮食反而没有滋味，这是胃气受伤的表现，应当停止进食一天，等到胃气恢复，病人才会想进食，仍然要像瘟疫病愈后的饮食渐进的方法那样逐渐加量。有的病人痊愈之后十几天，脉搏已经安静，身体也已退烧，体表与内里的气机已经调和，只是不想进食，这是中焦的气机还没有复苏，应当给予病人稀粥米汤迎接胃气的复苏，病人得到进食就想吃东西了。病人感觉饥饿已经很久，但不想进食，可以使用一个方法，就是用人参一钱（3 克），熬成汤给病人喝，用来唤醒胃气，病人可能忽然觉得想吃东西，不要给病人服其他的药物。

【评介】

古人对于外感病愈后的饮食调理，很是重视，主要是怕食复、劳复，俗语有“饿不死的伤寒，撑不死的痢疾”之说。

龚绍林曰：“感疫之人，全然不思食者，十有八九。但不食甚是无防，不可强进。至于愈后，必如论中调理，方为合法。仆看此症，始终宜忌油辛辣，方易调愈。”

论 饮

【原文】

烦渴思饮，酌量与之，若饮食过多，自觉水停心下，名停饮[1]，宜四苓散最效。如大渴，思饮冰水及冷饮，无论四时，皆可量与[2]。盖内热之极，得冷饮相救甚宜，能饮一升，止与半升，宁使少顷再饮，至于梨汁、藕汁、蔗浆、西瓜，皆可务不时之需[3]，如不欲饮冷，当易白滚汤与之[4]，乃至不思饮，则知胃和矣。

四苓汤

白茯苓一钱　泽泻一钱五分　猪苓一钱五分　陈皮一钱

取长流水煎服。古方有五苓散，用桂枝者，以太阳中风表证未罢，并入膀胱。用四苓以利小便，加桂枝以解表邪，为双解散，即如少阳并于胃，以大柴胡通表里而治之。今人但见小便不利，便用桂枝，何异聋者之听宫商？胃本无病，故加白术以健中。今不用白术者，疫邪传胃而渴，白术性壅，恐以实填实也。加陈皮者，和中利气也。

【注释】

[1] 停饮：水停为饮，饮凝成痰。《伤寒论》40条云：“伤寒表不解，心下有水气，干呕，发热而咳，或渴，或利，或噎，或小便不利，少腹满，或喘者，小青龙汤主之。”

[2] 皆可量与：都应当尽量满足供给。

[3] 务不时之需：供应病人不定时的需要。

[4] 白滚汤：白开水。

【译文】

病人心烦口渴，想喝水，应当斟酌给予，假如饮水太过分，病人自己觉得心口的下边有水气停留，就叫停饮证，最好使用四苓散治疗。如果病人口渴很严重，想喝冰镇的水，或者是冷饮，不论四季任何时候，都应当尽量满足给予。概括地说，病人体内的热势达到极盛的时候，得到冷饮的帮助是很合适的。一般能喝一杯的，只能给予半杯，宁肯过一小会儿再给，也不要过量。至于梨汁、藕汁、甘蔗汁、西瓜汁，都可以满足病人不定时的需要。如果病人不想饮凉的水饮，应当换成白开水给予饮用。等到病人不再想喝的时候，就可以知道他的胃气已经调和了。

四苓汤的药物组成

白茯苓一钱（3 克）　泽泻一钱五分（4.5 克）　猪苓一钱五分（4.5 克）　陈皮一钱（3 克）

最好取用江河之中的长流水，来煎药，然后服用。古代的方剂有五苓散，其中使用桂枝这味药，这是由于伤寒太阳中风，表证还没有解除，邪气进入膀胱。需要用四苓来使小便通利，加上桂枝达到解表散邪的作用，作为双解散，就像是少阳的邪气进入到胃部一样，可以使用大柴胡汤，使表里通畅而治愈病人。现今的人只要见到病人小便不顺畅，就使用桂枝，这与聋子听音乐分五音有什么区别呢？胃部本来没有疾病，所以五苓散之中只加白术一味药，用来保健中焦。现在不使用白术，是因为瘟疫邪气传变到胃部，而出现口渴，白术的药性壅滞，恐怕会造成误补的错误，所以没有加用。方剂之中加上陈皮，是为了调和中焦以利气机的运行。

【评介】

龚绍林曰："今医不辨脉证，概谓宜忌生冷，不知生冷之物，惟虚寒证候，在所宜忌。果系伤寒与真虚证，内无邪火，口必不渴，脉亦不数，多不思饮，况生冷乎？间或思饮，伤寒恶寒，即与沸汤，犹嫌其凉，不必医者嘱忌生冷，病者早为畏而忌之矣。至于感疫，乃热证也，邪火内郁，苦燥口渴，脉数有力，思饮冰水，以水济火，事理之常。如必苦苦禁其不与，是犹就槁之苗，不得时雨以救之也。论中谓大渴思饮冰水，及冷饮者，无论四时，皆可量予，极是确论。仆经验至多，凡遇脉数有力，思食生冷，不拘老幼男女，及孕妇产妇，皆许其酌量予之。甚至不耐服药之人，病热，惟以凉水、梨子、西瓜治之，而病获愈者。世谓凡病宜忌生冷，殆未睹此论而领会之耳。"

龚氏所论极是，吴鞠通《温病条辨》有五汁饮，王孟英《温热经纬》主张可以用肥肉，煎汤令病人时时饮之，都有助于缓解病情的燎原热势。

损　复

【原文】

邪之伤人也，始而伤气，继而伤血，继而伤肉，继而伤筋，继而伤骨。邪毒既退，始而复气，继而复血，继而复肉，继而复筋，继而复骨，以柔脆者易损[1]，亦易复也。

天倾西北，地陷东南[2]，故男先伤右，女先伤左。及其复也，男先复左，女先复右[3]。以素亏易损，以素实易复也。

严洪甫正年三十，时疫后，脉证俱平，饮食渐进，忽然肢体浮肿，别无所苦，此即气复也。盖大病后血未盛，气暴复，血乃气之依归，气无所依，故为浮肿，嗣后饮食渐加，浮肿渐消，若误投行气利水药，则谬矣。

张德甫年二十，患禁口痢[4]，昼夜无度，肢体仅存皮骨，痢虽减，毫不进谷，投人参一钱，煎汤入口，不一时身忽浮肿，如吹气球之速，自后饮食渐进，浮肿渐消，肿间已有肌肉矣。

若大病后，三焦受伤，不能通调水道，下输膀胱，肢体浮肿，此水气也，与气复悬绝[5]，宜金匮肾气丸及肾气煎，若误用行气利水药必剧。凡水气足冷，肢体常重，气复足不冷，肢体常轻为异。

俞桂玉正年四十，时疫后，四肢脱力，竟若瘫痪，数日后右手始能动，又三日左手方动。又俞桂岗子室[6]，所患皆然。

【注释】

[1] 柔脆者易损：柔弱、脆弱的部位容易受损害。

［2］天倾西北，地陷东南：古人认为，天的支柱倾折之后，天空向东南方倾斜，土地向西北方倾斜，形成了我国的特殊地貌：天不足西北，地不满东南。参见《素问·阴阳应象大论》与《素问·五常正大论》。

［3］男先复左，女先复右：男人属阳，而左半身为阳位，所以男人左边先恢复；女人属阴，而右边属阴，所以女人右边先恢复。《素问·阴阳应象大论》云："阴阳者，血气之男女也。左右者，阴阳之道路也。"

［4］禁口痢：不能进食的痢疾。古语有："饿不死的伤寒，撑不死的痢疾"之说，如果不能进食，再加上腹泻，脱水酸中毒，病情就容易转危重。

［5］与气复悬绝：和气复的病证，有天地之别。悬绝：悬隔、阻绝。

［6］子室：儿子的内室、妻子。

【译文】

瘟疫邪气伤害人体的时候，开始伤害气，紧接着伤害血，再往后就是伤害肉，伤害筋，伤害骨。邪毒已经退却之后，最开始恢复的是气，紧接着是血恢复，然后是肉恢复，再往后是筋恢复，最后是骨骼恢复。因为柔弱、脆弱的部位容易受损害，也容易恢复。

古人认为，天的支柱倾折之后，天空向东南方倾斜，土地向西北方倾斜，形成了我国的特殊地貌：天不足西北，地不满东南。男人属阳而阴气不足，而右边属阴，所以先伤属阴分的右边；女人属阴而阳气不足，而左半身为阳位，所以先伤害属阳的左边。等到恢复阶段，男人属阳，所以男人左边先恢复；女人属阴，所以女人右边先恢复。这是因为人体平素不足的地方，容易受伤害；平素比较充实的地方，容易首先恢复。

患者严洪甫，正当年龄三十岁的时候，患时行瘟疫之后，脉搏与证候都已经恢复，饮食逐渐增加，突然出现四肢、身体浮肿，而没有其他的痛苦，这就是人体的气机来恢复了。总的说来，人体患大的疾病，血液还不太强盛，而阳气突然来恢复，就会出现不协调，因为血液是阳气的依靠，阳气没有旺盛的血液做依靠，就会出现浮肿。此后只要逐渐增加饮食，浮肿就会慢慢消退。假如使用行气利水的药物治疗，就会形成误治。

患者张德甫，当时的年龄二十岁，患了不能进食的痢疾病，一天之中泻下的次数不可计数，肢体消瘦得皮包着骨头，下利虽然已经减轻，丝毫也不能进食，就给予病人人参一钱（3克），煎好汤药之后，刚一下咽，不足一个时辰，病人的身体忽然浮肿起来，就像吹气球一样快。后来随着饮食的不断增加，浮肿也逐渐消退，此间病人的肌肉已经有所恢复。

假如病人患大病之后，三焦的部位受到伤害，不能疏通水液运行的道路，使水液向下输送到膀胱，而产生肢体浮肿，这属于水气病，这和瘟疫病的气复证有天壤之别。水气病应当使用金匮肾气丸，以及肾气煎进行治疗。假如错误地使用了行气利水的方药，病情必然会加剧。凡是患水气病的人，他的足部都是发凉的，肢体也经常是沉重的，而气复的瘟疫病人，足部不凉，肢体经常因为消瘦而减重，这是它们的显著差别。

患者俞桂玉，正是年龄在四十岁的时候，患时行瘟疫病之后，四肢一点力气也没有了，简直就像患了瘫痪一样，几天之后右手开始能活动，又过了三天，左手也能活动了。还有俞桂岗的儿媳妇，所患的病证与此完全相同。

【评介】

关于邪气向里传变，逐渐加重的道理，古人早有论述，《素问·阴阳应象大论》云："邪风之至，疾如风雨，故善治者，治皮毛，其次治肌肤，其次治筋脉，其次治六腑，其次治五脏。治五脏者，半死半生矣。"《史记·扁鹊传》记载的扁鹊望桓侯的事迹，也说明了及早治疗的重要性。

龚绍林曰："惟其始而伤气也，故感疫之人，多有右寸无力，头晕不举者，疫邪内炽，血随枯矣。疫邪久郁，胸膈不快，饮食少进，有不肌肉日削者乎？人既削瘦，气血两亏，筋无所养，骨无所依，相因而伤，有必然者。夫人身之气阳也，血阴也。阳能生阴，故气先复，而血次复。气血复原，肌肉自起，筋得其养，骨得其依，渐次继复，不诚然哉。至于男先伤右，女先伤左，男先复左，女先复右之说，理虽如是，不可拘泥。亦视其素禀血气盛衰何如耳。水气足冷，理固然也。然亦有水亏血虚之人，左尺按之无力者，其足亦冷，临证宜审。"

标　本

【原文】

诸窍，乃人身之户牖也[1]。邪自窍而入，未有不由窍而出。《经》曰[2]：未入于腑者，可汗出已，已入于腑者，可下而已。麻征君复增汗吐下三法[3]，总是导引其邪，打从门户而出，可为治法之大纲，舍此皆治标云尔。今时疫首尾一于为热，独不言清热者，是知因邪而发热，但能治其邪，不治其热，而热自已。夫邪之与热，犹形影相依，形亡而影未有独存者，若以黄连解毒汤、黄连泻心汤，纯乎类聚寒凉，专务清热，既无汗吐下之能，焉能使邪从窍而出？是忘其本，从治其标，何异于小儿捕影？

【注释】

［1］户牖：门与窗。户：单扇的门；牖：窗子。

［2］《经》曰：此应指《伤寒例》而言。因为《素问·热论》云："治之各通其藏脉，病日衰已矣。其未满三日者，可汗而已；其满三日者，可泄而已。"而《伤寒例》云："此三经皆受病，未入于府者，可汗而已。——此三经受病，已入于府，可下而已。"

［3］麻征君复增汗吐下三法：麻知己又增加了发汗、涌吐、泻下的三种治病方法。麻征君：金代医学家，河北易水人，名九畴，字知己，从师张子和，参与撰写《儒门事亲》，其中认为，通过发汗、涌吐、泻下的三种治病方法，可以治疗所有的疾病。征君：古人对于受到过朝廷征招的贤能人士尊称征君。

【译文】

人身体的眼、目、口、鼻等九窍，就像身体对外开设的门窗。邪气也可以从此进入身体，邪气被排出的时候，也必须通过九窍，才能把邪气清除出去。医经《伤寒例》就说过，邪气还没有进入六腑的，可以使用发汗的方法治疗，使邪气排出体外而痊愈；邪气已经进入到六腑之中，可以通过泻下的方法，治愈疾病。麻知己先生在《儒门事亲》之中又增加说，通过发汗、涌吐、泻下的三种治病方法，可以治疗所有的疾病。总的思路是引导邪气，从可以出去的门路出去，这可以说是治疗的总纲，其他的治疗措施大多都属于治标的方法罢了。

现在瘟疫病，自始至终都属于热证，我却惟独不说清热的方法，这是为什么呢？是由于知道有邪气才发热，只要能够治疗他的邪气，不用治疗他的发热，发热必然自行消失。邪气与发热，就好像形体与影子一样，形体消失之后，依附于形体的影子是不能存在的。假如用黄连解毒汤、黄连泻心汤这样的方剂，单纯地将几种寒凉药聚在一起，专门去清热，既然不能有发汗、涌吐、泻下的作用，怎么能够使邪气从九窍排出体外呢？这是遗忘根本，而追求末叶的做法，与小孩子抓影子有何不同？

【评介】

关于外感病的治疗方法，《素问·热论》用汗法与泄法治疗，华佗发展为汗、吐、下三法，张仲景的《伤寒论》更是八法齐备，蔚为大观。《伤寒例》变《素问》文字以与《伤寒论》神韵相合。《热论》“伤寒一日，巨阳受之”为限定之词，《伤寒例》则改为“当一二日发”等或然之词，意寓不必“日传一经”。将“入脏”改为“入腑”，因腑病多用通下之法，而脏病少有可下之证；将“可泄而已”改为“可下而已”，《素问》用“泄”字与其多用针刺有关，《伤寒例》改为“下”字则能与六经病篇诸承气汤相呼应。

仲景《伤寒论》问世之后，外感热病六经辨证体系引起人们广泛重视，伤寒学说日益繁荣。而杂病证治在金元之前尚未形成一种被普遍接受的辨治体系。四时外感伤寒热病与杂病在证候、病机方面的重叠和交叉，为杂病借用外感病辨治方法提供了现实可能性。“仲景伤寒为百病立法”为今人所熟知，但杂病之中有以邪气盛为主的实证、热证，也有内伤正气为主的虚证、寒证，更有虚实错杂存在的病证。虚人外感和外感病失治误治而伤正的情况，也非常多见。平人外感多为实证、热证，治法多用寒凉泻邪。所以，杂病借用外感治法，用之得当“其效如神”，用之失当“多致伐人生气，败人元阳，杀人于冥冥之中（见《景岳全书》）”。易水张元素有鉴于此，倡导脏腑辨证而不以六经辨证论述杂病证治，用药讲究升降浮沉以调脏腑气机，并发明归经学说提高脏腑辨证的针对性，凡此种种均从人体正气着眼不从外邪立论。李东垣发扬师说，创“内伤脾胃，百病由生”学说，极力反对以外感有余之治疗方法，来治疗内伤不足的病证。使内伤病机在杂病辨治中，占有突出地位，易水学派学术特色更加突出。

龚绍林曰：“因邪而发热，是邪为本，而热为标矣。故但治邪云云。”

孔毓礼曰：“汗、吐、下、清、补五法，皆不可缺，独难于补耳，止用三法，亦偏说也。”

行邪伏邪之别

【原文】

凡邪所客，有行邪[1]，有伏邪[2]，故治法有难有易，取效有迟有速。假令行邪者，如正伤寒，始自太阳，或传阳明，或传少阳，或自三阳入胃，如行人经由某地，本无根蒂，因其浮游之势，病形虽重，若果在经，一汗而解，若果传胃，一下而愈，药到便能获效。先伏而后行者，所谓瘟疫之邪，伏于膜原，如鸟栖巢，如兽藏穴，营卫所不关，药石所不及，至其发也，邪毒渐张，内侵于腑，外淫于经，营卫受伤，诸证渐显，然后可得而治之，方其浸淫之际，邪毒尚在膜原，此时但可疏利，使伏邪易出，邪毒既离膜原，乃观其变，或出表，或入里，然后可导邪而出，邪尽方愈。初发之时，毒势渐张，莫之能御，其时不惟不能即瘳其疾，而病证日惟加重，病家见证反增，即欲更医，医家不解，亦自惊骇，竟不知先时感受，邪甚则病甚，邪微则病微，病之轻重，非关于医，人之生死，全赖药石，故谚有云：伤寒莫治头[3]，劳怯莫治尾[4]。若果正伤寒，初受于肌表，不过在经之浮邪，一汗即解，何难治之有？此言盖指瘟疫而设也。所以疫邪方张之际，热不可遏，但使邪毒速离膜原，便是治法，全在后段功夫。识得表里虚实，更详轻重缓急，投剂不致差谬，如是可以万举万全，即使感受之最重者，按法治之，必无殒命之理。若夫久病枯极，酒色耗竭，耆耄风烛[5]，此等已是天真几绝，更加瘟疫，自是难支，又不可同年而语。

【注释】

［1］行邪：在人体之内传变不定的邪气。

［2］伏邪：在人体之内潜伏、还没有发作的邪气。

［3］伤寒莫治头：伤寒病不要迎着开头治疗，否则不易见效。也有的人认为伤寒传经结束之后，可以不治自愈，所以不愿在开始时治疗。

［4］劳怯莫治尾：虚痨的病证，不要在病人的最后阶段治疗，否则无力回天，劳而无功。劳怯：虚痨病，多属于人体气血阴阳衰竭之病。

［5］耆耄风烛：衰迈老年，就像风中的残烛，随时有熄灭的可能。六十以上的人为“耆”，八九十岁的老人为“耄耋”之年。

【译文】

凡是邪气侵犯人体，有的属于不断传变的“行邪”，有的暂时潜伏起来不立即发病，属于“伏邪”，因此治疗的方法有的难，有的容易，取得的效果有的快，有的慢。假如病人属于伤寒病的行邪，比如冬天的常见伤寒病，从太阳经开始发病，有的传变到阳明经，有的传变到少阳经，有的从三阳经脉进入到胃的部位，这些就像行走的人经过某一地区并不停留，本来也没有什么根基瓜葛，按着它所漂荡游动的情况，病的证形虽然很重，假如果然在经络之中，往往一旦汗出病情就会缓解；假如邪气确实在胃部，也可以一泻下就痊愈，只要药物一到病所，就能够取得效果。

病邪先隐伏，然后才发作的，就是人们所说的瘟疫之邪，邪气潜伏在膜原的时候，就像鸟伏在窝里，也像野兽藏在洞里，人体的营气卫气都碍不着，药物砭石也达不到。等到病邪发动起来，它的邪毒逐渐暴露出来，向内可以侵犯内脏，向外可以充斥于经脉之中，让营气卫气受伤害，各种证候逐渐表露，这样之后才能够进行治疗。在瘟疫邪气初发、进展的时候，邪毒还在膜原之中，这时进行治疗只能疏导利诱，让深伏的邪气容易出来。邪毒已经离开膜原之后，再观察证候的变化，有的是向表传变，有的是向里传变，看清之后才能引导邪气，排出体外，邪气排净之后，疾病才能痊愈。

瘟疫邪气初发作的时候，邪毒的势力逐渐高涨，没有什么能够抵御的药物，当时不仅不能立即治愈疾病，而且病情多是一天一天逐渐加重，病人家属见到病证反而加重，就想立即换医生，医生不了解瘟疫病的变化规律，也深深地自我惊恐，却一点也不知道此前感受的邪气有多重，邪气重了病就重，邪气轻了病就浅。病情的轻重，往往与医生无关，而病人的生与死，全要靠医生的治疗。因此有的谚语说：对于伤寒病，医生不要在开头治；对于虚痨病，医生不要在末尾治。其实如果属于常见的伤寒病，当初属于肌表受邪，只是在经络的轻浅邪气，一发汗就会痊愈，有什么难治的呢？“伤寒不可治头”说的应当是瘟疫。在瘟疫邪气刚开始发作的时候，热势不可遏止，只是使邪气尽快离开膜原，这是治疗的措施，关键的是在往后的病程之中采取有力措施。了解了瘟疫病的表里虚实证候，又知道治疗的轻重缓急措施，用药不至于发生错误，像这样就可以百分之百，或者万分之万地应对病证，即便是感受的邪气是最严重的，只要按照法则用药，按理说必定不会造成病人的死亡。假如病人属于久病重病，已经极度枯萎，或是酒色耗竭的身躯，或是垂暮老人就像风中的蜡烛，随时有熄灭的可能，这一类病人，已经属于真阴已竭，再加上瘟疫邪气的伤害，自然是难以支撑，这与一般的瘟疫病证是不能等类齐观的。

【评介】

自古兵书有“勿击堂堂之阵，勿迎蓬蓬之气，避实就虚”之说。古医经也有类似的提法，不过临证治病，医生岂能顾惜声誉，袖手旁观待其已衰再施治疗乎？今贤姜春华先生截断扭转之说，确有高见之明。而在抗击SARS的战斗中，许多中医人员迎难而上，救生命于危难之际，甚至于献身此役，足见其悲壮，也不能不为古人的深入探索所折服。

孔毓礼曰：“凡疟疾痢证，一切外邪初起者，皆无解于人之谤，而疫病尤甚也。予尝谓此病，有三难医。医者，身家当惜，一难也；妄受鄙人之谤，二难也，病家绝不洁净，留医者地步，一说及此，则生嗔怒，彼尚恶闻此名，我又为何轻身，三难也。”

龚绍林曰：“伤寒邪从毛窍而入，初起邪在太阳经，一汗即解，本至易治，但要将前所传经，分别的确，未得阳明、少阳，切勿用此二经之药。以致引贼入门，既传阳明、少阳，则必用此两经之药。如仅用太阳经药，则又逼贼入腑矣。传某经，即用某经之药，传入胃腑，随证下之，药到病即除。夫何难治之有？至于温疫，邪伏膜原，最为难治，多有初用疏邪药，而病加重者，医者务照脉证，加减治之。不可掣肘，以致误人。”

应下诸证

【原文】

舌白苔，渐变黄苔

邪在膜原，舌上白苔。邪在胃家[1]，舌上黄苔，苔老变为沉香也[2]。白苔未可下，黄苔宜下。

【注释】

[1] 胃家：胃腑。

[2] 苔老：舌苔苍老，粗糙。

【译文】

舌上白色舌苔，逐渐变成黄色的舌苔。

瘟疫邪气在膜原的时候，舌苔属于白色的舌苔。邪气深入传变到胃的部位，舌上的舌苔逐渐变成黄色的舌苔，黄色的舌苔时间长久之后就显得苍老，如同沉香的黄色一样。白色的舌苔不能使用泻下的方法，黄色的舌苔可以使用泻下的方法治疗。

【评介】

孔毓礼曰："浮黄色浅不干者，不宜下。干黄色如沉香，方是下证。"

龚绍林曰："舌白苔，邪未传胃，故不可下。舌苔色黄，邪已入胃，故宜下之。所载各证，共计四十有一。除白砂苔与硬黄苔以外，总以苔黄为验。右关脉数实为主，凡下不以数计，脉平病去。不宜下矣，但有气虚血虚之人，宜随其虚，而加补药以扶之，则不误人性命矣。"

【原文】

舌黑苔

邪毒在胃，熏腾于上，而生黑苔。有黄苔老而变焦色者，有津液润泽者，作软黑苔。舌上干燥者，作硬黑苔。下后二三日，黑皮自脱。又有一种，舌俱黑而无苔。此经气[1]，非下证也。妊娠多见此，阴证也有此，并非下证[2]。下后里证去，舌尚黑者，胎皮未脱也，不可再下。务在有下证，方可下。舌上无苔，况无下证，误下舌反见离离黑色者危，急当补之。

【注释】

[1] 此经气：这是病人的真阴外现，多属肾虚的危重证。

［2］阴证也有此，并非下证：阴寒的证候也可以出现黑苔，为肾虚水泛于上的表现。

【译文】

瘟疫邪气在胃部，熏蒸升腾向上，从而产生黑苔。有的病人属于黄苔苍老之后转变为黑苔，有的黑苔舌面上津液较多，比较润泽，就属于比较软的黑苔，如果舌上的黑苔比较干燥就属于硬黑苔。泻下之后二三天，黑苔的皮自然脱落。还有一种，满舌都黑，却没有舌苔，这是病人的真阴外现，多属肾虚的危重证，不是可以使用泻下的指征。孕妇可以有这种黑舌，阴证也可以有这种黑舌，都不是需要泻下的证候，泻下之后在里的证候已经消失，舌头还是黑的，这是由于黑苔的舌皮还没有脱去，不能再使用泻下的治疗方法。一定要再一次出现需要泻下的证候，才能使用下法。舌上没有舌苔，也没有泻下的证候，错误地使用了泻下的方法，病人反而出现稀稀离离的黑色舌苔，属于危重证候，应当赶紧使用补益的方法治疗。

【评介】

龚绍林曰："黑苔不论软硬润燥，必见其由白而黄，由黄而黑者，乃是下症。如无黄白苔底，似墨涂黑一般，则非下症。妊娠阴证，固多见此。余见素常饮烧酒之人，亦多见此，医者须知。"

【原文】

舌芒刺[1]

热伤津液，此疫毒之最重者，急当下。老人微疫，无下证，舌上干燥，易生苔刺，用生脉散[2]，生津润燥，芒刺自失。

【注释】

［1］舌芒刺：舌上的舌苔像芒和刺一样。芒：某些禾本植物子实的外壳上长有针状物，被称为芒。

［2］生脉散：孙思邈《备急千金方》的方子，由人参、麦门冬、五味子组成，益气生津。

【译文】

舌面上长出芒刺一样的舌苔。

热邪伤害了病人的津液，出现芒刺舌，这是瘟疫毒邪最为严重的表现，应当立即使用泻下的治疗方法。老年人即使患的瘟疫病比较轻浅，由于舌上干燥，容易形成如刺一样的舌苔，可以使用生脉饮治疗，用来益气养阴，产生津液润滑干燥，芒刺自然就会消失。

【评介】

舌芒刺一证，自元代《敖氏伤寒金镜录》注重外感热病的辨舌验苔之后，逐渐引起人们的重视，清代温病学家尤其强调辨舌验齿，把舌苔与舌质变化看作邪热在表在里、津液存亡的主要指征。舌苔芒刺多数预示着病人里热亢盛、津液亏乏的危重病情，应当急下存阴。

【原文】

舌裂

日久失下，血液枯极，多有此证。又热结旁流[1]，日久不治，在下则津液消亡，在上则邪火毒炽，亦有此证。急下之，裂自满[2]。

【注释】

[1] 热结旁流：肠道内有硬结的粪便，同时还有泻下臭粪稀水，就叫“热结旁流”。

[2] 裂自满：裂开的舌面自然就会长平、长满。

【译文】

瘟疫病日久不愈，病人的血液极度干枯，多可见到舌裂的现象。又比如肠道内有硬结的粪便，同时还有泻下臭粪稀水的“热结旁流”，日久不愈也会造成在下边的津液消亡，在上边的邪热毒火炽盛，也可以出现舌裂的证候。应当立即使用泻下的治疗方法，病人的舌裂自然就会长平、长满。

【评介】

舌质裂纹，在外感热病过程之中也可经常见到，与大地干旱日久发生的地裂一样，是人体热邪炽盛、津液严重匮乏的外在表现。治疗的首要任务不是养阴，而是急下存阴。

【原文】

舌面裂开

舌短[1]，舌硬[2]，舌卷[3]

皆邪气胜，真气亏，急下之。邪毒去，真气回，舌自舒。

【注释】

［1］舌短：舌头短缩，不能伸出口外。

［2］舌硬：舌头僵硬，说话不利。

［3］舌卷：舌头卷缩，不能伸展。

【译文】

舌头短缩、舌头僵硬、舌头卷缩。

这些都是瘟疫病过程之中，邪气太盛，真气亏虚的表现，应当立即使用泻下的治疗方法。邪毒被除去，正气得到恢复，舌头自然就运用自如了。

【评介】

舌卷囊缩，历来就是危重证候，多是外感热病后期，神志不清，或是肝风内动的先兆。

【原文】

白砂苔

舌上白苔，干硬如砂皮[1]。一名水晶苔。乃自白苔之时，津液干燥，邪虽入胃，不能变黄，宜急下之。若白苔润泽者，邪在膜原也。邪微苔亦微，邪气盛，苔如积粉[2]，满布其舌，未可下。久而苔色不变，别有下证，服三消饮，次早舌即变黄。

【注释】

[1] 干硬如砂皮：舌苔干硬如同砂纸一样。
[2] 苔如积粉：舌苔就像堆积的面粉一样。

【译文】

白色砂子一样的舌苔。

舌面上的舌苔是白色的，却干硬的如同砂纸一样。有的把这种白砂苔称为像水晶一样的舌苔。这乃是白苔的时候，津液干燥匮乏，邪气虽然进入到胃部，舌苔不能变黄，应当立即使用泻下的治疗方法。假如白苔比较润泽，这是邪气在膜原的征兆。邪气少的人舌苔就少，邪气盛的人，舌苔就厚如同堆积的面粉一样，布满整个舌头，这还不能使用泻下的治疗方法。患病日久却见不到舌苔颜色的变化，另外具有泻下的证候，可以服用三消饮，往往第二天舌苔就变为黄色。

【评介】

叶天士《温热论》借鉴吴又可的有关论述，辨舌苔很详细，比如白色舌苔，主要看其是否有津液，以了解热势的盛衰。

【原文】

唇燥裂，唇焦色，唇口皮起，口臭，鼻孔如烟煤

胃家热，多有此证，固当下。唇口皮起，仍用别证互较，鼻孔煤黑，疫毒在胃，下之无辞。

【译文】

口唇干燥裂开，口唇焦干变色，口唇起皮，口气臭秽，鼻孔颜色黑如煤烟熏过。

这都属于胃部有热，可以见到这种证候，本来应当使用泻下的治疗方法。如果病人的口唇起皮，应当参照其他的伴随证候，来决定治疗；鼻口像煤熏黑一样，属于邪毒在胃部，使用泻下的治疗方法不用说辞。

【评介】

唇焦舌裂、口干鼻燥出现在外感热病的极期，都是邪热炽盛的征兆，单纯养阴，往往远水不解近渴，只有急下存阴才是釜底抽薪之举。

【原文】

口燥渴

更有下证者，宜下之。下后邪去胃和，渴自减，若服花粉、门冬、知母，冀其生津止渴，殊谬。若大汗，脉长洪而渴，未可下，宜白虎汤。汗更出，身凉渴止。

【译文】

口干燥、口渴，还有其他的泻下指征，应当使用泻下的治疗方法。泻下之后，邪气驱除，胃气和利，口渴自然减轻。假如服用花粉、麦门冬、知母之类的药物治疗，希望因此而产生津液，制止口渴，这是很荒谬的。假如病人大汗出，脉长而且洪大，口渴，不能泻下，应当使用白虎汤。汗进一步出来，身体转凉爽，口渴就会停止。

【评介】

外感热病过程出现口燥渴，一为在经热邪，需要使用白虎汤、白虎加人参汤，泻热生津止渴；一为邪热在腑，结于肠道之中，必须急下存阴；如果热退身凉、脉静，邪气已退，才能考虑养阴生津。盖邪热未清之前，清热驱邪是其首务，只有这一主要矛盾解决之后，养阴生津才有保障，才不是误治。

【原文】

目赤，咽干，气喷如火[1]，小便赤黑，涓滴作痛[2]，小便极臭，扬手掷足，脉沉而数，皆为内热之极，下之无辞。

【注释】

［1］气喷如火：出气如喷火一样热。

［2］涓滴作痛：小便极少，而且疼痛。涓滴：极少的水滴。

【译文】

眼睛发红，嗓子干，出气如喷火一样热，小便黑红，量少点滴而出，尿时疼痛，小便气味极臭秽，病人不时扬手掷足，躁动不安，脉搏沉而快数，这都是内热达到极点的表现，使用泻下的方法不用多说。

【评介】

孔毓礼曰："一妇病疫，应下失下，四十日潮热不解。舌硬口干，右脉小弱，余下之。舌软热减，右脉变成浮大，然大便又秘四五日，体素虚，未敢再下。以麻仁、大黄、枳实作丸，微利之，竟不能利。且小便解时作痛，痛则洒然毛疏，如作寒之状。余用金匮肾气汤，去附子，一剂痛止，再剂而大便先硬后溏，诸证如失。此证鲜有不错认作热毒者，记此以证。小便作痛，亦有不属内热之症。"

【原文】

潮热，谵语

邪在胃，有此证宜下。然又有不可下者，详载"似里非里"条下，又"热入血室"条下，又"神虚谵语"条下。

【译文】

定时发热如潮水一样准时，谵语神昏。这是邪气在胃部的表现，有这样的证候出现，应当使用泻下的治疗方法。但是有潮热和谵语的病人，有的也不能使用下法，详细的情况可以参见本书《似里非里》《热入血室》《神虚谵语》的有关论述。

【评介】

潮热谵语，都是邪热深入血分，影响神明而出现的证候。由于瘟疫邪气伏于膜原，在半表半里之间，也可见潮热之证候；热入血室，多见于妇人经水适来适断的时候，又感受外邪，出现独语如见鬼状、入暮谵语等证候；神虚谵语是外感热病后期，阴液津血不足，血不养神而出现的虚烦谵语，治疗应以滋养阴血为主。

【原文】

善太息[1]

胃家实，呼吸不利，胸膈痞闷，每欲引气下行故然。

【注释】

[1] 善太息：经常深吸气，长出气。

【译文】

瘟疫病人经常深吸气，长出气。这是由于胃部有实邪，使呼吸不能畅顺，从胸部到膈间痞塞满闷，经常想深吸气，使气机得以向下行，所以才出现这种证候。

【评介】

外感热病过程之中的善太息，与内科杂病之中出现的善太息不同，后者多为肝郁气滞，无热无实邪，可以使用辛香行散药物；前者的善太息却是由于热邪，阻于胃部影响气机的升降而出现，只能使用清热驱邪，而不能使用辛香行散方药。

【原文】

心下满[1]，心下高起如块，心下痛，腹胀满，腹痛，按之愈痛，心下胀痛

以上皆胃家邪实，内结气闭，宜下之，气通则已。

【注释】

[1] 心下满：病人的心窝部，经常满闷。

【译文】

心窝部满闷，心窝部位高起一个块状的东西，心窝部疼痛，腹部胀满，腹部疼痛，按压腹部更加疼痛，心下的部位胀痛。这些证候的出现，都与胃部有实邪有关，体内的气机郁结，闭塞不通，应当使用泻下的治疗方法，气

机畅通之后，这些证候就消失了。

【评介】

内科杂病见到心下痞满，有虚有实。虚证的痞满，以健脾行气为主；而实证的痞满，以消导助运为主。外感病的痞满，则以清热去实邪为主。

【原文】

头胀痛

胃家实，气不下降，下之，头痛立止。若初起头痛，别无下证，未可下。

【译文】

头部胀痛，这也与胃部有实邪有关，因为气机不能下降，使用泻下的治疗方法，头痛就会立即停止。假如瘟疫初起，发生头痛，没有别的可以泻下的证候，不能使用泻下的治疗方法。

【评介】

内科杂病的头胀疼，多由升降失调为主，治疗以条理气机为主要治疗方法；外感热病见之，在表的解表，在里的清里通下。二者治疗大不相同。

【原文】

小便闭

大便不通，气结不舒，大便行，小便立解，误服行气利水药，无益。

【译文】

小便闭阻不通，有时因为大便不通，影响气机也郁结不能舒展；如果大便解下之后，气机得以畅行，小便立时也能解出来。假如因此错误地使用行气利水的药物，是不利于本病治疗的。

【评介】

内科杂病的小便不通，多数需要行气利水；外感过程之中的小便不通，属于邪气闭阻的，以驱邪为要务；津液耗竭者，应当清热养阴。

【原文】

大便闭，转屎气极臭

更有下证，下之无辞。有血液枯竭者，无表里证，为虚燥，宜蜜煎导及胆导[1]。

【注释】

[1] 宜蜜煎导及胆导：应当使用蜜或者猪胆汁做成的肛门栓剂治疗。方出于《伤寒论》。

【译文】

大便不通，排出的矢气很臭秽，这就是应当泻下的证候，使用泻下不用多说。有的病人属于血液枯竭，肠道干燥，没有表证里证，这就是虚证的干燥便秘，应当使用蜜或者猪胆汁做成的肛门栓剂治疗。

【评介】

热病过程之中的便秘不通，多数需要泻下，往往便通热清；如果津阴严重匮乏，吴鞠通的增液汤、增液承气汤，都是很好的治疗方药。

【原文】

大肠胶闭[1]

其人平素大便不实，设遇疫邪传里，但蒸作极臭，状如粘胶，至死不结，但愈蒸愈粘，愈粘愈闭，以致胃气不能下行，疫毒无路而出，不下即死，但得粘胶一去，下证自除，霍然而愈。

【注释】

[1] 大肠胶闭：瘟疫邪气与肠中的糟粕，黏着在一起阻闭肠道，造成大便不通。

【译文】

大肠胶闭证，就是瘟疫邪气与肠中的糟粕，黏着在一起阻闭肠道，造成大便不通。这是因为病人平素大便溏薄，假如遇到瘟疫邪气传变到里边，与肠道的糟粕郁蒸在一起，气味极为臭秽，大便的形状黏滞如胶，直到病死病人的大便也不会发硬，只是稀薄的大便越被热邪蒸腾，性状就越黏滞，而越黏滞就越阻闭肠道，因此造成胃气不能下行，瘟疫毒邪没有出路，不使用泻下的治疗方法，病人只有死路一条。只要黏滞被清除，需要泻下的证候也就消失，病人往往因此豁然痊愈。

【评介】

热病过程之中的大便胶闭不通，多见于素体脾虚便溏之人，不可因其平素脾虚就不敢使用泻下方法，只要当时确实属于热邪闭阻肠道，往往一泻热退，大便不至于因此更加稀薄。

【原文】

协热下利[1]，热结旁流[2]

并宜下，详见大便条下。

【注释】

［1］协热下利：热邪影响肠道的泌别作用，造成腹泻叫协热下利。胃肠型感冒与此相似，既有表证，又有腹泻。

［2］热结旁流：肠中有热邪与宿食残渣形成的结块，不能便出，却有稀的粪便排出，这种情况叫热结旁流。

【译文】

热邪影响肠道的泌别作用，造成腹泻叫协热下利；肠中有热邪与宿食残渣形成的结块，不能便出，却有稀的粪便排出，这种情况叫热结旁流。这两种情况都需要泻下治疗。详细的论述参见本书《大便》一节。

【评介】

协热下利与热结旁流都是在发热的同时又见到腹泻，但两者一为邪热在表，一为邪热在里。协热下利需要解表清热，热结旁流需要攻下热结，通因通用。

【原文】

四逆[1]，脉厥[2]，体厥[3]

并属气闭，阳气郁内，宜下之。有虚烦似狂，有因欲汗作狂，并详见本条，忌下。

【注释】

[1] 四逆：四肢发冷，向上超过肘部与膝部。
[2] 脉厥：无脉证，摸不到脉搏。
[3] 体厥：身体发凉，体内的热气不能排出来，又叫热甚厥深。

【译文】

四逆就是四肢发冷，向上超过肘部与膝部。脉厥就是无脉证，摸不到脉搏。体厥就是身体发凉，体内的热气不能排出来，又叫热甚厥深。这三种证候都属于气机郁闭，体内的阳气瘀滞不出，造成本证。应当使用泻下的方法治疗。有的病人心中烦躁不安，好像要发狂一样，有的是因为想要出汗又出不来造成这种证候。都可以参见本书的有关论述。

【评介】

四逆、脉厥、体厥出现在外感热病过程之中，都是阳气被郁不能外达有关，也就是热甚厥深、寒在皮毛热在骨髓的假寒真热证。泻下热结，阳气得以外散则身体重新发热，四肢逆冷消失，脉搏也复见洪大。假如错认这类病证是阳气衰微、阳证转阴，使用四逆汤之类的回阳热药治疗，就会铸成大错，造成不可挽回的后果。

【原文】

发狂

胃家实，阳气盛也，宜下之。有虚烦似狂，有因欲汗作狂，并详见本条。

【译文】

病人发狂，这是由于瘟疫病人胃中有实邪，阳气太盛造成的，应当使用泻下的治疗方法。有的病人因为虚火扰动心神，造成虚烦像发狂一样；有的病人想出汗而又出不来，从而发狂，都应当参阅本书的有关章节。

【评介】

孔毓礼曰："以上所列，下证若见，如既下之后，及先见此证，下后而反加甚，或虚损衰老枯竭之人，皆未可云实。必兼他证，与脉法参之，庶不误也。"

应补诸证

【原文】

向谓伤寒无补法者，盖伤寒时疫，均是客邪，然伤于寒者，不过风寒，乃天地之正气，尚嫌其填实而不可补，今感疫气者，乃天地之毒气，补之则壅裹其毒[1]，邪火愈炽，是以误补之为害，尤甚于伤寒，此言其常也。及言其变，则又有应补者，或日久失下，形神几脱[2]，或久病先亏，或先受大劳，或老人枯竭，或当补泻兼施，或既下而增虚证者，宜急峻补。详见散在诸篇，此不再赘。补之虚证稍退，切忌再补。补后虚证不退，反加变证者危。下后虚证不见，乃臆度其虚[3]，辄用补剂，法所大忌。凡用补剂，本日不见佳处，即非应补，盖人参为益元气之极品，开胃气之神丹，下咽之后，其效立见，若用参之后，元气不回，胃气不转者，勿谓人参之功不捷，盖因投之不当耳。急宜另作主张，若恣意投之，必加变证，变证加而更投之者死。

【注释】

[1] 壅裹其毒：壅遏包裹瘟疫邪毒。

[2] 形神几脱：形体与精神都接近枯竭。

[3] 臆度其虚：推测病人的虚损情况。

【译文】

过去说治疗伤寒，没有使用补益方法的证候，这大约是因为伤寒与时行瘟疫邪气，都是外来的邪气，不需要补益。但是伤于寒邪，只不过是受到风寒的侵袭，风寒都是天地之间的正常气候，尽管如此还怕是用补益的方法，治疗实证会有所妨碍，而不能补益。现在感受的瘟疫邪气，是天地之间的毒气，用补益的方法就会壅遏包裹邪毒，使瘟疫的邪火更加炽热，因此瘟疫误补的危害，比伤寒更为严重，这是常有的事情。等到说瘟疫病的变证，也有需要用补益方法治疗的情况，比如有的是患病日久，失于泻下治疗，造成的形体与精神都接近枯竭；也有的是久病体虚；或者是先有大的劳伤；或者是老人，气血已经枯竭；这些人或者需要补泻兼用；或者已经使用了泻下的治疗方法，却增加了虚损的程度，都应当立即大剂补益。详细的情况，可以参见散在的有关各篇，这里不再多说。补益之后，病人的虚证稍微减退，千万不要再补益。补益之后，虚证不见减轻，或者反而加重的，属于危证。泻下之后没有见到虚损，就推测病人已经虚损，轻易使用补益，在治疗方法上是非常忌讳的。凡是使用补益，当天见不到效果，就不是应当补的病证。总的说来，人参是大补元气的最有力的药物，也是开胃口的神丹妙药，服用之后应当立即见效，假如使用人参之后，元气不见恢复，胃气不见好转，不要说人参的作用不大，这大概是使用不当的结果。应当立即改做其他的治疗方法，假如肆意使用人参，一定会增加其他的变证；增加了变证，还继续使用人参，就会引起死亡。

【评介】

龚绍林曰：“不论伤寒时疫，有虚证虚脉者，既宜各随其虚而补之。有虚有实者，即宜照证依脉，补泻兼施，方为尽善。切不可妄拟漫投，以致杀人。审之慎之。本日不见佳，固非应补之证。本日稍愈，次日再投而病如初，或转加重者，亦非应补之证。即用攻药亦然，医者悟此，即不善脉，亦无虚虚实实之误。”

论阴证世间罕有

【原文】

伤寒阴阳二证，方书皆以对待言之。凡论阳证，即继以阴证。读者以为阴阳二证，世间均有之病，所以临诊之际，先将阴阳二证在于胸次，往来踌躇[1]，最易牵入误端。甚有不辨脉证，但窥其人多蓄少艾[2]，或适在妓家，或房事后得病，或病适至行房，医问及此，便疑为阴证。殊不知病之将至，虽僧尼寡妇，室女童男，旷夫阉宦，病势不可遏，于房欲何与焉？即使多蓄少艾，频宿娼妓，房事后适病，病适至行房，此际偶值病邪，发于膜原，气拥火郁，未免发热，到底终是阳证，与阴证何与焉？况又不知阴证，实乃世间罕有之病。而阳证似阴者，何日无之？究其所以然者，盖不论伤寒瘟疫，传入胃家，阳气内郁，不能外布，即便四逆，所谓阳厥是也。又曰：厥微热亦微，厥深热亦深。其厥深者，甚至冷过肘膝，脉沉而微，剧则通身冰冷，脉微欲绝，虽有轻重之分，总之为阳厥，因其触目皆是，苟不得其要领，于是误认者良多。况且瘟疫，每类伤寒，又不得要领，最为混淆。夫瘟疫热病也，从无感寒，阴自何来，一也。治瘟疫数百人，才遇一正伤寒，二也。及治正伤寒数百人，才遇一真阴证，三也。前后统论，苟非历治万人，乌能一见阴证[3]，岂非世间罕有之病耶！验今伤寒科盛行之医，历数年间，或偶得遇一真阴证者有之，奈之何才见伤寒，便疑阴证，况多瘟疫又非伤寒者乎！

【注释】

[1] 往来踌躇：犹豫不定。

[2] 少艾：年轻美貌的人。

[3] 乌能一见阴证：怎能见到一个阴证呢？乌：疑问代词，哪里。

【译文】

伤寒病的阴证与阳证，各个方书都当作一对证候进行论述。凡是说到阳证的，紧接着就提阴证。读者认为阴证与阳证伤寒，社会上都是很常见的病证，所以临证治疗的时候，首先想到的就是阴阳两证，犹豫不定，最容易把人引入歧途。甚至有的人不去辨别脉象与证候，只是偷看人家养着多少美色，或者是正在妓院之中，或者是在房事之后患病，或者得病的时候正在房事，医生问到这些情况，就疑心属于阴证伤寒。一点也不了解疾病来的时候，即使是没有婚配的僧尼鳏夫寡妇，未婚男女，宦官阉臣，也不能幸免于患病，这与房事有什么关系呢？即使病人有许多内宠，频繁地出入妓院，房事之后患病，病时行房，此时正赶上病邪来犯，从膜原发病，气被壅阻，火也壅滞，不免会发热，说到底也是阳证，与阴证有什么关系呢？

何况也不知道阴证，实在是世界上少有的病证。而阳证像阴证的证候，哪一天不发生呢？为什么会这样呢，大概不论是伤寒还是瘟疫，邪气传变到胃部，阳气在体内瘀滞，不能向外发散，就会造成四逆证，也就是人们说的阳厥证。又有的说法是：厥逆轻的，病人的热度就轻；厥逆深重的，病人的热度就深重。厥逆深的病人，手足寒冷的向上超过肘膝，脉象沉而且微弱，严重的全身都冰凉，脉象微弱欲绝。即使有轻与重的差异，也都是阳厥，由于一睁眼就能见到这种情况，假如不能很好的鉴别，因此而诊断错误的也不在少数。何况瘟疫病，总与伤寒相似，如果不会鉴别，最容易混淆。

瘟疫就是热病，从来就没有感受寒邪，阴证从何而来呢？这是第一点。治疗瘟病几百人，才可能遇到一个真正的伤寒，这是第二点。等到治疗常见的伤寒几百人，才能遇到一个真正的阴证，这是第三点。前后总起来说，假如不是治疗上万人，怎么能够见到一个阴证呢？这种阴证难道不是社会上很少有的病证吗？考察现在社会上治疗伤寒最有名的医生，经历几年之中，可能偶尔见过一个真正的阴证，可是有的人刚一见伤寒病，就疑心这是阴证伤寒，何况社会上多数属于瘟疫而不是伤寒呢！

【评介】

孔毓礼曰：“阴阳之理，原有对待，即疫病，阳多阴少，亦不当删却一边，以图简便。盖受疫者，素本阴脏，医者徒拘成法，概投凉药，而见阴证者有之。必待阳气一振，疫邪始显也。又或攻下过度，阳证变阴者有，难言罕有。”

龚绍林曰：“四逆阳厥，温疫多见此证，务要细心体认，如稍躁妄，则误人矣。”

论阳证似阴

【原文】

凡阳厥手足厥冷，或冷过肘膝，甚至手足指甲皆青黑，剧则遍身冰冷如石，血凝青紫成片，或六脉无力，或脉微欲绝，以上脉证，悉见纯阴，犹以为阳证何也？盖审内证，气喷如火，龈烂口臭，烦渴谵语，口燥舌干，舌苔黄黑，或生芒刺，心腹痞满，小腹疼痛，小便赤涩，涓滴作痛，非大便燥结，即大肠胶闭，非协热下利，即热结旁流，以上内三焦悉见阳证，所以为阳厥也。粗工不察内多下证[1]，但见表证脉体纯阴，误投温剂，祸不旋踵[2]。凡阳证似阴者，瘟疫与伤寒适有之。其有阴证似阳者，此系正伤寒家事，在瘟疫无有此证，故不附载。详见《伤寒实录》。瘟疫阳证似阴者，始必由膜原以渐传里，先几日发热，以后四逆。伤寒阳证似阴者，始必由阳经发热，脉浮而数，邪气自外渐次传里，里气壅闭，脉气方沉，乃至四肢厥逆，盖非一日矣。其真阴者，始则恶寒而不发热，其脉沉细，当即四逆，急投附子回阳，二三日失治即死。捷要辨法[3]：凡阴证似阳者，格阳之证也[4]。上热下寒，故小便清白，但以小便清白为据。以此推之，万不失一。

【注释】

［1］粗工：技能低下的医生、庸医。

［2］旋踵：转瞬之间。踵：脚后跟。

［3］捷要辨法：简捷主要的辨别方法。

［4］格阳：内有寒邪凝聚，格阳于外，虚阳外越。

【译文】

凡是阳厥证，病人的手足都逆冷，有的向上超过肘和膝，甚至指甲都发青紫，严重的全身冰冷如石头，瘀血凝聚成一片青紫，有的六部脉都无力，或者脉搏微弱像要断绝一样，以上的脉证都属于纯粹的阴证表现，仍然说这是阳证这是为什么？主要是深入观察病人的内在证候，比如出气如喷火一样热，齿龈溃烂，口气臭秽，烦躁口渴，谵语神昏，口干舌燥，舌苔黄黑，有的舌生芒刺，心胸腹部痞满，小腹疼痛，小便涩滞，点滴而下，尿时作痛；不是大便干燥硬结，就是大肠被热邪胶着闭阻不通；不是热迫肠道腹泻，就是热邪与糟粕结聚在肠道，粪水从旁边流淌而出。以上所说体内三焦范围都见到阳证的表现，所以说这是阳厥证的表现。技术低下的医生不细心观察病人体内多是可下的证候，只是见到体表的证候与脉象属于阴证表现，就错误地使用温燥药，祸患立即就会出现。凡是阳证像阴证的，瘟疫病与伤寒病都可以出现。那种阴证像阳证的复杂现象，属于正规伤寒病才有的事，在瘟疫病之中没这种证候，所以不再论述。阳证像阴证的详见《伤寒实录》。瘟疫病如果阳证像阴证，开始必定是由膜原开始逐渐向里传变，先头的几日发热，以后逐渐发生四肢逆冷。伤寒病的阳证似阴证的证候，开始的时候必定是由阳经首先发热，脉象浮而且数，邪气自体表逐渐依次向里传变，造成里气壅遏闭阻，脉象才会出现沉象，逐渐导致四肢厥冷，总之不是一天形成的。真正的阴证，开始的时候恶寒怕冷而不发热，脉象沉细，随之发生四肢逆冷，应立即用附子急救回阳，两三天得不到治疗就会死亡。简单而主要的辨别方法是：凡是阴证像阳证的证候，都属于格阳于外的证候。病人上部热而下部寒，所以小便清澈色白，主要依据小便清白，就可以确定诊断。用这个方法推断病情，万无一失。

【评介】

孔毓礼曰：“阴证似阳，疫病难言无之。”

龚绍林曰：“疫本阳证，何以似阴？盖人之阳，即热气也。所感之疫，即热邪也。疫邪内伏，热与热相感，疫气引阳气内伏，所以手足厥冷，而现种种似阴之脉证矣。医临此症，务将内症详审的确。庶不致杀人于反掌之间，审之慎之。凡阳证似阴者，惟瘟疫家有之。谓正伤寒通有之者，似觉非是。阴证似阳者，惟伤寒家有之。孔氏谓阴证似阳，疫证难言无之说，亦属荒唐。

盖瘟疫本是阳证，故有似阴之时，伤寒原是阴证，故有似阳之候。如谓二证，瘟疫伤寒，兼而有之，于理不符。明者参之。”

龚氏推定伤寒是阴证，未必恰当。伤寒即是热病，有阴证但主要是阳证。

舍病治弊

【原文】

一人感疫，发热烦渴，思饮冰水，医者以为，凡病须忌生冷，禁止甚严，病者苦索勿与，遂至两目火迸，咽喉焦燥，不时烟焰上腾，昼夜不寐，目中见鬼无数，病剧苦甚，自谓但得冷饮一滴下咽，虽死无恨。于是乘隙，匍匐窃取井水一盆，置之碗旁，饮一杯，目顿清亮，二杯鬼物潜消，三杯咽喉声出，四杯筋骨舒畅，饮至六杯，不知盏落枕旁，竟尔熟睡，俄而大汗如雨，衣被湿透，脱然而愈。盖因其人瘦而多火，素禀阳藏，始则加之以热，经络枯燥，既而邪气传表，不能作正汗而解，误投升散，则病转剧，今得冷饮，表里和润，所谓除弊，便是兴利，自然汗解宜矣[1]。更有因食、因痰、因寒剂、因虚陷[2]，致疾不愈者，皆当舍病求弊，以此类推，可以应变于无穷矣。

【注释】

[1] 宜矣：是合乎道理的。

[2] 虚陷：因体虚而外邪陷入体内。

【译文】

有一个病人，感受了瘟疫邪气，出现发热心烦口渴，想喝冰冷的水，医生认为所有的病证，必须禁止饮食生冷，管的很严格，病人苦苦要求也不给他，因此导致两眼如同火焰向外冒，咽喉焦燥干渴，经常如火焰向上升腾一样难受，白天黑夜不能入睡，眼前如见鬼魂，病情严重，痛苦不堪，自己说只要得到凉水一滴，咽下去就是死了也不遗憾。因此他乘人不备，爬着偷取来一盆冷水，放在药碗的旁边，喝了一杯，两眼顿时清亮；喝了两杯，眼中的鬼魂全无；三杯之后喉中可以出声；四杯下咽全身筋骨舒畅，饮至六杯之时，不知不觉地扔掉了水杯，倒头就睡，不久大汗出来，像淋过雨一样，衣服被子都湿透了，豁然痊愈。这主要是因为病人消瘦而属于多火的体质，平素阳气盛，开始患病的时候又加上热邪，使经络之内干燥涩滞，不久邪气传变到体表，不能通过出汗痊愈，又错误地使用了升散的药物，引起病情加剧。后来得到冷饮，使表与里都得到和顺、滋润，这就是常说的，除去弊病，就是兴利之举，病人自然会汗出而愈。还有因为伤食，因为有痰，因为服凉药，因为体虚邪气深陷入里，导致疾病不能痊愈，都应当舍弃表面的病证，努力寻求病人的弊端，像这个病历一样推理，就可以应对无尽的变化。

【评介】

孔毓礼曰："何云舍病治弊耶？凡一切杂证，皆有挟瘀、挟虚、挟燥、挟火之不同。故不可以一方治之。今欲以达原、白虎、柴胡、承气，为治疫之的方，又虑该括不尽，复立此名目。然则治疟，止有小柴胡，凡补虚、润燥、消食、祛痰等法，皆治弊乎？治痢止有芍药汤，凡补之、温之、散之、固之等法，皆为治弊乎？不知病情万变，何能执一死法，以图简便也。"

龚绍林曰："除弊即是兴利，乃禁止弗与，此医之弊也。彼因食、因痰、因寒剂、因虚陷致疾不愈者，此亦必是医者，各有失治之弊也，求其弊而治之，自无不愈矣。吴师此论，不过举一感疫思饮，因得水而病即愈者，为舍病治弊榜样，并非夹痰夹虚等证，不必用补虚祛痰诸法，仅用凉水以医之也。有虚补虚，有痰祛痰，一切杂证，照证施治，药到病除，何弊之有！惟其失治，则弊病矣，不得不舍病而急治其弊。孔氏昧此，并将达原饮诸方，以为死法，不思吴师此书，原只为治疫而设，并未教人执此以治一切证也，孔氏好驳，殊为多事。"

舍病治药

【原文】

尝遇微疫，医者误进白虎汤数剂，续得四肢厥逆，病势转剧，更医，谬指为阴证，投附子汤病愈，此非治病，实治药也[1]。虽误认病原，药则偶中，医者之庸，病者之福也。盖病本不药自愈之证，因连进白虎，寒凉慓悍[2]，抑遏胃气，以致四肢厥逆，疫邪强伏，故病增剧。今投温剂，胃气通行，微邪流散，故愈。若果直中无阳，阴证误投白虎，一剂立毙，岂容数耶？

【注释】

[1] 实治药也：其实是治疗前药误治的。
[2] 寒凉慓悍：寒凉的属性太猛烈。

【译文】

曾经遇到一个患有轻微瘟疫病的人，医生错误地使用白虎汤，连续几服药使用下去，紧接着出现了四肢发冷，上至肘膝，病情变的更加严重，换了一个医生继续治疗，错误地诊断为阴证，使用附子汤治疗却获得痊愈。这本来不是治疗的病证，而是治疗的药误。虽然医生错认了病证的根源，用的药物却有幸命中证候。有时候医生的庸俗，却成就了病人的幸福。总的说来，这个病本来属于不用药也会自愈的病，由于连续使用白虎汤，寒凉性质很强，阻遏伤害了胃气，所以造成四肢厥逆，瘟疫邪气被迫强行隐伏，所以病证加重。现在使用热药，胃气得以通行，微弱的瘟疫邪气得到消散，所以病证痊愈。假如病人原来真是寒邪直中阴经，属于无阳的证候，阴证而使用白虎汤治疗，一剂误治就会毙命，哪里能够等到连续几剂？

【评介】

孔毓礼曰："白虎既能遏抑邪气，缘何动辄以白虎作疫病之表药耶？"

龚绍林曰："此亦治病之一变法也，不可守以为常。欲行此法者，务将脉证认的确，并将前方服药，逐一看过明白。如果系药致病转剧，则舍病治药可也。切不可任意揣拟，守此以为常法。以白虎汤作疫病之表药，必要有长洪数之脉，大渴大汗之证，而后可用之也。如不应用，何以遏抑邪气，孔氏不能悟此，妄批何也。"

论轻疫误治每成痼疾

【原文】

凡客邪皆有轻重之分，惟疫邪感受轻者人所不识，往往误治而成痼疾[1]。假令患痢昼夜无度，水谷不进，人皆知其危痢也。其有感之轻者，昼夜惟行四五度，饮食如常，起居如故，人亦知其轻痢。未尝误以他病治之者，凭有积滞耳[2]。至如瘟疫，感之重者，身热如火，头疼身痛，胸腹胀满，苔刺谵语，斑黄狂躁，人皆知其危疫也。其有感之浅者，微有头疼身痛，午后稍有潮热，饮食不甚减，但食后或觉胀满，或觉恶心，脉微数，如是之疫，最易误认，即医家素以伤寒瘟疫为大病，今因证候不显，多有不觉其为疫也。且人感疫之际，来而不觉，既感不知，最无凭据，又因所感之气甚薄，发时又现证不甚，虽有头疼身痛，而饮食不绝，力可徒步，又乌得而知其疫也。病人无处追求，每每妄诉病原，医家不善审察，未免随情错认，有如病前适遇小劳，病人不过以此道其根由，医家不辨是非，便引东垣劳倦伤脾[3]，元气下陷，乃执“甘温除大热”之句，随用补中益气汤，壅补其邪，转壅转热，转热转瘦，转瘦转补，多至危殆。或有妇人患此，适逢产后，医家便认为阴虚发热，血虚身痛，遂投四物汤及地黄丸[4]，泥滞其邪，迁延日久，病邪益固，邀遍女科，无出滋阴养血，屡投不效，复更凉血通瘀，不知原邪仍在，积热自是不除，日渐尪羸，终成废痿。凡人未免七情劳郁，医者不知为疫，乃引丹溪五火相煽之说，或指为心火上炎，或指为肝火冲击，遂乃类聚寒凉，冀其直折，而反凝住其邪，徒伤胃气，疫邪不去，瘀热何清，延至骨立而毙。或向有宿病淹缠，适逢微疫，未免身痛发热，医家病家同认为原病加重，仍用前药加减，有妨于疫，病益加重，至死不觉者，如是种种，难以尽述，聊举一二，从是推而广之，可以应变于无穷矣。

【注释】

[1] 痼疾：一般指日久不愈的顽、难疾病，此处则指深重难于治愈的外感热病。

[2] 积滞：此处指病人泻下不爽，大便不尽，肛门坠重的感觉。

[3] 东垣：即李杲，元代著名医学家，祖籍今河北省正定，因正定在秦代属秦国的东垣（东部边界）之地，故李杲晚年自号“东垣老人”。其著《内外伤辨惑》《脾胃论》阐发气虚发热的机理，创甘温除热方法，影响深远。

[4] 四物汤及地黄丸：四物汤，是元代著名医学家朱丹溪所创的补血养血代表方剂；地黄丸，宋代医家钱乙所创，是滋阴补肾的代表方剂。

【译文】

凡是外来的邪气都有轻与重的差别，只有轻微的瘟疫邪气伤人的时候，不容易被人察觉，经常会造成误治，变成严重的痼疾。假如患的痢疾，属于白天黑夜连续不断腹泻，饮食不下，人人都知道这是危重的痢疾病。也有的是感受轻微的邪气，一天之中只有三四次腹泻，吃饭如常，活动自如，人们也都知道这是轻证的痢疾。不曾按其他的疾病治疗，是因为有体内的积滞可凭依。

至于瘟疫病，感受邪气较重的，身体发热像着火一样，头疼身痛，胸腹胀满，舌苔起刺，时有谵语，发斑黄疸，发狂烦躁，人们都知道这是瘟疫的重证。有的感受的邪气比较轻，稍微有些头痛，身体疼痛，午后稍有潮热，饮食不甚减少，但是食后或觉胀满，或觉恶心，脉微数，像这样的轻微的瘟疫病，最容易被误诊。即便是医生，平素认为伤寒、瘟疫属于大病，比较重视，但是现在是证候轻微，多数认为不属于瘟疫。并且人们感受瘟疫的时候，初来不知，感受了也不知道，最是没有证据的事。又因为受的邪气很少，发的证候很轻微，即使有头疼身痛，然而饮食不少，体力可以徒步行走，又怎么知道是瘟疫呢？病人没有明确的病因，往往错指病原，医生也不仔细审察，不免于误诊其证。有的正好此前有点劳累，病人不过说说而已，医生就认为是病因，并且误引李东垣“劳倦伤脾”的论述，认做元气下陷，就按照“甘温除大热”的说法，使用补中益气汤治疗。壅塞补益其邪气，越补越热，越热越瘦，越瘦越补，恶性循环，多会造成病情危重。或者有的是妇人患这种病，正赶上产后，医生就认为是“阴虚发热”，血虚不能滋润而身痛，于是就使用四物汤以及地黄丸治疗，壅滞其邪气，使病情迁延，日久不愈，病邪更加顽固，邀请遍了妇科的医生，也不过就是用滋阴养血的药物治疗，久治不见效，又加上凉血通瘀的药物。不了解原先有的邪气还存在，积累的热邪自然不被驱除，身体日益消瘦，最终成为废人痿证。

平常的凡人，不可避免地有七情劳欲，医生不知道这是瘟疫病，仍然错误地引用朱丹溪的有关论述，认为属于相火妄动，或者说是心火上炎，或者说是肝火上冲，于是就加用了大量的寒凉药，希望能够挫折病热，却反而凝滞了病邪，白白伤害了胃气，瘟疫邪气不被驱除，郁积的热邪怎么能够得到清理？病人逐渐消瘦，甚至皮包骨头而死。

有的病人，原先有旧病缠绵不愈，又赶上有轻微的瘟疫邪气侵袭，不可避免地出现身体疼痛，发热，医生与病人都认为是原来的病情加重了，仍然使用原来的药物加减治疗，因为有碍于瘟疫病情，使病证加重，直到死亡也不觉得错误。如此种种，难以枚举，只是聊述一二罢了。从这里推广开去，可以应对无穷变化。

【评介】

孔毓礼曰：“此段认证极微，非留心疫病者，乌足以知之。常见一家传染，于中有一二人，轻浅若外感，安得谓非疫耶？但值疫气流行之年，一家未见传染，有一人病似外感，而非外感，人不敢以疫名之，即指以为疫病者，亦不心服。今年见有轻感者，似寒似热，行走自如，余以疫法之轻剂治之，皆愈。一孕妇疫病，热极胎堕血行，而热暂止。延予诊之，脉浮无根，汗注如雨，投补而汗收脉和，五日之期，又复身热，余不能辨是血虚发热，是疫证发热，只据脉弱用剂，连进十全大补，及八珍、逍遥，忽发战汗而解，此分明是疫热矣。若是血虚发热，断无汗解之理。而所投之剂，纯是血虚之药，可知补养气血，有时不惟不滞固邪气，反能托出邪气也。医之一道，乌可以一端尽之？”

龚绍林曰：“微疫误治，每成痼疾，道破害苦，疾所由来矣。仆见感疫轻者，胸中闷痛，误作气痛治，经身不愈有之。五心内热，日轻夜重，误作阴虚治，日就尫羸者有之。足膝无力，误作血虚，足膝筋胀，误作风治，后成痿癖，或拖跛或鹤膝者有之。疫邪逼肝，致气上逆，误作肺气虚寒治，常患咳嗽，气喘哮吼者有之。疫邪传胃，致有呕吐泄泻，误作脾胃虚寒治，遂成终身吐泻，时常腹痛者有之。邪火久郁，载血上行，误作虚劳治，因成骨瘦如柴者有之。邪传太阳，头顶背腰作痛，误治而成脑痛、脑漏、偏颈、弓背、曲腰者有之。邪传阳明，口渴眼胀，误治而成消渴，成定睛，邪传少阳，耳聋口苦，左胁作痛，或睾丸胀大，致成疝气者，亦往往而有。至于妇女，经水适来适断，胎前产后，因感微疫，医者误治，而成终身大害者，尤所在多有。误治之害，尚不止此。不过以仆所目见者，指其大概而已。究其所以误治之由，皆因不谙脉证也，学者其可不加之意乎。”

肢体浮肿

【原文】

时疫潮热而渴、舌黄、身痛、心下满闷、腹时痛、脉数，此应下之证也[1]。外有通身及面目浮肿，喘急不已，小便不利，此疫兼水肿，因三焦壅闭，小道不行也[2]，但治在疫，水肿自已，宜小承气汤。向有单腹胀而后疫者，治在疫，若先年曾患水肿，因疫而发者，治在疫，水肿自愈。病人通身浮肿，下体益甚[3]，脐凸阴囊及阴茎肿大色白，小便不利，此水肿也。继又身大热，午后益甚，烦渴，心下满闷，喘急，大便不调，此又加疫也。因下之，下后胀不除，反加腹满，宜承气加甘遂二分，弱人量减。盖先肿胀，续得时疫，此水肿兼疫，大水在表，微疫在里也，故并治之。时疫愈后数日，先自足浮肿，小便不利，肿渐至心腹而喘，此水气也，宜治在水。时疫愈后数日，先自足浮肿，小便如常，虽至通身浮肿而不喘，别无所苦，此气复也[4]。盖血乃气之依归，夫气先血而生，无所归依，故暂浮肿，但静养节饮食，不药自愈。时疫身体羸弱，言不足以听[5]，气不足以息[6]，得下证少与承气，下证稍减，更与之，眩晕欲死，盖不胜其攻也。绝谷期月[7]，稍补而心腹满闷，攻不可，补不可，守之则元气不鼓[8]，余邪沉匿膜原，日惟水饮而已，以后心腹忽加肿满烦冤者，向来沉匿之邪，方悉分传于表里也，宜承气养荣汤，一服病已。设表肿未除，宜微汗之自愈[9]。时疫得里证失下，以至面目浮肿及肢体微肿，小便自利，此表里气滞，非兼水肿也，宜承气下之。里气一疏，表气亦顺，浮肿顿除。或见绝谷期月，指为脾虚发肿，误补必剧，妊娠更多此证，治法同前，则子母俱安，但当少与，慎无过剂共七法。

【注释】

［1］此应下之证也：上述这些证候，都是应当使用泻下治疗方法的证候。

［2］小道不行：小便通行的道路，不能顺畅通行。小道：指尿道，此与谷道（大道）大肠相对而言，故云小道。

［3］下体益甚：下部的肢体更加严重。水属阴邪，其性趋下，所以水肿多下部为重。

［4］此气复也：这是阳气恢复的表现。复：回复、恢复。屈原《哀郢》："至今九年而不复。"

［5］言不足以听：病人的语言声音低微，不能听清楚。中医认为，肺主气，属金，金叩则鸣。肺气虚损，叩而不鸣。

［6］气不足以息：病人气虚，不能维持呼吸。息：呼吸。

［7］绝谷期月：断绝水谷饮食，已经满一个月。期：周年、周月。《左传·襄公九年》云："行之期年，国乃有节。"

［8］守之则元气不鼓：不补不泻地保守治疗，就会造成元气不振。鼓：振动。《庄子·盗跖》云："摇唇鼓舌，擅生是非。"

［9］宜微汗之自愈：应当使病人微微地汗出，就会逐渐地自然痊愈。微汗：微微地发汗，可以使汗出水去，而不伤津耗气。

【译文】

时行疫气，证候见到潮热、口渴、心下的胃脘部满闷、腹部间断性疼痛、脉搏数等，这些属于应当使用泻下治疗方法的证候。病人体表有全身和面部、眼睑的浮肿，喘促气急，小便不利，这是瘟疫兼有轻度浮肿。由于三焦气机壅塞闭阻，水道不通，小便不能通行产生水肿，对此只治疗瘟疫病，水肿自然就会消退，应当使用小承气汤。

病人过去有气滞引起的"单腹胀"，治疗的重点是瘟疫；假如早年曾经患有水肿病，因为瘟疫病又引发水肿病，只要治疗好瘟疫，水肿自然也会痊愈。

病人全身水肿，下肢水肿的程度更加严重，病人的肚脐向外突起，阴囊以及阴茎都肿胀粗大，皮色发白，小便不通畅，这是水肿病。紧接着又出现了身体发热很高，下午以后更加突出，伴有心烦口渴，心口以下满胀痞闷，喘促气急，大便不正常，这是在水肿的基础上又引起了瘟疫病。因此使用泻下的方法进行治疗，泻下之后，病人的腹部胀满不见减轻，反而加重，应当在承气汤之中再加上甘遂二分（0.6 克）进行治疗，体弱的人适当减量。总的说来，先有肿胀，然后又得了时行疫气，这属于水肿兼有疫气，主要的是水肿在体表，较轻的疫气在体内，表里同病，故同时治疗它们。

时行疫气治愈之后才几天，就出现了足部水肿，小便不通畅，水肿逐渐向上到达上腹心下的部位，出现气喘，这是水气凌心，应当治疗水气。如果时行疫气痊愈之后几天，首先出现脚部肿胀，小便像平常一样，虽然浮肿遍及全身，然而不气喘，也没有其他的疾苦，这是阳气来复的现象。概括地说，血液是阳气的依托，阳气比血液先产生，而先产生的阳气没有依恋，所以暂时出现浮肿，只要安静保养节制饮食，不用服药也可以自然痊愈。

如果时行疫气的患者，身体消瘦虚弱，语声低微难于听清，气虚不足难于维持呼吸，出现需要泻下的证候时，给予小量的承气汤，需要泻下的证候稍微减轻，当再一次给予泻下时，出现头目眩晕，痛苦欲死的现象，这是由于体虚不能胜任泻下药物的攻伐。病人不能进食一个月，稍微使用补益的药物，就出现心下至上腹部胀满痞闷，既不能使用攻下的治疗方法，也不能使用补益的治疗方法，保守治疗则不能使元气恢复，残存的瘟疫邪气潜藏在膜原，一天一天地只是饮水，此后心下至腹部，忽然增加肿胀满闷，这是过去潜藏的邪气，正分别向表里传变造成的，应当使用承气养荣汤进行治疗，一般一剂汤药就可以治愈。假如用药之后，体表的浮肿还没有消除，应当使用少量的发汗药，使病人微微汗出就会痊愈。

时行疫气出现了里实的证候，治疗时没有使用泻下，造成病人面目浮肿，以及肢体轻微水肿，小便仍然通畅，这属于在表在里的气机阻滞，不是兼有水肿病，应当使用承气汤使病人泻下。在里的气机阻滞一旦下行，在表的气机也会顺畅，浮肿就会立即消失。也有的医生见到病人不能进食已经一个月，认定是脾虚引发的浮肿，如果因此而错误地使用补益的药物，病情一定会加剧，怀孕期间这一类的证候更为多见。孕妇患此证的治疗方法与上述所说相同，泻下之后母子都可以获得平安，但是应当注意承气汤的药量要相应减少，不要过量使用（共论述了七种治疗方法）。

【评介】

瘟疫与浮肿同时存在的时候，应当辨别是水肿在前，还是瘟疫在前，也就是要分清主要矛盾。吴又可在“肢体浮肿”一节之中，强调了由浮肿然后才发瘟疫的，属于虚人外感，治疗时应当两者兼顾；假如是瘟疫引发水肿，治疗重在瘟疫。对于水肿虚人外感的瘟疫，如果里证明显就使用承气养荣汤攻补兼施；如果水气主要在表，可以使用微汗的方法进行治疗。吴又可所说的“脐凸阴囊及阴茎肿大色白，小便不利”的水肿，很像现在所说的肾病综合征。

龚绍林曰：“论中辨浮肿症治，甚是精详，宜细心领会。宜下者，右关脉独实，舌苔必黄；宜利水者，脉不甚数，多浮而软，舌苔不黄，小便不利，皮薄现水而亮，按之不起。如水肿而兼疫者，脉数有力，现水肿，复现疫证，故宜兼治。仆又见感疫失治，邪无出路，以致通身浮肿，或头面独肿，不必定用承气，止以达原饮加减治之而愈者，此疫邪未传到胃也。所谓气复而浮肿者，其人脉证俱平，别无所苦，故不必用药，静养自愈矣。至于感疫，身体羸弱者，证虽宜下，体不胜攻，单补单攻，两无生理，不如攻补兼施为妙。”

服寒剂反热

【原文】

阳气通行，温养百骸[1]；阳气壅闭，郁而为热[2]。且夫人身之火[3]，无处不有，无时不在，但喜通达耳。不论脏腑经络、表里上下、血分气分，一有所阻，即便发热[4]。是知百病阻发热，皆由于壅郁。然火郁而又根于气，气常灵而火不灵[5]，火不能自运，赖气为之运，所以气升火亦升，气降火亦降，气行火亦行。气若阻滞，而火屈曲，惟是屈曲热斯发矣，是气为火之舟楫也。今疫邪透出于膜原，气为之阻[6]，时疫到胃，是求伸而未能遽达也。今投寒剂，抑遏胃气，气益不伸，火更屈曲，所以反热也。往往服芩、连、知、柏之类，病人自觉反热，其间偶有灵变者，但言我非黄连证，亦不知其何故也。窃谓医家终以寒凉清热，热不能清，竟置弗疑，服之反热，全然不悟，虽至白首终不究心，悲夫！

【注释】

[1] 温养百骸：温暖滋养四肢的所有骨骼。骸：骨骼。《庄子·齐物论》云："百骸、九窍、六藏，赅而存焉。"

[2] 阳气壅闭，郁而为热：阳气被邪气壅滞闭塞，郁阻不通就会发热。唐代王冰说："寒毒薄于肌肤，阳气不得散发，而内怫结，故伤寒者反为热病。"王冰这一创见，被北宋伤寒学家韩祗和所继承，他在《伤寒微旨论》中，大倡"伤寒乃郁阳为患"。

[3] 人身之火：人身体之中的生理之火为少火，而病理之火为壮火。《素问·阴阳应象大论》云："壮火之气衰，少火之气壮。壮火食气，气食少火。壮火散气，少火生气。"王冰云："少火滋气，故云气食少火。以壮火食气，故气得壮火则耗散；以少火益气，故气得少火则生长。人之阳气，壮少亦然。"

[4] 一有所阻，即便发热：人体的阳气在体内运行不息，一旦有阻滞，就会因为这种郁阻而产生发热。

[5] 气常灵而火不灵：气机经常运动而火不能自主运动。灵：灵巧、灵活、灵动。

[6] 气为之阻：人体的气机被瘟疫邪气阻滞。

【译文】

人体的阳气在体内畅通运行，温暖和滋养四肢百骸；阳气如果壅遏闭塞，郁滞就会产生热量。说起来人身体内充满了阳热之气，这种阳热之气又被称之为少火，它在人体内运行，没有一个地方不去，也没有一个地方不存在少火，它只喜欢通顺畅达。不管是脏腑经络，在表在里，血分气分，一有阻滞，就会发热。因此可以知道，各种疾病的发热，都是由于壅遏郁滞。然而少火的郁滞又根源于气机不畅，气机经常灵通地运行，而人体的少火却不能灵通地运行。少火不能自己运行，需要依靠阳气推动其运行，因此气升火也跟着向上升，气降火也随着降，气行火也跟着行。气机如果发生阻滞，少火也因此而屈曲，而且只有这种屈曲，才能形成发热，因此可以说气是运载火的舟船。

现在瘟疫邪气从膜原向外透达发散，气机因此而阻滞。时行疫气到达胃的部位，这是希望伸展，却没有能够立即畅达。现在使用寒凉的方剂，抑制阻遏胃的气机，气机更加不能伸展，火热之气更加郁屈，因此更增加热势。经常见到病人服用黄芩、黄连、知母、黄柏之类的寒凉药物之后，病人自己觉得热得更严重，其中偶尔有的患者见到好转，病人也会说我不属于黄连证，也不知道这是什么原因。我个人认为，医生始终使用寒凉药物清解热势，不仅热势不能清除，竟然照用不疑，即使病人服用之后热势增加，也全然不醒悟；即使白了头发，也始终不用心思考，实在可悲啊！

【评介】

吴又可在“服寒剂反热”之中反对寒凉泻火，对黄连、黄芩、黄柏自古以来在温热病治疗之中的作用，采取否定的态度，今天看来是颇有争议的，甚至是吴又可先生的瑕疵之处，令人惋惜。

龚绍林曰：“疫证不用疏邪药，惟日进寒剂，抑遏胃气，邪火屈曲，反加其热，理所固然。然亦有初感疫证，邪伏膜原，火郁于内，病人全然不觉外热，一投达原，疏动其邪，自觉外面发热。此非因药加热，乃由邪已溃，热从外散也。临证者知之。”

知　一

【原文】

邪之着人，如饮酒然。凡人醉酒，脉必洪而数，气高身热，面目俱赤，乃其常也。及言其变，各有不同：有醉后妄言妄动，醒后全然不知者；有虽沉醉而神思终不乱者；醉后应面赤而反刮白者[1]；应萎弱而反刚强者；应壮热而反恶寒而战栗者；有易醉而易醒者；有难醉而难醒者；有发呵欠及嚏喷者；有头晕眼花及头痛者。因其气血虚实之不同，脏腑禀赋之各异[2]，更兼过饮少饮之别，考其情状，各自不同，至于醉酒一也，及醒，一时诸态如失。

凡人受邪，始则昼夜发热，日晡[3]益甚，头疼身痛，舌上白苔，渐加烦渴，乃众人之常也。及言其变，各自不同者：或呕、或吐；或咽喉干燥；或痰涎涌甚；或发热而兼凛凛[4]；或先凛凛而后发热；或先恶寒而后发热；或先一日恶寒而后发热，以后即纯纯发热；或先恶寒而后发热，以后渐渐寒少而热多，以至纯热者；或但潮热[5]，余时热稍缓者。有从外解者，或战汗，或狂汗、自汗、盗汗，或发斑；有潜消者；有从内解者，或胸膈痞闷，或心腹胀满，或心痛腹痛，或胸胁痛，或大便不通，或前后癃闭[6]，或协热下利，或热结旁流。有黄苔黑苔者，有口燥舌裂者；有舌生芒刺、舌色紫赤者，有鼻孔如烟煤之黑者；有发黄及蓄血、吐血、衄血、大小便血、汗血[7]、嗽血、齿衄血；有发颐、疙瘩疮者，有首尾能食者；有绝谷一两月者，有无故最善反复者；有愈后渐加饮食如旧者；有愈后饮食胜常二三倍者；有愈后退爪脱发者。至论恶证，口噤不能张，昏迷不识人，足屈不能伸，唇口不住牵动，手足不住振战，直视，上视，圆睁，目瞑，口张，声哑，舌强，遗尿，遗粪，项强发痉，手足俱痉，筋惕肉瞤，循衣摸床，撮空理线等证，种种不同，因其气血虚实之不同，脏腑禀赋之有异，更兼感重感轻之别，考其证候，各自不同，至论受邪则一也。及邪尽，一任诸证如失。所谓知其一，万事毕，知其要者，一言而终，不知其要者，流散无穷，此之谓也。

以上止举一气，因人而变。至有岁气稍有不同者。有其年，众人皆从自汗而解者，更有其年，众人皆从战汗而解者，此又因气而变，余证大同小异，皆疫气也。至又杂气为病，一气自一病，每病各又因人而变。统而言之，其变不可胜言矣，医者能通其变，方为尽善。

【注释】

[1] 刮白：苍白。树木刮皮之后，白而无光泽，呈一种苍白的颜色。

[2] 脏腑禀赋之各异：病人的脏腑先天的素质各不相同。禀赋：人体的体质、智力等方面的素质。

［3］日晡：即申时，下午3～5点。杜甫《徐步》诗："荒庭日欲晡。"柳宗元《段太尉逸事状》："吾未晡食。"

［4］发热而兼凛凛：发热的同时兼有恶寒，多为邪热在表。凛凛：寒冷。

［5］潮热：像潮水一样定时发热，往往是体内有实热的象征。

［6］前后癃闭：大便小便都闭阻不畅。一般地说，小便点滴而出为癃；小便完全不出为闭。

［7］汗血：出汗的颜色发红，又叫血汗，外感病过程之中的鼻衄称为红汗，是邪气从血络外出的表现。

【译文】

邪气侵袭人体，就像饮酒一样，凡是喝醉酒的人，脉搏必然洪大而数，病人气促，身体发热，面红目赤，这是经常见到的现象。说到醉酒的复杂变化，则各有不同情况：有的醉后胡言乱语，轻举妄动，清醒之后却一点也不知道当时的情况；有的虽然也已经醉酒，但是始终不乱说乱动；有的醉酒后应当面目发红，却面色变为苍白而不红；有的本来应当醉后肢体萎软，却出现肢体刚强有力；有的应当在醉后发热，却出现了恶寒战栗；有的人既容易醉倒，也容易清醒过来；也有的人难于醉倒，也难于清醒过来；有的醉酒后连发哈欠，或常打喷嚏；有的醉酒后头晕眼花，或者头痛。这都是由于人的气血虚实的不同、脏腑的先天遗传不同，再加上饮用过多或者饮用较少有关。详细考察他们的情况，表现各有不同的地方，至于饮酒至醉则是相同的。等到他们从醉酒中醒来，他们在醉酒中的不同表现就完全消失了。

凡是人体受到邪气的侵犯，一开始则白天和夜晚都发热，下午三点到七点的"日晡之时"热势更重，头疼身体痛，舌上有舌苔，逐渐出现了心烦和口渴，这是多数人的表现。等到病情的复杂变化，各自的表现也有所不同：有的干呕；有的呕吐；有的咽干口燥；有的痰多涎涌；有的发热而兼有凛凛恶寒；有的先恶寒而后才出现发热；也有的先恶寒一天然后再发热，以后则单纯发热而不恶寒；有的也是先恶寒然后才发热，所不同的是恶寒逐渐减少，而最后则只发热不恶寒；有的病人只在某一时刻热势高，像潮水一样，其他的时候则为低热。

有些患者病邪向体外解散，而表现却有不同：有的表现为先寒战，然后才汗出的"战汗"；有的则表现为先烦躁不安，然后才汗出的"狂汗"；有的则表现为自然汗出的"自汗"；有的却是白天无汗，入睡之后才有汗出的"盗汗”；也有的是瘟疫邪气从血脉外出，表现为肌表大片皮疹的“发斑”。有些患者病情消退时，没有特殊的表现，属于“潜消”；有些患者的病情是从内部消散的，其表现也是各有区别：有的表现为胸部以及膈肌部位的痞塞满闷；有的则见到心下和上腹部的胀满；有的则表现为心痛和腹痛；有的则为胸部和两胁的疼痛；有的出现大便不通畅；有的大便小便都闭而不通；也有的表现为邪热下迫肠道，发生泄泻的“协热下利”；或者出现肠道内有硬结的粪便，同时还有泻下臭粪稀水的“热结旁流”。

有的病人舌苔发黄，或者发黑；有的出现口干舌燥、舌生裂纹；有的则舌苔干燥粗硬，状如芒刺，舌质的颜色发紫、发红；有的病人的鼻孔发黑，像被煤或烟熏过一样。

有的病人身体肌肤发黄，发为黄疸；有的少腹硬痛、其人如狂，小便自利，发为“蓄血”；有的病人邪热伤及阳络，而见到吐血、鼻衄、齿衄等衄血；有的病人邪热伤及阴络，而出现便血、尿血；也有的病人出现汗毛孔的出血的红汗或叫“汗血”；有的病人则有咳嗽痰中带血；有的病人齿龈出血。

有的病人，患瘟疫病的开始和后期能够进食，中间不能进食；有的病人不能进食，可以长达一两个月；有的病人的病情，没有什么原因却经常反复加重；有的病人痊愈之后，饮食逐渐增加，恢复到原来的饮食情况；有的痊愈之后，饮食大为增加，超过原先饮食的两三倍。有的病人痊愈之后，指甲和毛发都脱落。

至于瘟疫病的凶险证候，牙关紧闭不能张口，昏迷不醒不认识人，腿足屈曲不能伸展，口唇不停地抽动，手足不停地震颤发抖，两眼直视，两眼向上翻，两眼瞪得圆圆的，或两眼什么也看不见，口张不能合，声音嘶哑，舌头僵硬言语不利，尿床，大便不自知，脖子硬而抽搐，手足都抽搐，筋肉都不自主跳动不安，无自主意识地在床上乱摸，或者凭空无物地做整理丝线的动作，以及其他一些证候。

虽然上述证候都各不相同，多种多样，都是由于病人的气血有虚实的不同情况、脏腑的素质有强弱的差异造成的，再进一步加上感受的瘟疫邪气有轻与重的区别，所以尽管考察他们的证候，各有不同的地方但是说到他们感受的瘟疫邪气，却是完全一致的，都是外邪所引发的。等到瘟疫邪气被清除干净之后，所有的与之相关的证候也就会消失的无影无踪。这就是人们常说的只要知道瘟病的关键点，其他千头万绪的事情都会迎刃而解；知道要领的人，一句话就可以概括全部，不得要领的人，永远也说不到点子上，说的就是这种情况。

上面说的只是一种瘟疫邪气，由于不同的病人就可以出现如此众多的变化。至于说到每一年的气运有所不同，邪气也会因之而不同，情况也会更复杂。比如有的年份，多数的瘟病患者都可以从汗出而痊愈，而别的年份，绝大多数的患者都从战汗获得痊愈，这就是由于气运不同造成的差异，其他的临床表现都是大部分相同，一小部分稍微有些区别，归根结底都是瘟疫邪气造成的。至于更复杂的则是“杂气”引起的患病的情况，一种杂气就会引起一种瘟疫病，每一种瘟疫病又会因为不同的患者而产生不同的变化。总而言之，瘟疫病的变化很多，说也说不尽，医生能够深刻地了解其中的变化，才是最好的。

【评介】

“知一”阐述了吴又可对于瘟疫病复杂临床表现的认识，他认为临证之际，不应被错综复杂的证候所困惑，而应当抓住瘟病这一中心，围绕这一中心进行治疗，其他的变化纷纭的证候也会因此而获得痊愈。透过吴又可的论述，我们既可以知道瘟疫病证候因人而异、辨证施治的重要性，也必须看到限于历史的局限性，吴又可的认识还有许多地方没有深入到疾病的本质，比如，现代传染性疾病共有几十种，它们每一种的具体特点是怎样的？什么样的治疗措施才是最恰当的，都需要我们给以现代的解释，做出时代的回答。

龚绍林曰：“以饮酒喻人感症，最为恰当。饮酒之状不一，如知是酒，不必照所现证治之，止用解酒药而俱醒矣。感疫之病亦不一，如知是疫，任尔现证，但以治证为主，或加现证药而兼理之，断无有不疗者。所谓‘知其一，万事毕。知其要者，一言而终。不知其要者，流散于穷’，即此也。”

四损不可正治

【原文】

凡人大劳、大欲，及大病、久病后，气血两虚，阴阳并竭，名为四损[1]。当此之际，忽又加疫，邪气虽轻，并为难治，以正气先亏，邪气自陷[2]，故谚有云：伤寒偏死下虚人，正谓此也。

盖正气不胜者，气不足以息，言不足以听，或欲言而不能，感邪虽重，反无胀满痞塞之证，误用承气，不剧即死。以正气愈损，邪气愈伏也[3]。

若真血不足者，面色萎黄，唇口刮白，或因吐血崩漏，或因产后亡血过多，或因肠风脏毒所致[4]，感邪虽重，面目反无阳色，误用承气即死，以营血愈消，邪气益加沉匿也。

若真阳不足者，或四肢厥逆；或下利清谷；肌体恶寒，恒多泄泻，至夜益甚；或口鼻冷气。感邪虽重，反无发热、燥渴、苔刺等证。误用承气，阳气愈消，阴凝不化，邪气留而不行，轻则渐加委顿[5]，重则下咽立毙。若真阴不足者，自然五液干枯，肌肤甲错[6]，感邪虽重，应汗无汗，应厥不厥。误用承气，病益加重，以津液枯涸，邪气涩滞，无能输泄也。凡遇此等，不可以常法正治，当从其损而调之，调之不愈者，稍以常法治之，治之不及者，损之至也。是故一损二损，轻者或可挽回，重者治之无益，乃至三损四损，虽卢扁亦无所施矣[7]！更以老少参之：少年遇损，或可调治；老年遇损，多见治之不及者，以枯魄独存，化源已绝，不复滋生也。

【注释】

[1] 四损：气、血、阴、阳的严重不足，合称为四损。

[2] 邪气自陷：外来的邪气自然深陷入里。陷：被攻占，凹进。

[3] 邪气愈伏：邪气的潜伏更加深沉。伏：隐藏、潜伏。

[4] 肠风脏毒：便血鲜红为肠风，便血黑暗为脏毒。肠风为近血，属阳；脏毒为远血，属阴。

[5] 委顿：萎靡困顿，精神衰惫的样子。

[6] 肌肤甲错：皮肤粗糙、干皱皴揭，像一块一块的甲片一样遍布全身，多为瘀血阻滞，肌肤失养的征象。

[7] 虽卢扁亦无所施矣：即使是卢医扁鹊也没有什么治疗的方法了。扁鹊，春秋末期著名医学家，姓秦，名越人，一曰字少齐，司马迁《史记》之中有“扁鹊传”记载其事迹。他“为医或在齐，或在赵，在赵者名扁鹊”；

扁鹊为今河北省任丘市鄚州人，因为居卢日久，又被称为卢医。

【译文】

凡是人体过度劳累，欲望过于强烈，以及得了大病，长期患病之后，气与血都会亏损虚弱，严重的阴与阳都能衰竭，这种病证的名称就叫“四损”。在这种阴阳气血都不足的时候，突然又感受了瘟疫邪气，邪气虽然很轻微，病证却因为四损而难于治疗，这是因为病人的正气亏损在先，瘟疫邪气自然就会向里深陷，所以有谚语说：“伤寒邪气引起的病证，专门会导致下焦虚损人的死亡”，说的正是这种情况。

概括地说，人体的正气不充盛的人，气虚不能够保证呼吸的畅通，语声低微不能保证让人听清楚，或者想要说话而不能顺利完成，感受的瘟疫邪气虽然很重，却不会出现胸腹部胀满、痞塞不通的实证，假如错误地使用承气汤治疗，不是病情加重就是死亡。这是由于正气进一步虚损，邪气进一步深重造成的结果。

假如病人体内的血液不足，面部的颜色就会发黄而没有光泽，口唇也苍白没有血色，这是由于吐血、妇女子宫出血过多，或者是因为生孩子的过程中失血过多，或者由于肠道出血、痔疮出血过多，造成这种血液的严重亏虚局面，他们所受的瘟疫邪气虽然很重，却不会出现面红目赤的阳盛证候的颜色，如果错误地使用承气汤进行治疗，就会使病情加重而死亡，这是因为营血越消耗，瘟疫邪气就更加深重难治。

假如病人的肾中的元阳不足，就会见到手足四肢冰凉向上超过肘膝，或者出现腹泻清水，泻出的东西多是不消化的食物。病人体表怕冷，常有腹泻，这种证候在夜间更加明显。也有的病人阳气虚时，口鼻出的气都是凉的。这类病人感受的瘟疫邪气虽然很重，却不出现发热、舌燥口渴、舌苔起刺等证候，如果错误地使用承气汤进行治疗，病人的阳气就会更加损耗，阴液凝滞而转化，瘟疫邪气也会留滞在体内而不能移行变化，轻证的病人就会逐渐加重，重证的病人则汤药一咽下去就会立即死亡。

假如病人的肾中的真阴不足，自然就会造成体内各种阴液的枯竭干燥，体表的皮肤也会见到粗糙变硬、像甲片一样一片一片地堆积在一起，这种病人感受的邪气虽然很重，应当汗出的也常无汗出，应当四肢厥逆的也常不出现肢体发凉。治疗时如果错误地使用承气汤，病情就会加重，因为津液干燥枯涸，邪气凝滞不行，没有什么阴液可以输送排泄，造成病情加重。

凡是遇到上述四种虚损病证，不能用常规的治疗方法进行治疗，而应当根据病人的虚损情况，作相应的调节治疗，当单纯调节虚损不能奏效的时候，再稍用瘟疫病常规治疗措施进行治疗，治疗不能达到预期的效果的原因，是病人原有的虚损太严重了。因此说，病人的虚损程度属于一种虚损至二种虚损的，它们的轻证还可以挽救，重证患者即使治疗也不能逆转病势、有益于病情。等到三种虚损和四种虚损都出现了，这样的瘟疫病患者，即使卢医扁鹊也不能有救疗的方法了！再根据病人的年龄老少，作为一种参考，三十岁以下的青少年，遇到虚损兼瘟疫病，或许可以调整治疗；老年瘟疫患者，再加上虚损的情况，多数情况下治疗措施不能奏效，这是因为他们的生化源泉已经枯竭，只有干枯的魂魄精神还存在着，再受到瘟疫邪气的损耗之后，不能滋长生命必需的物质。

【评介】

阴阳气血“四损”是很严重的正气不足，古人很早就注重四损的治疗。如果在四损的基础上，又患有瘟疫病，这种虚人外感，在证候的表现上会很不典型，治疗上也增加了很多的困难，严重的常可因此而丧生，恰如吴又可所传说的，伤寒专死下虚之人。

孔毓礼曰：“四损之辈，十有五六，常法岂可概施。看吴子此数条，方知非概用攻伐者，不顾正气比也。但不宜处处诋诽人参，表彰大黄致误后学。”

龚绍林曰：“先既有损，忽又加疫，此夹实之证也。欲去其邪，则正愈亏，欲补其虚，则邪益固，此其所以难治也。然仆谓若能知变，不执呆方，又何难之有？仆临证得其脉虚者，知其先有损也，病是伤寒，则随加补药于发表之中，证系疫气，则随加补药于清疏之内，万治万全。四损不可正治，非谓四损全不可治，只教不执呆法耳。于此益见吴师活人之术，无所不至。正气不胜，感疫而无下证，误用承气，不剧即死。良以正气先竭，不用其攻矣。亦有气亏之人，感疫而有胀满、痞塞之证，舌苔色黄，脉亦宜下，不得不用承气者，务必加补于承气汤中，一面补虚，一面逐邪，则邪出而虚自复，不致坐以待毙。承气本不可误用，即应下之证，数下恐致亡阴。况其血不足而无下证者，误投承气，焉有不速亡之理。容有血虚人感疫，下证悉具，脉亦宜下者，则用承气养营汤，重用熟地，以补其血可也。若真阳与真阴不足者，本实先损，即不感疫，难保无虞。况感疫而误投承气，是愈速之亡也。遇此证候，诊得两尺将绝，证亦危险，虽感疫邪，切勿妄投清疏之剂，招人埋怨。”

龚氏所说，皆为心得之言，既有益于后人，也可羽翼于吴又可，实为难得之论。

劳复、食复、自复

【原文】

疫邪已退，脉证俱平，但元气未复，或因梳洗沐浴[1]，或因多言妄动，遂至发热，前证复起，惟脉不沉实为辨，此为劳复[2]。盖气为火之舟楫，今则真气方长，劳而复折，真气既亏，火亦不前。如人欲济，舟楫已坏，其可渡乎？是火也，某经气陷，则火随陷于某经，陷于经络则为表热，陷于脏腑则为里热，虚甚热甚，虚微热微。治法：轻则静养可复，重则大补气血，候真气一回，血脉融和，表里通畅，所陷之火，随气输泄，自然热退，而前证自除矣。若误用承气及寒凉剥削之剂，变证蜂起，卒至殒命，宜服安神养血汤。

若因饮食所伤者，或吞酸作嗳，或心腹满闷而加热者，此名食复[3]，轻则损谷自愈，重则消导方愈。

若无故自复者，以伏邪未尽，此名自复[4]。当问前得某证，所发亦某证，稍与前药，以彻其余邪，自然获愈。

安神养血汤

茯神　枣仁　当归　远志　桔梗　芍药　地黄　陈皮　甘草

加龙眼肉水煎服。

【注释】

[1] 梳洗沐浴：古人对于不同部位的洗浴，有不同的称谓，比如洗头为沐，洗脚为洗或叫濯，洗手洗脸为盥，洗澡为浴。《汉书·黥布传》云：“汉王方踞洗。”《史记·屈原传》云：“新沐者必弹冠，新浴者必振衣。”周公礼贤下士，“一沐三握发”。现在多数宾馆还保留着“盥洗室”的传统名称。

［2］劳复：瘟疫病因劳累而复发为劳复。

［3］食复：因过食伤食而造成瘟疫复发为食复。《素问·热论》：“病热少愈，食肉则复，多食则遗，此其禁也。”

［4］自复：没有诱因瘟疫病自行复发，叫做自复，多为余邪未尽，死灰复燃。

【译文】

瘟疫邪气已经消退，病人的脉搏、证候也恢复至正常状态，只有元气还没有完全恢复，有的病人在这个时候，由于梳头、洗头、洗澡，或者由于说话过多、动作活动太过，而引起发热，此前消失的各种证候又出现了，只有病人的脉搏不是那么沉实有力，这是一个辨别的关键点，这种因劳作而复发的现象叫“劳复”。总括起来说，气机是推动人体少火运行的动力，就像载物的舟船，现在病人身体的正气才开始生长，由于过度的劳累使其再一次受到挫折，正气既然亏损，少火也不能向前运动，就好像有人想过河，船只已经损坏，难道能够如愿过河吗？这种存在于体内的少火，当某一经的气机由于瘟疫邪气的影响而深陷入里的时候，少火也就随着气机的陷落而深陷入里，火气陷于经络就会表现为体表发热，陷于内在的脏腑则形成里热，虚的程度重则发热的程度就重，虚损的程度轻则发热的程度也轻。

治疗方法：轻病可以安静保养，这样就可以恢复；病情重的就要大剂补益气血，等到病人的正气一旦恢复，血液和脉搏就充满柔和，表与里也会通畅无阻，此前所陷入的少火，也能随着气机的运行而得到疏通开泄，发热也自然会消退，进而此前的各种证候也自行消除。假如错误地使用承气汤，以及误用寒凉药，或是损耗病人正气的方药，各种因误治而形成的证候就一起涌现出来，最终会导致病人不可挽救的后果。这种虚损劳复病人应当使用安神补血汤进行治疗。

假如病人因为饮食不当而损伤正气，有的出现泛吐酸水、呃逆嗳气；有的病人心胸腹部胀满懑闷，发热增加，这种情况就叫“食复”。食复的轻证，减少进食就会自行痊愈，重证患者需要使用消食导滞的药物才能痊愈。

假如病人属于没有明确原因而自行复发的情况，这是由于潜伏在体内的瘟疫邪气还没有完全清除，这种情况的复发叫做“自复”。对于这类病人，应当询问他此前的证候，现在所复发的证候与以前相同，就可以再一次使用一些以前的有效方药，用来彻底消除残余的邪气，自然就获得痊愈。

安神养血汤的药物组成有

茯神　枣仁　当归　远志　桔梗　芍药　地黄　陈皮　甘草

上述药物再加上龙眼肉，用水煎服。

【评介】

瘟疫病过程之中，出现病情反复，要及时查出反复的原因，这样才可以治疗措施得当，达到长治久安。

龚绍林曰："劳复者，初感疫愈后，因受劳碌，而病复作也。若脉不数实，发热而不口渴者，则为虚热。气虚者，宜补其气。血虚者，宜补其血。气血两亏，则宜兼补。虚回即热止矣。然亦有愈后受劳，而前证复作者，其脉数而有力，症亦无异前状，看前用何药调愈，宜仍前方治之。有虚证虚脉，宜看气血，以加补其虚可也。如谓劳后，概是虚证，止宜用补，尚未善也。食复自复仿此。"

感冒兼疫

【原文】

疫邪伏而未发，因感冒风寒[1]，触动疫邪，相继而发也。既有感冒之因由，复有风寒之脉证[2]，先投发散，一汗而解[3]，一二日续得头疼身痛，潮热烦渴，不恶寒，此风寒去，疫邪发也[4]，以疫法治之。

【注释】

[1] 因感冒风寒：由于感受、冒犯风寒邪气。此处的"感冒"不是病的名称，而是感受、冒犯之意。《素问》《灵枢》之中的"伤寒"，也是伤于寒之意，后来伤寒与感冒，逐渐由病因变为了病证的名称。

[2] 有风寒之脉证：有了中风与伤寒的脉象与证候。《伤寒论》第 2 条云："太阳病，发热，汗出，恶风，脉缓者，名为中风。"第 3 条云："太阳病，或已发热，或未发热，必恶寒，体痛，呕逆，脉阴阳俱紧者，名为伤寒。"

[3] 先投发散，一汗而解：首先使用发表散邪的药物，一旦汗出表邪就解除。《素问·生气通天论》：“体若燔炭，汗出而散。”

[4] 此风寒去，疫邪发也：这是风寒邪气散去，瘟疫邪气发作了。

【译文】

瘟疫邪气深伏在体内还未发动，由于感受了风寒邪气，触动了潜伏于体内的疫邪，使瘟疫邪气紧跟着感冒伤寒就发作出来。病人既有感冒的原因，又有风寒病的脉象与证候，首先使用了发散的方药，一出汗就使病情缓解，一两天之后又出现了头疼身体疼痛，定时发潮热，心烦口渴，不恶寒怕冷，这是风寒邪气已经离去，瘟疫邪气发作起来，应当用治疗瘟疫的方法进行治疗。

【评介】

伤寒与温病、瘟疫学说，都是说的外感邪气引发的以发热为主要特征的病证，是由不同的历史时期的不同医学家分别创立的。古人对于外感热病病因的认识，汉代之前都主张温热病是伤于寒邪。笔者认为，《素问》热病、仲景伤寒、曹植疫气，其实是一物而三象，不是三类不同的病证，是古人在认识取向上的不同侧重点造成的。也就是说，《素问》重视外感热病的发热证状，仲景重视外感热病的得病原因，曹植看重外感热病的流行性危害，因此才有了三种不同的名称。张凤逵《伤暑全书》将夏季的温热病，称为暑病；吴又可《温疫论》把流行的温热病，称为瘟疫；清代温病四大家，把一切温热病概括为四时温病。他们对温热病的命名，都反映了温热病的一个或几个方面，我们切不可因为其不同的名称，而将它们说成是不同的疾病。当然，每个古代医学家个人的医学经历有限，也不可能见到现代医学所说的各种传染病的全部，他们总结的规律也难适用于一切传染病；另外，同一种温热病在发病季节上的不同，病人体质各异，可以导致其在证候表现方面有很大区别，可以有风热、温热、湿热等不同表现形式。因此才有《难经》“伤寒有五”的广义伤寒学说，其实“伤寒”何止有五？《伤寒例》称伤寒有十，朱肱称伤寒有十二，吴又可称疫气之病各有异气。

古人试图区别不同的外感热病，但由于时代与科学发展水平的限制，不可能与现代的传染性和感染性疾病，在名称上一一对应。以现代医学的观点来看，“外感热病”包括了现代医学许多传染和感染性疾病，我们也不能据此就认定古人已经掌握了众多不同的传染性和感染性疾病具体而详细的区别。相反，古人还是根据他们自己的见解，将众多不同的传染性和感染性疾病所共有的证候、发展变化规律、治疗的法则、方药，归结到一起，把它们概括为成一类病证。他们在命名这类外感热病时，或名之为热病，或名之为伤寒，或名之为瘟疫，或名之为温病。这是由于他们在认识上的细微区别，或者说他们的不同着重点，使他们命名成不同温热病的原因。（有关论述可以参见曹东义著《中医外感热病学史》，中医古籍出版社，2004 年第一版。）

龚绍林曰："感冒兼疫之人，先用表剂，以发其汗。恐元气随虚，而疫更感矣。不如以治疫为主，兼治风寒，明者参之。"

疟疫兼证

【原文】

疟疾二三发或七八发后[1]，忽然昼夜发热，烦渴不恶寒[2]，舌生苔刺，心腹痞满，饮食不进，下证渐具，此温疫著，疟疾隐也[3]，以疫法治之。

温疫昼夜纯热、心腹满闷、饮食不进、下后脉静身凉，或间日、或每日时恶寒而后发热如期者，此温疫解，疟邪未尽也，以疟法治之。

【注释】

［1］疟疾二三发或七八发后：疟疾病多为间日疟、三日疟，也就是隔一天，或者三天发作一次，发作的时候，先发冷，然后发热头痛，最后大汗出，发作过后体温正常。二三发，也就是发作过两三次之意。

［2］忽然昼夜发热，烦渴不恶寒：病人的证候在短时间之内发生了很大的变化，也就是由原来的隔一天发作一次的发冷、发烧、出大汗，变成了白天黑夜不停地发热，而且心烦口渴，不恶寒。

［3］此温疫著，疟疾隐也：这是瘟疫病的显著证候，疟疾病的证候却隐而不见了。

【译文】

病人患疟疾，在发作两三次，或者发作七八次之后，忽然出现白天黑夜都发热，心烦口渴，不恶寒怕冷，舌苔粗糙生刺，心胸腹部痞闷胀满，不能饮水进食，使用泻下的证候逐渐显露出来，这是明显的瘟疫病，原有的疟疾证候已经隐退，应当用治疗瘟疫的方法进行治疗。

瘟疫病白天夜晚都发热，心胸腹部痞闷胀满，不能饮水进食，经过泻下治疗之后，脉搏由躁数转为和缓安静，身体由发热转为凉爽，却出现了隔一天，或者每一天都按时恶寒怕冷，然后紧接着发热，好像按照约定如期而至，这是瘟疫病解除之后，疟疾的邪气还没有完全清除，应当使用治疗疟疾的方法进行治疗。

【评介】

在病因难于辨明的时代，疟疾与一般外感病时常混淆，或称它们可以互相转化，也可以一起出现，使病情变得很复杂。叶天士继承了吴又可的瘟疫与疟疾可以互相转化的观点，甚至认为温病变为疟疾是病证向痊愈方向的转归。《温热论》云："再论气病有不传血分，而邪留三焦，亦如伤寒中少阳病也。彼则和解表里之半，此则分消上下之势，随证变法，如近时杏、朴、苓等类，或如温胆汤之走泄。因其仍在气分，犹可望其战汗之门户，转疟之机括。"

龚绍林曰："先疟后疫，非疟证变疫，原因感疫而疟也，故以疫法治之。先疫后疟，已将疫证治好，而后脉静身凉矣，故以疟法治之。"

龚绍林不同意吴又可以及叶天士的观点，认为瘟疫与疟疾各自为一种不同的疾病，不能够互相转化。此观点很是可贵，但在外感热病的致病微生物不能被认识的时代，要想让人们认识这一点，也是很不容易的。

温　疟

【原文】

凡疟者寒热如期而发，余时脉静身凉，此常疟也[1]，以疟法治之。设传胃者，必现里证，名为温疟[2]，以疫法治者生，以疟法治者死。里证者下证也，下后里证除，寒热独存者，是温疫减，疟证在也。疟邪未去者宜疏[3]，邪去而疟势在者宜截[4]，势在而挟虚者宜补[5]，疏以清脾饮，截以不二饮，补以四君子，方见疟疾门，仍恐杂乱，此不附载。

【注释】

［1］此常疟也：这是典型的疟疾病。

［2］温疟：只发热不恶寒的疟疾。《金匮要略·疟病脉证并治》云："温疟者，其脉如平，身无寒，但热，骨节疼烦，时呕。"

［3］疟邪未去者宜疏：疟邪还没有清除的病证，应当使用疏泄疟邪的治疗方法。

［4］邪去而疟势在者宜截：疟邪已经被清除，而定期发作的热势还存在，应当使用截断的治疗方法。

［5］势在而挟虚者宜补：有定期发热的趋势，同时又兼有虚损的证候，应当使用补益的治疗方法。

【译文】

凡是属于疟疾的病证，恶寒发热都会按照一定的时间发作，其他的时间则脉搏相对安静，身体凉爽，这是常见的正规疟疾，应当按治疗疟疾的方法进行治疗。假如疟疾的邪气传变到胃部，必定会表现为只发热不恶寒的里热的证候，这就叫"温疟"，用治疗瘟疫的方法进行治疗就会治愈，用治疗疟疾的方法进行治疗就有可能加重病情，导致死亡。

所谓里证，就是需要泻下的证候。通过泻下之后，里证消除，而恶寒发热的证候还存在，这属于瘟疫减轻，而疟疾的病证却存在。疟邪还没有驱除的，治疗应当使用疏散的方法，邪气驱除之后而疟疾病发作的趋势不见减轻的，应当使用特殊药物"截疟"治疗；疟疾病发作的趋势还存在，同时兼有虚损的，治疗应当使用有补益作用的药物。

疏导疟邪应当使用清脾饮，截疟应当使用不二饮，补益应当使用四君子汤，这些方剂都在专门治疗疟疾的著作中，为了不至于杂乱，这里就不收载了。

【评介】

温疟与瘟疫都有发热的临床表现，两者容易混淆，尤其是温疟证候不典型，只发热而不恶寒，更容易与瘟疫相混，但温疟发有定时，不发作时体温不高；而瘟疫虽然可以表现为日晡潮热，定时而高热，但其他时候也会有低热，与之不同。

龚绍林曰："常疟发于半表半里，原不传胃，以瘟疫传胃，仆治一江右人，在家即患瘟疫，或间日发，或两日发，凡发总在黄昏时候，及至楚南浦市，约两月有余。医以常疟治之，转剧。仆诊其脉，数而有力，右关更甚，舌苔黄，细问其症，三阳表证尚存，因知非常疟，乃感疫也。用三消饮，一剂稍愈，连服二三剂，诸症如失。诚哉！感疫而疟者，宜以疫法治之也。"

疫痢兼证

【原文】

下痢脓血，更加发热而渴，心腹满闷，呕而不食，此疫痢兼证[1]，最为危急。夫疫者胃家事也，盖疫邪传胃，下常八九[2]。既传入胃，必从下解，疫邪不能自出[3]，必藉大肠之气传送而下，而疫方愈。夫痢者，大肠内事也，大肠既病，失其传送之职，故正粪不行[4]，纯乎下痢脓血而已，所以向来谷食停积在胃，直须大肠邪气将退，胃气通行，正粪自此而下[5]。今大肠失职，正粪尚自不行，又何能与胃载毒而出？毒既不前[6]，羁留在胃，最能败坏真气，在胃一日，有一日之害，一时有一时之害，耗气搏血，神脱气尽而死。凡遇疫痢兼证者，在痢尤为吃紧，疫痢俱急者，宜槟芍顺气汤，诚为一举两得。

槟芍顺气汤 专治下痢频数，里急后重，兼舌苔黄，得疫之里证者。

槟榔 芍药 枳实 厚朴 大黄

生姜煎服。

【注释】

［1］此疫痢兼证：这是流行性的瘟疫与痢疾同时存在的病证。

［2］疫邪传胃，下常八九：瘟疫邪气传变到胃部，需要使用泻下治疗的病证，经常占到十分之八九。

［3］疫邪不能自出：瘟疫邪气不能自己跑出体外，必须经过人体正气的清除。

［4］正粪不行：每天的正常粪便不能下行排出。

［5］正粪自此而下：正常的粪便这时才能下行、排出。

［6］毒既不前：瘟疫毒邪已经不能向前移行。

【译文】

腹泻大便带脓血，又加上发热、口渴，心胸腹部满闷，呕吐不能进食，这是瘟疫与痢疾同时共有，是最为危急的证候。瘟疫病，病证主要在胃腑，总的说来瘟疫邪气传变到胃腑，经常是十分之八九需要使用泻下的治疗方法。病邪已经传变到胃之后，必定从泻下的治疗措施得到解散，瘟疫邪气不能自行排出体外，必须靠着大肠的传导作用，向下传导排出体外，这之后瘟疫病才能痊愈。

痢疾病，本来就属于大肠之内的病证，大肠得病之后，失去了传送食物糟粕的作用，所以平常的粪便不见排出，只是泻下纯属脓血的物质，所以此前的水谷食物停积在胃部，只能等待大肠之中的邪气消退之后，胃气能够畅通运行，平常的粪便才能由此而向下排出体外。现在大肠的职能不能发挥，正常的粪便还不能被排出，又怎么能够希望胃气载着邪毒向下走呢？毒气既然不能向下行，留滞在胃部，最能让人体的正气受损，邪气在胃部一天，就会有一天的损害；在一个时辰，就会有一个时辰的损害。邪气可以伤气耗血，让病人精神流散，正气耗竭，造成死亡。

凡是遇到瘟疫兼有痢疾的病证，痢疾对人体造成的损害更为严重，如果瘟疫与痢疾都很急重，应当使用槟芍顺气汤进行治疗，这实在是一种一举两得的治疗措施。

槟芍顺气汤专门治疗痢疾泻下次数很多，腹部疼痛，肛门后坠，兼有舌苔发黄，属于瘟疫里证的证候。槟芍顺气汤的药物组成是：

槟榔　芍药　枳实　厚朴　大黄

用生姜与上述药物一起煎服。

【评介】

当瘟疫与痢疾同时并存的时候，应当综合考虑，全面兼顾治疗，既不能治痢遗疫，也不可治疫遗痢。

孔毓礼曰：“岂有一方可以治病之理？”

龚绍林曰：“槟芍顺气汤，吴师原为疫痢而设，并未教人以此一方而治诸症之理。如孔氏言，该用几方以治之乎？人之多言，未有如此人者，若杨子则不如是。病因疫起者，其脉数而有力，右关独盛，舌苔色黄，用槟芍顺气汤，无不获愈。但有夹气虚者，右寸无力，头晕不举，加党参。有夹血虚者，左尺无力，足膝冰冷，加熟地、当归。亦有感疫初起，里急后重，而无下症下脉者，宜去大黄，加条芩、知母、楂肉、甘草，以清其疫，而病自止。”

妇人时疫

【原文】

妇人伤寒时疫，与男子无二，惟经水适断适来及崩漏产后，与男子稍有不同。夫经水之来，乃诸经血满，归注于血室[1]，下泄为月水。血室者一名血海，即冲任脉也，为诸经之总任。经水适来，疫邪不入于胃，乘势入于血室[2]，故夜发热谵语。盖卫气昼行于阳，不与阴争[3]，故昼则明了，夜行于阴，与邪相搏，故夜则发热谵语，至夜止发热而不谵语者，亦为热入血室，因有轻重之分，不必拘于谵语也[4]。经曰：无犯胃气及上二焦，必自愈[5]。胸膈并胃无邪，勿以谵语为胃实而妄攻之[6]，但热随血下，故自愈。若有如结胸状者[7]，血因邪结也，当刺期门以通其结，治之以柴胡汤，治之不若刺者功捷。

经水适断，血室空虚，其邪乘虚传入，邪胜正亏，经气不振，不能鼓散其邪，为难治。且不从血泄[8]，邪气何由即解？与适来之义有血虚血实之分，宜柴胡养荣汤。新产后亡血过多，冲任空虚，与夫素善崩漏[9]，经气久虚，皆能受邪，与经水适断同法。

【注释】

［1］血室：古人对于“血室“的概念，大约是身体之内储存血液的地方可以为血室，约有三种含义，其一指子宫，二是冲任脉，三是肝脏。古人认为“冲为血海、任主胞胎”。《素问·五脏生成》云：“人卧血归于肝。”

［2］疫邪不入于胃，乘势入于血室：瘟疫邪气不能按照寻常的传变途径进入胃腑，却乘着血室刚开比较空虚的机会进入血海。

［3］卫气昼行于阳，不与阴争：卫气在阳的部位运行的时候，不能与在阴的部位的瘟疫邪气斗争。《灵枢·卫气行》云：“阳主昼，夜主阴。故卫气之行也，一日一夜，五十周于身，昼日行于阳二十五周，夜行于阴二十五周，周于五脏。”《灵枢·营卫生会》云：“营在脉中，卫在脉外，营周不休，五十而复大会。阴阳相贯，如环无端。卫气行于阴二十五度，行于阳二十五度，分为昼夜，故气至阳而起，至阴而止。”

［4］不必拘于谵语也：热入血室之后，不一定会有谵语出现。

［5］无犯胃气及上二焦，必自愈：不伤害胃气以及上焦与中焦的正气，热入血室的病证就会自己痊愈。《伤寒论》145 条云：“妇人伤寒，发热，经水适来，昼日明了，暮则谵语如见鬼状者，此为热入血室，无犯胃气及上二焦，必自愈。”

［6］勿以谵语为胃实而妄攻之：不要把谵语当作是胃腑的实热证，而错误地使用攻下的治疗方法。伤寒学家认为，外感热病过程之中的神昏谵语，多是由于胃腑中热造成的。陆九芝《世补斋医书》云：“夫人病之热，惟胃为甚。胃热之甚，神为之昏。从来神昏之类属胃家。”

［7］若有如结胸状者：假如有的病证像“结胸证”一样。结胸：语出《伤寒论》，多为外感热病使用泻下的治疗方法太早，造成邪热内陷，水饮与热邪结聚在胸腹部形成结胸证。如《伤寒论》139 条云：“伤寒六七日，结胸热实，脉沉而紧，心下痛，按之石硬者，大陷胸汤主之。”

［8］不从血泄：不能按照血液的外泄，而向外发散。古人认为鼻衄属于“红汗”，发斑出疹都是邪热有外散之机，邪热随月经血外散也可以作为一种散热的形式。

［9］与夫素善崩漏：以及平素经常有子宫出血的病证。与夫：以及。与：连词，和、跟、同之意。夫：语气词。素：平常。善：擅长、好。

【译文】

妇女患伤寒与时行疫气，和男子患病没有区别，只有在月经刚来、或者月经刚断、以及子宫出血过多、先兆流产、生产之后的时候，其证候与治疗与男子稍有不同。

月经刚来就患了瘟疫，这正是各条经脉的血液充满的时候，汇流到血室，下泄排出成为月经。血室的又一个名称叫血海，也就是冲脉和任脉，它们共同构成全身各条经脉的总的调节经脉，所以被称为血海。月经刚来的时候，瘟疫邪气不进入胃腑，而是乘机进入血室，所以见到夜间发热、谵语。由于人体的卫气白天运行于人体的体表，也就是属阳的部位，不与体内属于阴的部位的邪气斗争，所以病人白天精神状态很好，卫气夜间运行在人体属阴的内部，与潜伏在体内的邪气斗争，所以夜间出现发热、谵语。有的病人到了夜间只有发热而没有谵语，也属于热入血室，因为症情有的轻有的重，不能限定于谵语的有无。张仲景的医经《伤寒论》说：热入血室，治疗时“不要伤害胃气，以及中、上两焦的正气，疾病就一定会痊愈”。病人的胸部、膈部以及胃部，都没有邪气，不要把谵语看作是胃有实邪，而大肆地使用攻邪的方法泻胃，只要热随着血液的下流而下行，就可以自行痊愈。假如有的病人胸满疼痛、状如“结胸”，这是邪气与血液郁结在胸部造成的，治疗时应当用针刺肝经的腧穴期门，来开通闭塞的郁结，药物治疗可以使用柴胡汤，药物治疗不如针刺显效快捷。

患瘟疫病时月经刚断的，血室之中空虚，瘟疫邪气乘虚传入血室，邪气盛而正气亏虚，经脉之中的气血不够振奋，不能鼓荡驱散邪气，难于治愈。而且进入血室的邪气，不能随着血液的外泄而外出，邪气如何能够解散呢？月经刚断感受邪气与月经刚来感受邪气，有血虚与血实的区别，应当使用柴胡养荣汤进行治疗。刚生过孩子，失血过多的病人，冲脉任脉空虚，这种情况与平素就经常有月经淋漓不断的人一样，经脉之中的气血亏虚已久，都容易感受邪气，这种月经过多与月经刚断感受邪气，在治疗上可以使用相同的方法。

【评介】

妇女患瘟疫与一般的人多数情况下并无区别，只是在月经期间以及刚来、刚断、胎前胎后，容易形成热入血室的情况，应予注意，避免误诊。

妊娠时疫

【原文】

孕妇时疫，设应用三承气汤，须随证施治，切不可过虑，慎毋惑于参、术安胎之说[1]。病家见用承气，先自惊疑，或更左右嘈杂，必致医家掣肘[2]，为子母大不祥[3]。若应下之证反用补剂，邪火壅郁，热毒愈炽，胎愈不安，邪气搏血，胞胎何赖？是以古人有悬钟之喻[4]，梁腐而钟未有不落者。惟用承气，逐去其邪，火毒消散，炎熇顿为清凉，气回而胎自固。当此证候，反见大黄为安胎之圣药，历治历当[5]，子母俱安。若腹痛如锥，腰痛如折，此时未堕欲堕之候，服药亦无及矣！虽投承气但可愈疾而全母。昧者以为胎堕，必反咎于医也。

或诘余曰[6]：孕妇而投承气，设邪未逐，先损其胎，当如之何？余曰：结粪瘀热，胃肠间事也，胎附于脊，胃肠之外，子宫内事也，药先到胃，瘀热才通，胎气便得舒养，是以兴利除害于顷刻之间，何虑之有？但毒药治病衰去七八[7]，余邪自愈，慎勿过剂耳。

凡孕娠时疫，万一有四损者[8]，不可正治，当从其损而调之，产后同法。非其损而误补，必死四损。详前应补诸证条后。

【注释】

［1］慎毋惑于参、术安胎之说：千万注意不要被人参、白术可以安胎的说法所迷惑。

［2］必致医家掣肘：一定会造成对于医生治疗措施的干扰。掣肘：拉住胳膊，比喻阻挠别人做事。

［3］为子母大不祥：是孩子与母亲极大的不利因素。祥：吉利、好的征兆。

［4］是以古人有悬钟之喻：因此古人有把怀孕比作像是悬挂大钟那样的

事情。是以：即以是，因此。

［5］反见大黄为安胎之圣药，历治历当：相反地见到了大黄成为使胎儿安全的最有效的药物，每一次经过这样的治疗，都获得了痊愈。历：经过，一个一个地。

［6］或诘余曰：有的人责问我说。诘：追问、责问。

［7］毒药治病衰去七八：有毒性的药物治疗疾病，病证减去七八分就停止用药。《素问·五常政大论》云："大毒治病，十去其六；常毒治病，十去其七；小毒治病，十去其八；五毒治病，十去其九。谷肉果菜，食尽养之，无使过之，伤其正也。"

［8］万一有四损者：假如病人出现了气损、血损、阴损、阳损的四损证。

【译文】

妇女怀孕的时候患时行疫气，假如需要使用三承气汤，应当按着病情的需要使用，千万不能因为病人是孕妇，就顾虑重重不敢使用，不要被人参、白术可以安胎的说法所迷惑。病人家属见到使用承气汤，就先在心中引起震惊与疑虑，有时再加上其他人员的七嘴八舌，必然会干扰医生的治疗，成为不利于治疗母子病情的主要因素。假如对于应当使用泻下治疗的证候，反而使用了补益的方剂，造成邪火之气的壅遏瘀滞，体内的热毒更加炽烈，胎气也更加不安宁，邪气与血液搏结在一起，胎气靠什么来滋养呢？所以古人有一种比喻，就好像悬挂着的大钟，梁木腐朽之后，大钟没有不掉落的。只有应用承气汤，驱除瘟疫邪气，火热毒邪消散之后，高热立即消散，肌体转为凉爽，正气得到恢复，胎气自然巩固。遇到这种证候的时候，大黄反而成为安胎的妙药，每次治疗用之都很得当，母子都因此而获得平安。假如病人腹部疼痛剧烈，像被锥子扎了一样，腰痛得像被折断一样，这是胎气想坠落还没有坠落的证候，即使服药也来不及救助了。假如使用承气汤，也只能治愈母亲的瘟疫而不能保胎了，不了解的人还以为是承气汤坠了胎气，必然会将过错归结到医生的治疗上。

有人质问我说：孕妇使用承气汤，假如邪气没有因此而被驱除，却先造成了胎气的损伤，应当怎么办呢？我说：结滞的粪便和郁结的热邪，都是存在于胃肠之中的邪气，而胎原附着在脊柱之前，在胃肠之外，位于子宫之内，治疗的药物先到胃部，瘀滞和热邪得以通畅下行，胎气就会得到舒适的滋养，由此可以说是在一瞬之间驱除了有害的因素，而创立了有利于胎气生存的环境，还有什么顾虑呢？只是有毒的药物治疗疾病，病邪衰减到七八分的时候，停止用药之后，剩余的邪气也会被人体清除而获得痊愈，所以需要慎重使用，不要用药过量。

凡是孕妇患有时行疫气的疾病，如果同时有气血阴阳虚损的“四损”存在，不能单纯使用治疗瘟疫的常规方法，应当根据病人虚损的情况，进行调节治疗，产后病遇到四损，治疗的法则与此相同。不是虚损却错误地使用补法治疗，一定会因误治而死。（四损的详细情况，可以参考此前的有关论述。）

【评介】

妇女怀孕期间患瘟疫病，应当权衡利弊，决定治疗的情况，“两害相权，取其轻”。《素问·六元正纪大论》云：“黄帝问曰：妇人重身，毒之何如？岐伯曰：有故无殒，亦无殒也。”王冰注云：“上‘无殒’，言母必全，‘亦无殒’，言子亦不死也。”可见只要瘟疫病不伤胎气，治疗措施也不会造成胎儿的损伤。

龚绍林曰：“凡药原以病受，不独孕妇为然，若果无病，无论攻伐剥削，足以犯胎。即温补辛热，亦足动胎。盖有病病受，无病胎受之矣。孕妇感疫，脉必实数，邪入胃，舌必黄，以承气逐其邪，邪去而热自除，胎自安。但夹气虚者加党参；夹血虚者，加生熟地黄耳。未传胃者，舌胎不黄，别无下症。惟觉胸紧不开，或五心内热，或子午潮热，日晡益盛，此邪伏膜原也，达原饮去草果。有三阳证，照症加药。有虚证虚脉，亦照症兼补。须细以体认，不可妄拟，致误人家大事。妇人之病，原与男子同。不过多经事、崩漏、胎前、产后之异耳。若不知脉证，遇经水适断，与患崩漏感疫者，妄以补血为主。遇经水适来感疫者，妄以破血为主。遇胎前感疫者，妄以安胎为主。遇产后感疫者，妄以去瘀补虚为主。纵有疫证疫脉，任意妄动投，致令年少妇人，成终身苦疾者，并有随治随死者。今有此论，女科门中，开出无边生路矣。”龚氏所论，实为临证心得之言，足可羽翼吴氏。

小儿时疫

【原文】

凡小儿感冒风寒、疟、痢等证，人所易知，一染时疫，人所难窥，所以耽误者良多。何也？盖由幼科专于痘、疹、吐、泻、惊、疳并诸杂证[1]，在伤寒时疫甚略之，一也；古人称幼科为哑科，盖不能尽罄所苦以告师[2]，师又安能悉乎问切之义[3]？所以但知其身热，不知其头疼身痛也；但知不思乳食、心胸膨胀，疑其内伤乳食，安知其疫邪传胃也？但见呕吐、恶心、口渴、下痢，以小儿吐泻为常事，又安知其协热下利也？凡此，何暇致思为时疫[4]，二也。小儿神气娇怯，筋骨柔脆，一染时疫，延挨失治，即便二目上吊、不时惊搐、肢体发痉、十指钩曲，甚则角弓反张，必延幼科，正合渠平日学习见闻之证[5]，是多误认为慢惊风，遂投抱龙丸、安补丸，竭尽惊风之剂，转治转剧[6]。因见不啼不语，又将神门、眉心乱灸，艾火虽微，内攻甚急[7]，两阳相拂，如火加油，红炉添炭，死者不可胜纪，深为痛悯。今凡遇疫毒流行，大人可染，小儿岂独不可染耶？但所受之邪则一，因其气血筋骨柔脆，故所现之证为异耳，务宜求邪以治，故用药与大人仿佛。凡五六岁以上者，药当减半，二三岁往来者，四分之一可也。又肠胃柔脆，少有差误，为祸更速，临证尤宜加慎。

小儿太极丸

天竺黄五钱　胆星五钱　大黄三钱　麝香三分　冰片三分　僵蚕三钱

上为细末，端午日午时修合，糯米饭杵为丸，如芡实大。朱砂为衣，凡遇疫证，姜汤化下，一丸神效。

【注释】

［1］幼科专于痘、疹、吐、泻、惊、疳并诸杂证：小儿科的常见的特殊病是水痘、麻疹、呕吐、腹泻、惊风、疳积以及各种杂病。其实水痘、麻疹、吐泻、惊风最多见于外感热病，与瘟疫伤寒同属一类。

［2］不能尽罄所苦以告师：不能把全部的痛苦都告诉医生。罄：尽、穷，如罄竹难书。

［3］安能悉乎问切之义：怎能完全了解问诊、切脉的意义呢？悉：知道、

全、尽。

［4］何暇致思为时疫：哪里来得及思考这就是时行疫气呢？暇：空闲。

［5］正合渠平日学习见闻之证：正符合他儿科医生平时所学习和见到的证候。渠：他。

［6］转治转剧：越治疗病情越严重。转：围绕、转变。

［7］艾火虽微，内攻甚急：艾灸的火焰虽然很微弱，向内进攻的热力却很急猛。《伤寒论》119 条云："微数之脉，慎不可灸。因火为邪，则为烦逆，追虚逐实，血散脉中，火气虽微，内功有力，焦骨伤筋，血难复也。"

【译文】

凡是小儿感冒，伤于风寒，患疟疾，痢疾等出现的证候，是人们容易了解的，一旦感染了时行疫气，人们就难于深入了解，因此而耽误的情况就很常见。这是为什么呢？主要是由于幼儿科的疾病，常常见到水痘、麻疹、呕吐、腹泻、惊风、疳积以及各种杂病，而对于伤寒、时行疫气很忽视，这是第一点；古人称幼儿科为哑科，主要是由于小儿不能把全部的痛苦告诉医生，医师也不是都能靠着问诊和切脉就将病情全部了解清楚了。因此只知道小儿身体发热，不知道他还会有头痛、身体疼痛；只知道他不想吃东西吃奶、胸腹部胀满，怀疑他是体内伤于乳食，怎么能知道他是感受瘟疫邪气已经传变到胃部呢？只见到了小儿呕吐、恶心、口渴、腹泻下利，认为小儿呕吐腹泻是经常有的事情，又怎能知道这属于瘟疫病的热邪下迫肠道造成的"协热下利"呢？常有这样多的不易识破的特点，医者怎能想到这是时行疫气呢？这是第二点。小儿的精神气机还都娇嫩虚弱，筋肉骨骼还都柔软松脆，一旦感染时行疫气，往往拖延时日失去治疗时机，就会出现两眼向上翻，不定时地惊厥抽风，四肢抽动，十个手指紧握屈曲，甚至头往后仰身体后张，像弯曲的牴角、张开的弓一样惊厥。见到这种证候必定会去请儿科的医生诊治，这些表现正与儿科医生平时所学习和见到的证候一样，所以多数被误认为属于慢惊风病，于是就给予患儿抱龙丸、安补丸等，用尽了所有治疗惊风的方剂，却越治疗病情越严重。由于见到患儿不能哭啼，不能说话，医生又把神门穴、印堂穴乱灸一气，艾灸的火焰虽然很微弱，向内进攻的热力却很急猛，艾火与邪热两阳相斗争，就好像火上加油、红火炉之中添上木炭一样，因此而死的患儿数也数不过来，实在令人痛惜怜悯。现今凡是遇到瘟疫毒邪流行的时候，大人都可以互相传染，岂能只有小儿不受传染吗？只是受到的邪气虽然一样，由于病人的气血筋骨的柔韧与脆性不同，所表现的证候也会有很大的区别，只有寻求邪气的性质进行治疗，所用的药物与大人相似，凡是年龄在五六岁以上的儿童，药量减少到大人的一半，两三岁左右的儿童，用药相当于大人的四分之一就可以了。还有的患儿肠胃虚弱，即便有很小的误差，也可以很快造成祸患，临证治疗的时刻，尤其应当谨慎。

小儿太极丸的药物组成

天竺黄五钱（15 克） 胆星五钱（15 克） 大黄三钱（9 克） 麝香三分（0.9 克） 冰片三分（0.9 克） 僵蚕三钱（9 克）

上述各味药物，共同研为细末，每年的五月初五的“端午日”，在 11～13 点的“午时”配伍修制好，用糯米饭杵烂与药物混合为药丸，像芡实那样大小，再用朱砂细粉滚成外皮。凡是遇到瘟疫病的证候，用生姜汤化开药丸，服下去，只要一丸药就可以见到神奇的效果。

【评介】

在“小儿时疫”之中，吴又可论述了儿童瘟疫病的特殊性，也指出了它与成人的疫病，治疗上应当采用相同的法则，只是用量有所减少。

年希尧云：“阅至此，真说尽幼科伎俩，不胜击节浩叹。”

龚绍林曰：“小儿诸疾，因疫而发者多，自古方书，殊少发明。是以习幼科者，不知以疫法治小儿也。每遇小儿感疫初起，不知饭食，或吐或泻，则疑为脾胃虚寒。或子午潮热，日轻夜重，则疑为神鬼作祟。或传太阳，在大人则头顶背腰胀痛，小儿筋骨柔脆，不胜其邪，则角弓反张，幼科必认为惊风。邪传阳明，大人眼眶胀痛，小儿二目上吊，幼科即指为天吊风。大人口渴舌燥，小儿则舌常外伸，幼科则认为舌蛇风。邪传少阳，大人则胁痛耳聋，寒热往来，呕而口苦，小儿则十指钩曲，不时惊搐，幼科则认为急惊风。甚至有因感疫，而肚腹胀大者，或肚腹间痛者，不指为食积，即认为虫疼。见其发热，即疑为痘疹。见其形瘦，即疑为疳疾。种种疫证，毫不一知。俾小儿误受其害，岂不痛哉！仆得此论，凡遇小儿有疾，必以脉证参看。小儿脉证，与大人无异，小儿治法，亦与大人无异，不必执用太极丸。如现疫证疫脉，仍用达原饮。有三阳证者，照三阳加法。倘内外皆热，舌苔色黄，亦用三消饮。但量人大小，药不必过重，愈后调理，亦照疫证调理。有虚，亦照虚证加补，无不获愈。吴师，真万世小儿再造之父母哉！”

龚绍林阐发小儿瘟疫，按六经辨证一一详述，既有益于后人参考，也足可补吴又可之未备，实在是难得的经验之谈。

主客交

【原文】

凡人向有他病尫羸[1]，或久疟，或内伤瘀血，或吐血、便血、咳血，男子遗精、白浊[2]、精气枯涸[3]，女人崩漏、带下、血枯经闭之类[4]，以致肌肉消烁，邪火独存，故脉近于数也。此际稍感疫气，医家病家，见其谷食暴绝，更加胸膈痞闷、身痛发热，彻夜不寐，指为原病加重，误以绝谷为脾虚，以身痛为血虚，以不寐为神虚，遂投参、术、归、地、茯神、枣仁之类，愈进愈危。知者稍以疫法治之，发热减半，不时得睡，谷食稍进，但数脉不去，肢体时疼，胸胁锥痛，过期不愈[5]。医以杂药频试，补之则邪火愈炽，泻之则损脾坏胃，滋之则胶邪愈固[6]，散之则经络愈虚，疏之则精气愈耗，守之则日消近死[7]。盖但知其伏邪已溃，表里分传，里证虽除，不知正气衰微，不能脱出表邪，留而不去，因与血脉合而为一，结为痼疾也。肢体时疼者，邪与荣气搏也；脉数身热不去，邪火并郁也；胁下锥痛者，火邪结于胸膈也；过期不愈者，凡疫邪交卸，近在一七，远在二七，甚至三七[8]，过此不愈者，因非其治，不为坏证即为痼疾也[9]。夫痼疾者，所谓客邪胶固于血脉，主客交浑[10]，最难得解，且愈久益固。治法当乘其大肉未消[11]、真元未败，急用三甲散，多有得生者。更附加减法，随其素而调之。

三甲散

鳖甲　龟甲并用酥炙黄，为末各一钱。如无酥，各以醋炙代之　川山甲土炒黄为末，五分　蝉蜕洗净炙干，五分　僵蚕白硬者切断生用，五分　牡蛎煅为末，五分，咽燥者斟酌用䗪虫（土鳖虫）三个，干者劈碎，鲜者捣烂和酒少许，取汁入汤药同服，其渣入诸药同煎　白芍药酒炒，七分　当归五分　甘草三分水二钟煎八分，沥渣温服。若素有老疟或瘅疟者，加牛膝一钱、何首乌一钱；胃弱欲作泻者，宜九蒸九晒[12]；若素有郁痰者，加贝母一钱；有老痰者，加瓜蒌霜五分，善呕者勿用；若咽干作痒者，加花粉、知母各五分；若素燥嗽者，加杏仁捣烂一钱五分；若素有内伤瘀血者，倍䗪虫，如无䗪虫，以干漆炒烟尽为度，研末五分，及桃仁捣烂一钱代之。服后病减半勿服，当尽调理法。

【注释】

［1］向有他病尪羸：《金匮要略·中风历节病》云："诸肢节疼痛，身体尪羸，脚肿如脱，头眩短气，温温欲吐，桂枝芍药知母汤主之。"尪羸，《脉经》写作"魁羸"。指关节肿大，身体消瘦。

［2］男子遗精、白浊：男子梦中射精为遗精；前阴流白色黏液为白浊。白浊，又称白淫。《素问·痿论》云："思想无穷，所愿不得，意淫于外，入房太甚，宗筋弛纵，发为筋痿，及为白淫。"王冰云："白淫，谓白物淫衍，如精之状，男子因溲而下，女子阴器中绵绵而下也。"

［3］精气枯涸：肾气阴精都干枯、枯竭。

［4］血枯经闭之类：血液干枯，月经闭阻之类的病证。

［5］过期不愈：超过了平常的期限还不痊愈。《素问·热论》用三阴三阳的六经，来概括热病的证候。认为热病是按"一日太阳，二日阳明，三日少阳，四日太阴，五日少阴，六日厥阴"的次序，每日传变一经的速度，依次传遍六经；然后，热病再依次衰退，直至痊愈。

［6］滋之则胶邪愈固：用滋养阴液的药物，容易使病人黏滞在体内的邪气更加牢固。滋之：使动用法，使之滋润。胶邪：与人体胶着、黏滞在一起的邪气。

［7］守之则日消近死：保守现状，就会一天一天地消耗，逐渐接近死亡。日消：名词作状语，一天一天地消耗。

［8］凡疫邪交卸，近在一七，远在二七，甚至三七：《素问·热论》认为邪气以每日传变一经的速度，依次传遍六经，然后再依次撤退。传遍六经需要六天，第七天不愈，可以再一次传遍六经，第二次的传变叫再经。《伤寒论》第8条云："太阳病，头痛至七日以上，自愈者，以行其经尽故也。若欲作再经者，针足阳明，使经不传则愈。"清代的何秀山，在为俞根初的《通俗

伤寒论》作注解的序言中，还坚信外感热病会在第七日、十四日、二十一日痊愈。

［9］不为坏证即为痼疾也：不成为“坏病”，也会成为日久不愈的痼疾。坏病：经过错误的治疗，使病人的证情发生了变化，成了难于治疗的复杂证候，被称为“坏病”。《伤寒论》第16条云：“太阳病三日，已发汗，若吐，若下，若温针，仍不解者，此为坏病，桂枝不中与之也。观其脉证，知犯何逆，随证治之。”

［10］主客交浑：病人的正气与外来的邪气交叉混合在一起。主：病人。客：外来的邪气。浑：浑浊、糊涂、天然一体。

［11］大肉未消：大的肌肉还没有消瘦下去。大肉：指腿、臀、臂的主要肌肉。

［12］九蒸九晒：九次蒸熟，九次晒干。首乌生着使用，有致泻下的作用，多次蒸熟晒干，就不再泻下。

【译文】

凡是人体平素患有其他的疾病，比如形体消瘦而关节肿大，或者长期患疟疾，或者有内伤瘀血停滞，或者吐血，大便下血，咳血，男子遗精，小便浑浊，精液干枯稀少，女子子宫出血，带下过多，经少闭经之类，造成病人肌肉消瘦，邪气毒火单独存在于体内，因此病人的脉搏接近于数脉。在这个时候，只要稍微感受瘟疫邪气，医生和病家见到病人饮食不进，又增加了胸膈痞塞闷满，身体疼痛，发热，整夜不能入睡，认为原先的病情更加严重了，并错误地认为不能进食是脾虚，把身体疼痛作为血虚，把不能入睡当作精神虚衰，于是就使用人参、白术、当归、地黄、茯神、枣仁之类的补益药物，越使用补益的药物，病情就越危重。了解这种病情的医生，按照瘟疫病进行治疗，发热很快就消退一半，并且时常可以入睡，饮食也逐渐增加，只有脉搏快还没有消除，四肢疼痛还时有发作，胸部两胁的疼痛还很剧烈，甚至痛如锥刺，经过很长时间也不痊愈。医生用治疗杂病的药物，一次一次地进行治疗也不见效，应用补益的方法治疗，瘟疫的邪火更加炽烈；用泻下的治疗方法，就伤害了脾胃；应用滋补的药物治疗，胶着的邪气更加顽固；用散郁的药物治疗，经络之中就会更加空虚；用疏导的药物治疗，人体的精气也会被消耗；紧守病情不敢补泻，病邪就会天天消耗正气，甚至导致死亡。

总的说来，只要了解到潜伏在膜原的瘟疫邪气已经溃散，向表向里分别传变，在里的证候虽然已经驱除，如果不知道病人的正气已经衰弱虚微，不能够使在表的邪气逃脱出去，留在病人体内，进入血脉与气血相合成为不可分割的一体，凝结成顽固难愈的顽疾。病人肢体有时候疼痛的，是邪气与营气互相斗争凝集的结果；出现数脉发热也日久不退，这是有邪气与火热都郁结的原因；病人的胁下疼痛，像用锥子刺一样，这是火热邪气郁结在胸膈造成的；超过了一般瘟疫病的患病日期还不能痊愈的，都有复杂的原因，一般的瘟疫邪气消散，日期短的需要七天，日期长的需要十四天，甚至二十一天，超过这些天数还不能痊愈的，大多都是治疗不当，不是变成证候复杂的“坏病”，就是变成了难以治愈的“痼疾”。所谓的痼疾，说的就是外来的邪气，牢固地胶着在血脉之内，邪气与正气胶着混杂在一起，难解难分，这种邪气最难于解除，而且患病越久，邪气盘踞越牢固。治疗的方法应当乘着病人的大块肌肉还没有消瘦下去，身体的肾气元阳还没有受到破坏的时候，赶紧使用三甲散进行治疗，多数患者可以生还。三甲散的随证加减法也附录在后边，要随身体平素的状况，进行相应的调整。

三甲散的药物组成

鳖甲　龟甲都用酥油炮炙，炙黄，研为细末，各用一钱（3 克）　如无酥油，则分别用醋炙代替　穿山甲用土炒黄，研为细末，五分（1.5 克）　蝉蜕洗净，炙干，五分（1.5 克）　僵蚕用白而发硬的，切断，用生的，五分（1.5 克）　牡蛎煅，研为细末，五分（1.5 克），咽喉干燥的人，加减使用　䗪虫（土鳖虫）三个，干的捣碎，鲜的捣烂，加入少量的酒，绞取药汁，加入汤药之中，共同服用，䗪虫的渣放入其他的药物之中，共同煎煮　白芍药用酒炒，七分（2.1 克）　当归五分（1.5 克）　甘草三分（0.9 克）

上述药物，用水二盅（约 1000 毫升），煎煮取八分（约 300 毫升），去渣，加温服用。

加减法：若平素兼有久疟不愈，或者患有瘅疟的病人，应当加牛膝一钱（3 克）、何首乌一钱（3 克）胃气虚弱，常欲泄泻的病人，应当将何首乌炮制时蒸九次晒九次；假如病人平素有郁积痰气，应当加贝母一钱（3 克）；平素有陈旧老痰的患者，应当加瓜蒌霜五分（1.5 克），平素经常呕吐的患者不用瓜蒌霜；假如病人咽喉干燥，发痒，应当加花粉、知母各五分（1.5 克）；假如病人平素咽喉干燥、咳嗽无痰，可以加入杏仁一钱五分（4.5 克），捣烂；假如病人平素有内伤瘀血的，䗪虫的用量要加倍，如果没有䗪虫，用干漆五分（1.5），炒制出烟，烟尽为止，研末用，同时加用桃仁一钱（3 克），捣烂，用桃仁、干漆代替䗪虫。

服药之后，病情减轻一半左右，请不要再服三甲散，应当使用调理的治疗方法。

【评介】

“主客交”阐发了瘟疫邪气与人体正气，互相斗争、互相纠结在一起的复杂局面，治疗时应当结合病人平素的身体情况，补虚泻邪，才能获得好的疗效。

孔毓礼曰：“客邪胶固之说极精，今有病情古怪，而不可名为何证者，多是客邪胶固。但总无一方可治之理。”

龚绍林曰：“主客交者，谓主气与客气，交而为一也。夫所谓主气者，即吾身之正气也。客气者，即所感之邪气也。盖人感疫邪，或向有他病，医者不知脉证，妄拟投剂，以致邪火日炽，正气日虚。久之，而邪气与正气，交浑不分，故谓之主客交也。此等证候，如脉不急数，大肉未消，或用三甲散，或参脉证，半疏其邪，半补其虚，或可挽回。若脉急数不退，大肉已削，纵有仙丹，无能为矣。甚矣医不知脉，又不知辨证，微疾治成痼疾，痼疾治成死证。不惟误人，几且自误，可恨尤可笑也。司命者，其可不以脉证为急务哉?”

调理法

【原文】

凡人胃气强盛，可饥可饱，若久病之后，胃气薄弱，最难调理。盖胃体如灶，胃气如火，谷食如薪，合水谷之精微，升散为血脉者如焰，其糟粕下转为粪者如烬，是以灶大则薪多火盛，薪断而余焰犹存，虽薪从续而火亦燃；若些小铛锅[1]，正宜薪数茎，稍多则壅灭，稍断则火绝。死灰而求复燃，不亦难乎？若夫大病之后，盖客邪新去，胃口方开，几微之气[2]，所以多与、早与、迟与，皆不可也。宜先与粥饮，次糊饮，次糜粥，次软饭，尤当循序渐进，毋先后其时[3]。当设炉火，昼夜勿令断绝，以务不时之用，思谷即与，稍缓则胃饥如剡[4]，再缓则胃气伤，反不思食矣。既不思食，若照前与之，虽食而弗化，弗化则伤之又伤。不为食复者[5]，当如初进法，若更多与及粘硬之物，胃气壅甚，必胀满难支。若气绝谷存[6]，乃至反覆颠倒，形神俱脱而死矣。

【注释】

[1] 若些小铛锅：就好像一个小的烙饼的小锅。铛：烙饼的小锅。

[2] 几微之气：即将断绝的、非常微弱的气息。

[3] 毋先后其时：不要让病人进食的时机太早或者太晚。先后：用为使动词，不要使其先，不要使其后。

[4] 稍缓则胃饥如剡：进食稍微缓慢一些，胃部的饥饿感就如同用刀扎一样难受。剡：削尖、锐器。

[5] 不为食复者：不成为由于过食而复发病情的患者。《素问·热论》云："病热少愈，食肉则复，多食则遗，此其禁也。"

[6] 若气绝谷存：假如出现胃气已经断绝，而水谷食物还存在于病人的体内。

【译文】

如果人体的胃气强盛，吃东西可以多一些，也可以少一些。假如患病日久之后，胃气受损变的虚弱，最难于调摄打理。总起来说，胃这个器官像灶堂一样，胃气就像炉火，五谷食物就像柴草，胃调和水谷的精微物质，上升发散成为血脉之中的气血，就像柴草燃烧变为火焰，是一种升华的过程。水谷的糟粕向下转输变成粪便，就好像柴草变为灰烬。所以说灶堂大的，装下的柴草就多，火焰也旺盛，即使暂时撤掉柴草，灶堂之中剩余的火焰还会燃烧着，继续添加柴草，火焰还会继续燃烧；假如是一个小的烙饼的小锅，只适合一定数量的柴草，柴草的数量一多，就会压灭火焰，一旦柴草供应稍微断档，火焰也会很快熄灭。希望烧尽的死灰再燃烧起来，不是很难做到的吗？

假如患大的疾病之后，外来的邪气刚被驱除走，病人的胃口刚开始复苏，很微弱的胃气，对于给予的食物，多进食、过早进食、过晚进食，都是不可取的。应当先给病人喝稀粥，此后再给病人喝乱糊粥，再以后给病人喝较稠的粥，然后再吃比较软的米饭，尤其应当循序渐进，逐渐增加，不能过早或者过晚进食。就如同管理炉火一样，白天与夜晚都不能让其断绝柴草，用来防备随时会用的事情。病人想吃东西就给他，稍微迟慢就会胃中饥饿难耐，甚至痛如刀割。再不给予食物，就会使胃气受伤害，反而不想进食了。既然已经不想进食了，假如还像以前一样的给予，病人即使是吃进去了，食物也不会被消化，食物不消化就会再一次造成胃气的损伤。食物损伤胃气之后，如果不引起瘟疫病证候的反复，也就是不发生“食复”，则应当像前边所说的疾病初愈，循序渐进地增加饮食。假如进食太多，以及给予发黏、太硬的食物，胃气壅滞太严重，必然会造成胃脘胀满，难于支撑。假如胃气断绝，而食物还积滞在胃肠之中，造成病人反侧不安，精神形体都脱失、衰竭，最终导致死亡。

【评介】

吴又可结合病人的身体素质，注重胃气在病人恢复过程中的重要作用，对于不同的病人采用不同的治疗方法。

孔毓礼曰：“调理之法极当，诸病皆然，不只疫病之后也。”

龚绍林曰：“愈病之后，宜如此调理，庶无食复之虞。至于病初发时，用药调理，一切酒肉辛辣，提火之物，务必严禁。能食者，止与清饮食；不能饮食，虽十日半月，不进粒米，亦甚无妨。切勿强食，强食反不为美。”

统论疫有九传治法

【原文】

夫疫之传有九，然亦不出乎表里之间而已矣[1]。所谓九传者，病人各得其一，非谓一病而有九传也。盖温疫之来，邪自口鼻而入[2]，感于膜原，伏而未发者不知不觉[3]。已发之后，渐加发热，脉洪而数，此众人相同，宜达原饮疏之[4]。继而邪气一离膜原，察其传变，众人不同者，以其表里各异耳。有但表而不里者，有但里而不表者，有表而再表者，有里而再里者，有表里分传者，有表里分传而再分传者，有表胜于里者，有里胜于表者，有先表而后里者，有先里而后表者，凡此九传，其去病一也[5]。医者不知九传之法，不知邪之所在，如盲者之不任杖，聋者之听宫商，无音可求，无路可适，未免当汗不汗，当下不下，或颠倒误用，或寻枝摘叶，但治其证，不治其邪，同归于误一也[6]。

所言但表而不里者，其证头疼身痛发热，而复凛凛，里无胸满、腹胀等证，谷食不绝，不烦不渴，此邪气外传，由肌表而出，或自斑消，或从汗解。斑者有斑疹、桃花斑、紫云斑，汗者有自汗、盗汗、狂汗、战汗之异。此病气之使然，不必较论，但求得斑得汗为愈疾耳[7]。凡自外传者为顺，勿药亦能自愈，间有汗出不彻，而热不退者，宜白虎汤；斑出不透，而热不退者，宜举斑汤；有斑汗并行而愈者，若斑出不透，汗出不彻而热不除者，宜白虎合举斑汤。

间有表而再表者，所发未尽，膜原尚有隐伏之邪，或二三日后，四五日后，依前发热，脉洪而数，及其解也，斑者仍斑，汗者仍汗而愈。未愈者，仍如前法治之，然亦希有[8]。至于三表者，更希有也。

若但里而不表者，外无头疼身痛，而后亦无三斑四汗，惟胸膈痞闷，欲吐不吐，虽得少吐而不快，此邪传里之上者，宜瓜蒂散吐之，邪从吐减，邪尽病已。邪传里之中下者，心腹胀满，不呕不吐，或燥结便闭，或热结旁流，或协热下利，或大肠胶闭[9]，并宜承气辈导去其邪，邪减病减，邪尽病已。上中下皆病者，不可吐，吐之为逆，但宜承气导之，则在上之邪，顺流而下，呕吐立止，胀满渐除。

有里而再里者，愈后二三日后或四五日后，依前之证复发，在上者仍吐之，在下者仍下之，再里者常事，甚有三里者，希有也[10]。虽有上中下之分，皆为里证。

若表里分传者，始则邪气伏于膜原，膜原者，即半表半里也[11]。此传法以邪气平分，半入于里则现里证，半出于表则现表证，此疫家之常事。然表里俱病，内外壅闭，既不得汗，而复不得下，此不可汗，强求其汗，必不可得，宜承气先通其里，里邪先去，邪去则里气通，中气方能达表，向者郁于肌肉之邪，乘势尽发于肌表矣，或斑或吐，盖随其性而升泄之也。诸证悉去，既无表里证而热不退者，膜原尚有已发之邪未尽也，宜三消饮调之。

若表里分传而再分传者，照前表里俱病，宜三消饮，复下复汗如前而愈，此亦常事。至有三发者，亦希有也。

若表胜于里者，膜原伏邪发时，传表之邪多，传里之邪少，何以治之？表证多而里证少，当治其表，里证兼之；若里证多而表证少者，但治其里，表证自愈。

若先表而后里者，始则但有表证而无里证，宜达原饮。有经证者，当用三阳加法[12]。经证不显，但发热者不用加法。继而脉洪大而数，自汗而渴，邪离膜原未能出表耳，宜白虎汤辛凉解散，邪从汗解，脉静身凉而愈。愈后二三日或四五日，依前发热，宜达原饮。至后反加胸满腹胀，不思谷食，烦渴，舌上苔刺等证，加大黄微利之。久而不去，在上者宜瓜蒂散吐之，如在下者，宜承气汤导之。

若先里而后表者，始则发热，渐加里证，下之里证除，二三日内复发热，反加头疼身痛脉浮者，宜白虎汤。若下后热减不甚，三四日后，精神不慧，脉浮者宜白虎汤汗之。服汤后不得汗者，因精液枯竭也，加人参覆卧则汗解[13]。此近表里分传之证，不在此例。

若大下后，大汗后，表里之证悉去，继而一身尽痛，身如被杖，甚则不可反侧，周身骨寒而痛，非表证也。此不必治，二三日内阳气自回，身痛自愈。

凡疫邪再表再里，或再表里分传者，医家不解，反责病家不善调理，以致反复，病家不解，每责医家用药有误，致病复起，彼此归咎，胥失之矣[14]！殊不知病势之所当然，盖气性如此，一者不可为二，二者不可为一，绝非医家病家之过也，但得病者尚赖精神完固[15]，虽再三反复，随复随治，随治随愈。

间有延挨失治，或治之不得其法，日久不除，精神耗竭，嗣后更医，投药固当，现在之邪拔去，因而得效，殊不知膜原尚有伏邪，在一二日内，前证复起，反加循衣摸床，神思昏愦，目中不了了等证，且脉气渐萎，大凶之兆也。譬如行人，日间赴行，未晚投宿，何等从容？今则日间绕道，日暮途长，急难及矣。病家不咎于前医耽误时日，反咎于后医既生之而又杀之，良可叹也！当此之际，攻之则元气几微，是求速死；补之则邪火益炽，精气枯燥；守之则正不胜邪，必无生理矣。

【注释】

［1］不出乎表里之间而已矣：瘟疫邪气虽然有九种传变形式，但是并不离开在表与在里的范围。《素问·热论》六经辨热病，没有表里的概念。《难经·五十八难》云："伤寒有汗出而愈，下之而死者；有汗之则死，下之即愈者，何也？然：阳虚阴盛，汗出而愈，下之即死；阳盛阴虚，汗之则死，下之即愈。"其中也没有用表里的概念。"表里证"的概念，起自张仲景的《伤寒论》，表证与里证是张仲景非常强调的基本概念。

［2］盖温疫之来，邪自口鼻而入：总的说来瘟疫邪气的侵入，是从口腔和鼻腔进入的。王好古《此事难知》据临证所见，提出外感热病之伤寒邪气可从鼻息而入，开"温邪上受"学说之先河，他说："太阳者，腑也，自背腧入，人之所共知。少阴者，脏也，自鼻息而入，人所不知。鼻气通于天，故寒邪无形之气，从鼻而入。"

［3］感于膜原，伏而未发者不知不觉：外感邪气深入到膜原，潜伏下来在没有发动的时候病人和医生都不知道。"伏邪"的概念，起于张仲景的《伤寒例》所引的《阴阳大论》："中而即病者，名曰伤寒；不即病者，寒毒藏于肌肤，至春变为温病，至夏变为暑病。"

［4］宜达原饮疏之：应当使用达原饮，疏散邪气。达原饮是吴又可推出的具有独创精神的代表方剂，其中以槟榔、厚朴、草果为君，破结气、除疫邪，效专力宏；得黄芩、知母、芍药、甘草相助，清热解毒、养阴和中，使方剂行气破积而不温燥，驱邪外出而不伤阴。李砚庄云："盖疫本热邪犹贼，膜原犹窝，槟榔、草果犹捕快手，厚朴犹刑具，知、芩犹牵出，若硝、黄则驱之走矣，白芍、甘草，一谨守门户，一调停众人，此又可先生立方之妙。惟龚君洞悉渊微，故以方济人，即以言阐理，其言如布帛粟菽，允堪辅翼前贤。"

［5］凡此九传，其去病一也：这九种传变形式虽然复杂，但是它们都属于邪气离开膜原的一种方法。去：离开。病：此处指病原邪气盘踞的膜原。

［6］但治其证，不治其邪，同归于误一也：只治疗病人的症状，不治疗引起病证的邪气，这些措施都属于一个类型的错误。

［7］不必较论，但求得斑得汗为愈疾耳：不用详细地比较它们的细微差别，只追求得到汗出或者发斑，能使病情痊愈就可以了。较：比较、显著。

［8］然亦希有：这样的情况也是很少见的。然：代词，这样的。

［9］大肠胶闭：邪热与大肠的糟粕胶黏闭阻在一起，闭塞不通。

［10］再里者常事，甚有三里者，希有也：第二次出现里证的现象是经常有的，甚至有的见到第三次里证，但是三次里证很少见。

［11］膜原者，即半表半里也：膜原就是半在表半在里。《灵枢·岁露论》：疟邪“内搏于五脏，横连募（膜）原”。《素问·疟论》：“其间日发者，由邪气内薄于五脏，横连募（膜）原也。”《素问·举痛论》：“寒气客于肠胃之间，膜原之下，血不得散，小络急引故痛。”“半表半里”是人们研究仲景《伤寒论》时得出的一种概念，有时指少阳病，或称小柴胡汤证。因为太阳属表，阳明属里，少阳介于它们之间，所以叫半表半里。有时又叫“半在表半在里”，这种提法又不相同。半表半里，好像是一个“夹层”，属于第三空间；而半在表半在里，则表里之间只有一个观念的分界，没有“厚度空间”的含义。吴又可的半表半里，是属于第三空间的概念。

［12］有经证者，当用三阳加法：出现了三阳经的证候，就应当使用三阳经病证的加药方法。《温疫论·瘟疫初起》云：“如胁痛、耳聋、寒热、呕而口苦，此邪热溢于少阳经也，本方加柴胡一钱；如腰背项痛，此邪热溢于太阳经也，本方加羌活一钱；如目痛、眉棱骨痛、眼眶痛、鼻干不眠，此邪热溢于阳明经也，本方加干葛一钱。”

［13］覆卧则汗解：卧床之后，加厚衣被，就会汗出病解。覆：覆盖、温覆。《伤寒论》桂枝汤服用方法云：“啜热稀粥一升余，以助药力，温覆令一时许，遍身漐漐微似有汗者益佳。”

［14］彼此归咎，胥失之矣：病人与医生互相埋怨，都是一种过失性的说法。胥：齐、皆、全部。

［15］尚赖精神完固：还要靠着精气、精神的完整与坚固。

【译文】

虽然瘟疫邪气有九种传变情况，但是其变化并不出于表里之间。所说的九种传变情况，是说每一个病人都只属于一种传变，不是说一个病人的病情就有九种传变。总的说瘟疫邪气进入人体，邪气都是从口腔和鼻腔进入，感染膜原的部位，在邪气潜伏还没有发作的时候，病人自己不能知道，也不能被察觉。瘟疫病发作起来之后，发热的程度逐渐增加，脉搏洪大而且至数增快，属于“洪数”的脉象，这些特征是众人都相同的，应当使用达原饮进行治疗。

紧接着上述初发证候，邪气一旦离开膜原，观察其传变的情况，众人有各不相同的情况，主要是有在表在里的不同。有的病人，其邪气在体表，而不在内里；有的病人的邪气，只在内里而不在体表；有的病人的表现是从表证开始，过后还是向表发展；有的病人是从里证开始，进一步向内里变化；有的病人瘟疫邪气离开膜原之后，分别向表和向里两方传变；有的病人本已向表向里传变，此后在表的邪气，进一步向表传变，而在里的邪气进一步向里传变；有的病人虽然表里都有邪气，但是在表的邪气重于在里的邪气；有的病人也是在表在里都有邪气，只是在里的邪气超过了在表的邪气；有的病人先前为邪气在表的证候，后来却转为邪气在里；有的病人先前为邪气在里，后来转为邪气在表的证候。凡是这九种传变，都是邪气离开膜原之后的一种变化。医生不了解这九种传变，不知道邪气存在的部位，就好像盲人不拄拐杖一样，也像聋子听五音辨宫商一样，没有什么音乐可以被聋子听到，也没有什么好的道路可以被盲人选择，这样的医生不可避免地在应当使用发汗的治疗方法的时候，却不知道使用汗法；在应当使用泻下的治疗方法的时候，却不知道使用泻下的方法。或者在应当泻下的时候，却使用了发汗的方法，或者相反地应汗却下，倒错误治；或者只是寻找枝叶，忽弃根本，只是治疗病人的症状，不治疗病人的邪气，这些错误都是一样的，不知治病求本。

我所说的瘟疫病邪只在表而不在里的情况，其证候主要是头疼、身体疼痛，发热，而且同时怕冷恶寒，内里没有胸满、腹胀等证候，进食不停，不心烦不口渴，这是膜原的邪气向外传变，从肌肤的表层排出人体。有的从发斑而解散，有的从汗出而消散。斑证有多种不同的表现：有的属于皮疹兼斑；有的斑出如桃花一样，一朵一朵的；有的斑出像紫色的云朵，一片一片的。汗出的情况种种不一：有的属于自己自然汗出，被称为“自汗”；有的只在睡眠之中汗出，醒时无汗，属于“盗汗”；有的先心烦狂躁不安，然后汗出，属于“狂汗”；有的先寒战，然后才有汗出，属于“战汗”。这种发斑和汗出的复杂表现，都是瘟疫邪气让其产生的证候，没有必要细加别白，只追求得到发斑和汗出，使疾病转向痊愈就可以了。凡是邪气向外传变的，都属于向好的方向转变，也就是属于“顺证”，一般即使不服用药物也可以自己痊愈。其中也有的汗出得不够彻底，而使发热不能消退的，应当使用白虎汤进行治疗；发斑患者斑出不透彻，也有发热不消退的，应当使用举斑汤进行治疗；有的患者发斑与汗出同时都见到，然后病痊愈的，假如斑出不够透彻，汗出不够畅快，造成热邪不去的，应当联合使用白虎汤与举斑汤进行治疗。

有的病人先前有表证，后来病情经过变化，还是表现为表证，属于“表而再表”证，这是由于使用发表药治疗表邪，还没有完全清除邪气，膜原还存在隐伏的邪气，有的经过两三天，有的经过四五天之后，像以前一样又出现发热，脉搏洪大而数，等到病邪解散的时候，发斑的患者仍然还会发斑，出汗的患者还会汗出，并且因此获得痊愈。如果没有痊愈，仍然可以应用以前的治疗方法使其治愈，但是这样的情况很稀少。至于三次出现表证发作的，更属少见的病情。

假如瘟疫病只有里证，而没有表证，那么，在证候上就没有头疼、身体疼痛，后期也不会有三种发斑、四种出汗的情况，只有胸膈满闷痞塞，想呕吐而又不能呕吐，或者虽然有的有少许呕吐，吐后胸膈也不畅快，这是邪气传变到里边，病位在人体的上焦部位所发生的证候，应当用瓜蒂散进行催吐治疗。上部的邪气由于呕吐而衰减，邪气完全清除之后，病证也就完全治愈。瘟疫邪气传变到里边的中下焦的部位，就会出现心胸腹部的胀满，不作呕也不发生涌吐的上焦证候，有的病人大便干燥、便秘；有的病人既有大便燥结，又同时见到泻下稀粪臭水，属于热结旁流；有的病人则为邪热下迫肠道，造成的泻下，属于“协热下利”；有的病人泻下的东西黏滞不爽，状如胶质。这些病证都需要使用承气汤进行治疗，从肠道因势利导，驱除病邪，邪气减退疾病就减轻，邪气驱除疾病消失。上中下三焦都有病变的病人，不能使用涌吐的治疗方法，假如使用了就属于错误的治疗方法。正确的治疗方法应当使用承气汤之类的方药，导邪外出，使在上部的邪气顺流下行，呕吐就会立即停止，胀满逐渐消除。

有的病人属于“里而再里”的传变形式，瘟疫病治愈之后两三天，或者四五天之后，此前消失了的证候又出现了，病在上焦的证候，仍然需要使用涌吐的治疗方法；病证在下焦的证候，还是需要使用泻下的治疗方法。第二次出现里证的“里而再里”，是经常可以见到的，甚至可以出现第三次里证，只是第三次里证比较少见。虽然“里而再里”的证候有上、中、下病理部位的分别，但都属于里证。

假如病人属于“表里分传”，开始的时候瘟疫邪气潜伏于膜原，所谓“膜原”，就是半在表半在里。“表里分传”的传变方法，就是将瘟疫邪气平均分开，一半进入里就出现里证的证候，一半进入表就出现表的证候，这是瘟疫病经常见到的现象。只是在表在里都有邪气，体内体外都壅滞闭塞，既不能发汗，又不能泻下。在不能汗出的时候，强行发汗，也不会有汗出，应当先用承气汤疏通在里的气机，在里的邪气先被驱除。在里的邪气被除去之后，在里的气机就得以畅行，中焦的气机就可以到达体表，此前在肌肉之间郁滞的邪气，乘着这种向外发散的趋势，就出于肌表。或者发斑，或者呕吐，这都是随着上升的属性而升散发泄的结果。在表在里的各个证候都已经消失，在没有表证里证的时候，仍然还有发热不消退，这是在膜原还有残存的邪气没有发散干净，应当用三消饮调节治疗。

瘟疫病证候属于“表里分传而再分传”的，应当按照前边所说的表里同病的治疗方法，应当使用三消饮进行治疗。像前边的治疗方法一样，再一次泻下，再一次发汗，就会使再次分传的病情痊愈。这种“表里分传而再分传”的现象，在瘟病的过程之中，是经常会见到的，甚至有的病人还要第三次分传，只是第三次分传的情况比较少见。

假如在表的邪气比在里的邪气重，属于“表胜于里者”，这是由于膜原的邪气发作的时候，传向体表的邪气多，传向内里的邪气少，才形成“表胜于里”的证候。这种“表胜于里”的证候应当如何治疗呢？在表的证候多而在里的证候少，应当主要治表，兼以治里；假如在里的证候多而在表的证候少，只治疗在里的证候，表证不用治疗也会自行痊愈。

瘟疫病的“先表后里”证，先前只有表证的证候而无在里的证候，治疗应当使用达原饮。兼有三阳经证候的病人，治疗时应当使用邪气在三阳经的药物加味方法。如果三阳经的证候不出现，只有发热的表现，不用三阳经的加味方法。此后如果出现了脉搏洪大，至数很快的“洪大而数”的脉象，并且自汗、口渴，这是瘟疫邪气离开膜原之后，没有能够从表而出造成的，应当使用白虎汤，其味辛能散，性凉能够清解邪热，使邪气从汗出而向外解散，脉搏由洪数转为安静，身体由发热转为凉爽，疾病得到痊愈。病情痊愈之后两三天，或者四五天，仍然有发热，与从前一样，应当使用达原饮进行治疗。治疗之后反而增加了胸部满闷，腹部胀满，不想进食，心烦口渴，舌上的舌苔坚硬如刺等证候，用达原饮再加上大黄，使病人轻微泻下。日久而疾病不痊愈，如果病的部位在上焦，应当使用瓜蒂散，使病人产生涌吐；如果疾病位于下焦，应当使用承气汤，因势利导使邪从下出。

如果瘟疫病的证候属于“先里而后表”，其开始就有发热，此后逐渐增加了里证的证候，通过泻下的治疗方法，里证的证候消除了。两三天之后，又出现了发热，反而进一步增加了头疼、身体疼痛，脉搏表现为浮象，应当使用白虎汤进行治疗。假如泻下之后，发热的程度减退的不大，经过三四天之后，病人精神萎靡，脉搏表现为浮象，应当使用白虎汤使病人汗出。如果服用白虎汤之后，没有出现汗出，这是由于病人体内的津液、阴精都严重亏虚，不能作汗，可以在白虎汤之中加入人参，益气生津，往往在病人服用之后，一躺下就见到了汗出，瘟疫病也随之痊愈。这种现象接近于“表里分传”的证候，细辨仍有不同。

假如病人经过大的泻下之后，或者经过大的汗出之后，在表在里的证候都消失，紧接着却出现了全身疼痛，身体像被杖子打过之后一样，严重的时候不能翻身，全身的骨头发凉，而且疼痛，这不是表证。这一类的证候不用治疗，两三天之内阳气自然恢复，身体的疼痛也会自己消除。

凡是瘟疫邪气出现“再表再里”，或者“再表里分传”的证候，许多医生不了解，反而指责病人不善于调养护理，因此导致了病情反复发作；病人也不理解病情的这种复杂变化，经常指责医生用药有错误，造成了疾病的反复。医生与病家互相指责，其实都是不对的！岂知瘟疫病的发展趋势，就有这样复杂的情况，这是由于瘟疫邪气的性质决定的，是一就不是二，是二就不是一，绝不是医生的过错。只要病人的平素体质精神都比较健全，即使是两三次的反复，也能够随时治疗，而且可以随时治疗，随时痊愈。

其中有的病人延误了病情，失去了最好的治疗时机，或者治疗的措施不恰当，疾病多日不痊愈，精神消耗衰竭，然后更换医生，治疗药物虽然恰当，眼下的邪气被驱除，所以获得了疗效，但是不知道膜原还有潜伏的瘟疫邪气，在一两天之内，前边消失的证候又一次出现，反而增加了神志不清地乱摸衣服和床褥，精神萎靡，视物不清等证候，而且脉搏的跳动逐渐微弱，这实在是很危险的征兆。就好像赶路的人，白天走路，夜间住宿，是多么的从容不迫？现在却是白天绕道走，傍晚还要赶远路，着急和艰难都赶在一起了。病人之家不去怪罪前边的医生耽误了治疗的时机，反而责怪后边的医生使病人一度好转，却最终使病人丧命，实在是令人感叹的事情！在病人生死存亡的紧要关头，使用攻邪的法则治疗，由于病人的元气已接近丧失，用攻法等于加速病人死亡；用补益的治疗方法，则邪毒火势更加旺盛，容易使阴精津液干枯，正气耗散；保守着不攻不补，就会出现正气不能战胜邪气，一定不会有生存下去的道理。

【评介】

“统论疫有九传治法”是吴又可重要的理论阐述，瘟疫病为什么有这么多的传变形式？为什么有这么多证候变化？恐怕吴又可也不能给出正确的论断，所以他说：“传变不常，皆因人而使。”结合现代医学的知识，我们可以说这是因为“瘟疫”一词所包括的不是一种疾病，而是涵盖了众多的疾病所致。众多的传染性和感染性疾病分别有各自的发病过程和不同的病位，再加上病人的体质不同，所以就会出现纷纭复杂的传变状态和种种不同的治愈过程。

吴又可论述瘟疫的传变时，虽然强调“疫有九传”，但是“九传”皆不离表里。既然瘟疫也有表证和里证，那么它的治疗就与伤寒也会有某些相同之处，尤其是伤寒的阳明证作为里证的代表，其清下二法就会被借用于瘟疫病的治疗，事实上吴又可对仲景三承气汤，运用得最为纯熟。《温疫论·辨明伤寒时疫》云：“子言伤寒与时疫有霄壤之隔，今用三承气、及桃仁承气、抵当、茵陈诸汤，皆伤寒方也，既用其方，必同其症，子何言之异也?”吴又可回答瘟疫为何借用伤寒方时说：“伤寒初起，以发表为先；时疫初起，以疏利为主。种种不同，其所同者，伤寒时疫，皆能传胃，至是同归于一，故用承气汤辈，导邪而出。要之，伤寒时疫，始异而终同也。”“但以驱逐为功，何论邪之同异也。”“推而广之，是知疫邪传胃，（与伤寒）治法无异也”。吴又可这些论述与王安道有许多相同之处，如《医经溯洄集·伤寒温病热病说》云：“伤寒与温病、热病，其攻里之法，若果是以寒除热，固不必求异；其发表之法，断不可不异也。”

孔毓礼曰：“里证分别上中下，亦自了了，但亦有胸满而不可以里言者。里证多于表者，古有定方，治里而表自解之说，到底遗却表证。下后复见表证，宜分经络而轻散之。若无白虎证，概用以作治表之药，殊亦未妥。汗下后，身痛脉迟细者，气分虚，宜人参汤建中汤。血分虚，宜当归建中汤，或桂枝汤加人参、当归。再表，必定邪未尽，而复攻于表。再里，必然邪未尽，而复攻于里。未必又自膜原来也。然复症者，多虚少实。有一黄姓，疫既愈，八九日脉静身凉，复发热，脉左手弦浮空劲，泄泻不止，竟投七味八味参、苓、白术而全安。此候急补之，勿计其为疫病也，多有生理。目见耳闻者，不一而足。”

龚绍林曰：“疫之传法有九，疫之治法亦有九。知其所传，即如其法以治之，焉有不愈之理。第恐医无定见，亦无定守，治不如法，未有不误人性命者矣。业医者其细心体之可也。”

正　名

【原文】

《伤寒论》曰：“发热而渴，不恶寒者为温病[1]”，后人省“氵”加“疒”为瘟，即温也。如病证之证，后人省文作证，嗣后省“言”加“疒”为症。又如滞下，古人为下利脓血，皆以泻为下利，后人加“疒”为痢。要之，古无瘟、痢、症三字，皆后人之自为变易耳，不可因易其文，以温、瘟为两病[2]，各指受病之原。乃指冬之伏寒，至春至夏发为温热，又以非节之暖为瘟疫。果尔，又当异证异脉，不然临治之际，何以知受病之原不同也[3]。设使脉病不同，病原各异，又当另立方论治法，然则脉证治法，又何立哉？所谓枝节愈繁，而意愈乱，学者未免有多歧之惑矣。夫温者热之始，热者温之终，温热首尾一体，故又为热病，即温病也。又名疫者，以其延门阖户，如徭役之役，众人均等之谓也。今省文作“殳”加“疒”为疫。又为之疫疠。终有得汗而解，故燕冀名为汗病。此外，又有风温、湿温，即温病挟外感之兼证，各各不同，究其病则一。然近世称疫者众，书以瘟疫者，弗遗其言也[4]。后以《伤寒例》及诸家所议，凡有关于温疫，其中多有误者，仍恐致惑于来学，悉采以正焉。

【注释】

［1］发热而渴，不恶寒者为温病：张仲景在《伤寒论》中指出温病的证

候为："太阳病，发热而渴，不恶寒者为温病"。此处"太阳病"三字不是太阳病的提纲证"脉浮、头项强痛而恶寒"的代称，而是发病第一天之意。"恶寒"是太阳表证必备的证候，恰如古人所云："有一份恶寒，便有一份表证。"此处的"太阳病"因为"不恶寒"，故与《素问·热论》"伤寒一日，巨阳受之"一样，只能是"发病第一天"之意。《伤寒例》对温病初期不恶寒的描述更为明确细致："从立春后，其中无暴大寒，又不冰雪，而有人壮热为病者，此属春时阳气发于（外），冬时伏寒变为温病"。立春节后冰雪消融，春暖花开，又无突来的风寒，病人不可能在近期内感受寒邪。于是，古人就认识到疾病的远期原因是"冬时伏寒"，发病之时即壮热烦渴，且不恶寒，可推知其为里热外发，非寒从外入。无寒邪在表，故不恶寒。

［2］不可因易其文，以温、瘟为两病：不能因为字的写法有改变，就把温病与瘟病当成是两个病。

［3］何以知受病之原不同也：如果两个人的病证一样，根据什么说他们得病的病原不同呢？古人有的只强调患病季节不同，就取不同的病名，而不是辨证论治。郭雍《仲景伤寒补亡论》中说："医家论温病多误者，盖以温病为别一种。不思冬伤于寒，至春发者谓之温病；不伤寒而春自感风寒温气而病者，亦谓之温；及春有非常之气中人为疫者，亦谓之温。三者之温自有不同也。"他又说："假令春时有触冒，自感风寒而病，发热恶寒、头痛、身体痛者，既非伤寒，又非疫气，不因春时温气而名温病，当何名也？如夏月之疾，由冬感者为热病，不由冬感者为暑、为暍，春时亦如此也。"郭氏将伤寒病局限于冬季，而春时感受风寒，其病证与冬时无异却名温病，这种只重视发病季节的区别，而不是从临床证候的不同来划分伤寒与温病的观点，为寒温关系的复杂化留下了伏笔，也为后世称伤寒只在冬季，暑期的外感病分阴暑、阳暑提供了先例。此与仲景"观其脉证，知犯何逆，随证治之"的辨证论治思想，以及吴又可的学说，是完全不同的。

［4］弗遗其言也：不要遗漏了他们的言论。

【译文】

张仲景《伤寒论》说："发热，而且口渴，不恶寒不怕冷的病人，就是温病。"后世的人们省略了温字的"氵"字旁，又加上"疒"字旁就把"温"字变成了"瘟"字，所以后世说的瘟病，就是张仲景说的温病。又比如病证的证字，后人省文简写写成证字，往后省去了证字的"言"字旁，又加上

“疒”字旁，变成了“症”字。又比如“滞下”这个病名，古代的人说的是泻下脓血性大便的病症，都是把泻下当作“下利”，后人把“利”字加上“疒”字旁，就变成了“痢”字。总之，古代没有瘟、痢、症三个字，都是后世的人自作主张，变易古文创作的字。不能因为文字改变了写法，就把瘟病与温病当成是两个病，然后分别去找各自的得病原因，就说冬天潜伏的寒邪，至春天发作的是温病，到夏天发作的是热病；而把当时季节中不是正常的温暖气候造成的病证，称为瘟疫。如果真是那样有所不同的话，又应当有不同的证候、不同的脉象；如果不是有不同的证候与脉象，临床治病的时候，怎么知道这是由不同病原引起的呢？假如真的是病人的脉象和症状不同，致病的原因也不相同，就应当另外再立一套方药和治疗方法，但是病人的脉象、证候、治疗方法，哪里有什么不同、怎么立法呢？正像人们所说的，树的枝节越是繁茂，人们的认识越容易混乱，初学的人不可避免地会有歧路亡羊，不知道该何去何从的感觉。

所谓的“温”，就是“热”的开始，而“热”正是“温”的终点，温与热是开头与结尾连在一起的一个不可分割的整体。所以称为热病的病证，就是温病；又可以称其为疫病的原因，是因为瘟疫病往往挨门连户地发生，就好像服徭役一样谁也不能幸免，大家一律平等，所以叫瘟疫。现在是把“役”字，省去双人的偏旁，再加上“疒”字旁，就变成了疫字，又可以称之为疫疠。因为瘟疫最后往往得到汗出才病愈，所以河北的燕赵一带称瘟疫为汗病。这之外，还有风温、湿温的名称，也就是温病夹杂着外感其他的邪气，造成的兼夹证候。虽然表现各不相同，深入研究他们的病证证候完全是一样的。尽管这样，近代以来称作瘟疫的人比较多，我的书名取作“温疫论”，主要是为了不被人们忽视。后边按照《伤寒例》以及各家的议论，凡是对于瘟疫的论述有错误的，都进行订正，怕的是造成后人学习时的困惑。

【评介】

“正名”一词出于《论语》，孔子的学生问他，您当政之后首先做什么？孔子回答说：“必也，正名乎？名不正则言不顺，言不顺则事不成。”名与实的问题，历来受古人的重视，尽管先秦出现过“白马非马”“鸡三足”之类的偏激论点，按名责实仍然是古人格物致知、推求事理的重要手段。中医学的历史上就有过中药的“名实图考”“古今病名考”等辨章学术、考镜源流的工作。

吴又可认为，仲景说的温病与他说的瘟疫，是一类相同的病证，只不过写的文字有所不同。这是很值得称赞的观点。但是，张仲景说的温病是没有表证的外感热病，属于里热外发的起病形式，治疗不用解表，而是需要直清里热，并且这种温病只出现于春季。这与后世说的温病从表起病，广泛的分布于四季之中，治疗需要“在卫汗之可也”的卫分证、“治上焦如羽”的轻清解表的证候，显然是不同的。笔者认为张仲景所说的温病，属于狭义温病，是广义外感热病的一种特殊发病类型的病证；而后世所说的泛发于四季的温病，是广义的温病，在病证表现上与张仲景所说的伤寒、中风基本一致，治疗也应当采取相同的方法。有关论述可以参见曹东义所著《中医外感热病学史》，中医古籍出版社2004年第一版。

古人对于外感热病病因的认识，汉代之前都主张温热病是伤于寒邪。我们说《素问》热病、仲景伤寒、曹植疫气，其实是一物而三象，不是三类不同的病证，是古人在认识取向上的不同侧重点造成的。也就是说，《素问》重视外感热病的发热证状，仲景重视外感热病的得病原因，曹植看重外感热病的流行性危害，因此才有了三种不同的名称。

张凤逵《伤暑全书》将夏季的温热病，称为暑病；吴又可《温疫论》把流行的温热病，称为瘟疫；清代温病四大家，把一切温热病概括为四时温病。他们对温热病的命名，都反映了温热病的一个或几个方面，我们切不可因为其不同的名称，而将它们说成是不同的疾病。当然，每个古代医学家个人的医学经历有限，也不可能见到现代医学所说的各种传染病的全部，他们总结的规律也难适用于一切传染病；另外，同一种温热病在发病季节上的不同，病人体质各异，可以导致其在证候表现方面有很大区别，可以有风热、温热、湿热等不同表现形式。因此才有《难经》“伤寒有五”的广义伤寒学说，其实“伤寒”何止有五？《伤寒例》称伤寒有十，朱肱称伤寒有十二，吴又可称疫气之病各有异气。

古人试图区别不同的外感热病，但由于时代与科学发展水平的限制，不可能与现代的传染性和感染性疾病，在名称上一一对应。以现代医学的观点来看，“外感热病”包括了现代医学许多传染和感染性疾病，我们也不能据此就认定古人已经掌握了众多不同的传染性和感染性疾病具体而详细的区别。相反，古人还是根据他们自己的见解，将众多不同的传染性和感染性疾病所共有的证候、发展变化规律、治疗的法则、方药，归结到一起，把它们概括为成一类病证。他们在命名这类外感热病时，或名之为热病，或名之为伤寒，或名之为瘟疫，或名之为温病。这是由于他们在认识上的细微区别，或者说他们的不同着重点，使他们命名成不同温热病的原因。

《伤寒例》正误

【原文】

《阴阳大论》云[1]：春气温和，夏气暑热，秋气清凉，冬气冷冽，此则四时正气之序也[2]。冬时严寒，万类深藏，君子固密，则不伤于寒。触冒之者，乃名伤寒耳。其伤于四时之气，皆能为病，以伤寒为毒者[3]，以其最成杀厉之气也[4]。中而即病者[5]，名曰伤寒，不即病者，寒毒藏于肌肤，至春变为温病，至夏变为暑病[6]。暑者，热极重于温也。

成注[7]：《内经》曰“先夏至为温病，后夏至为暑病”，温暑之病，本于伤寒而得之。

正误[8]：按十二经络[9]，与夫奇经八脉[10]，无非营卫气血，周布一身而营养百骸[11]。是以天真元气，无往不在，不在则麻木不仁。造化之机[12]，无刻不运，不运则颠倒仆绝。然风寒暑湿之邪恶，与吾之营卫，势不两立，一有气干，疾苦作矣，苟或不除，不危即毙。上文所言冬时严寒所伤，中而即病者为伤寒，不即病者，至春变为温病，至夏变为暑病。然风寒所伤轻则感冒，重则伤寒，即感冒一证，风寒所伤之最轻者，尚尔头疼身痛、四肢拘急、鼻塞声重、痰嗽喘急、恶寒发热，当即为病，不能容隐[13]，今冬时严寒所伤，非细事也，反能藏伏过时而发者耶？更问何等中而即病[14]？何等中而不即病？何等中而即病者，头痛如破、身痛如杖、恶寒项强、发热如炙，或喘、或呕，甚则发痉、六脉疾数、烦躁不宁，至后传变，不可胜言，仓卒失治，乃致伤生？何等中而不即病者，感则一毫不觉，既而延至春夏，当其已中之后，未发之前，饮食起居如常，神色声气，纤毫不异，其已发之证，势不减于伤寒？况风寒所伤，未有不由肌表而入，所伤皆同营卫，所感均系风寒，一者何其蒙懵[15]，中而不觉，藏而不知；一者何其灵异，感而即发，发而根属同源而异流，天壤之隔，岂无说耶[16]？既无其说，则知温热之原，非风寒所中矣。且言寒毒藏于肌肤之间，肌为肌表，肤为皮之浅者，其间一毫一窍，无非营卫经行所摄之地[17]，即感冒些小风寒，尚不能稽留，当即为病，何况受严寒杀厉之气，且感受于皮肤最浅之处，反能容隐者耶？以此推之，必无是事矣。凡治客邪大法，要在表里分明，所谓未入于腑者，邪在经也，可汗而已；既入于腑者，邪在里也，可下而已。果系寒毒藏于肌肤，虽过时而发，邪气犹然在表，治法不无发散，邪从汗解。后世治温热病者，若执肌肤在表之邪，一投发散，是非徒无益，而又害之矣。

凡病先有病因，方有病证，因证相参，然后始有病名，稽之以脉[18]，而后可以言治。假令伤寒、中暑，各以病邪而立名[19]，今热病以病证而立名，上文所言暑病，反不若言热病者，尚可模糊，若以暑病为名，暑为病邪[20]，非感盛夏之暑，不可以言暑病。言暑病，乃是香薷饮之证[21]，彼此岂可相混？凡客病感邪之重，则病甚，其热亦甚；感邪之轻，则病轻，其热亦微。热之微甚，存乎感邪之轻重也[22]。二三月及八九月，其时亦有病重、大热不止、失治而死者。五六月亦有病轻、热微、不药而愈者。凡温病四时皆有[23]，但仲夏感者多，春秋次之，冬时又次之，但可以时令分病之多寡，不可以时令分热之轻重也。

【注释】

[1]《阴阳大论》：为古代的医学著作，很久以前就遗失了，张仲景的《伤寒论·伤寒例》曾引用过其中的文字。吴又可此下的引文都出于《伤寒例》。

[2] 此则四时正气之序也：这是四季正常的气候序列。

[3] 以伤寒为毒者：把伤于寒作为最有害的病因邪气。

[4] 以其最成杀厉之气也：这是因为寒邪，是最具有杀伤力的气体。古人认为春生夏长秋收冬藏，秋之气主杀，冬之气主藏。

［5］中而即病者：遭受了寒邪，立即发病的人。中：受到、遭受、正对上。

［6］至春变为温病，至夏变为暑病：到了春天病人的病证就变成了温病，到了夏天就变成了暑病。这是按季节命名外感热病的一种学说。《素问·热论》云："凡病伤寒而成温者，先夏至日者为病温，后夏至日者为病暑。"

［7］成注：金代成无己对张仲景的《伤寒杂病论》作过注解，书名叫《注解伤寒论》，对后世影响很大。

［8］正误：改正错误。这是研究古代著作的一种体例。

［9］十二经络：手三阴三阳经、足三阴三阳经，合在一起被称为十二经，也叫十二条正经。

［10］奇经八脉：十二经之外的八条大的经脉的总称。计有阴跷脉、阳跷脉、阴维脉、阳维脉、冲脉、任脉、督脉、带脉。

［11］百骸：全身的骨骼。骸：人的骨头、尸骨。

［12］造化之机：大自然的规律，此处指人体的生理代谢。

［13］不能容隐：不能容留隐藏。

［14］何等中而即病：怎样才是受到寒邪伤害就立即发病的？

［15］一者何其蒙懵：一种情况是那么浑然不清楚。

［16］天壤之隔，岂无说耶：这两种表现的区别就像天与地之大，怎么能没有一个说法呢。

［17］无非营卫经行所摄之地：全都是营气与卫气运行经过、管理的地方。

［18］稽之以脉：用脉搏的情况进行考察。

［19］假令伤寒、中暑，各以病邪而立名：假如像伤寒与中暑，它们都是用病邪的名称命名的疾病。

［20］若以暑病为名，暑为病邪：假如把暑病作为病名，暑气就是致病的邪气。

［21］言暑病，乃是香薷饮之证：说到暑病，就是香薷饮所治疗的病证。吴又可的这个观点受了"暑必夹湿"，以及阴暑、阳暑学说的影响，是不全面的。可以参见王孟英的《温热经纬》。

［22］热之微甚，存乎感邪之轻重也：发热的轻与重，是由感受邪气的多与少决定的。

［23］凡温病四时皆有：凡是温病的病证，一年的四季都可以见到，不局

限于春季。此说也属于注释者所说的“广义温病学说”。

【译文】

汉代之前的《阴阳大论》说：春天的气候是温和的，夏天的气候是暑热，秋天的气候则为清冷偏凉，冬天的气候则为寒冷凛冽，这是四季的正常气候的顺序。冬天的时候，气候寒凉，天地之间的万物都深藏其精气，有修养的君子也注意使他的精气坚固紧密，这样就不会被寒邪伤害。如果接触、暴露于寒冷的环境之中，受到寒气的伤害，患的病证的名字就叫伤寒。人体被四季的不正常气候伤害，都能产生疾病，其中的寒气被称为毒邪，这是由于寒气具有最强大的杀戮属性。人体被寒邪击中之后立即发病的，病名就叫伤寒；感受寒邪之后没有立即发病，寒毒邪气潜藏在肌肉皮肤之内，等到春天发病就变成了温病，到夏天发病的就叫暑病。所谓暑病，就是它的热势比温病重得多。

金代的成无己为《伤寒例》注解说：《黄帝内经》说“在夏至之前得病叫温病，在夏至之后得病叫暑病。”温病暑病，都是因为伤于寒邪得的病。

吴又可正误：人体全部的十二条正经，以及被称为“奇经八脉”的其他八条主要经脉，其中流动的无非是营卫之气和气血，它们分布到全身，并且营养滋润全身的骨骼。因此说人体的天然的真气和元气充满全身，身体没有一处不存在气血元气，气血元气不存在的地方就会麻木没有知觉。大自然的规律和人体的生理机能，没有一刻是不运动变化的，人体的气血不运动变化，就会摔倒在地气绝身亡。这样说来风寒暑湿的邪气，性质恶劣，和我们的身体之中的营气卫气，是相互对立势不共存的，一旦有外来的邪气干扰，人身体的疾病和痛苦也就产生了。假如邪气在人体之内不能被清除，那么病证的结局不是危重就是死亡。

上面《伤寒例》的阴阳大论所说的“被冬天的严寒气候所伤害，人体在被寒邪击中之后立即发病的，病名就叫伤寒；感受寒邪之后没有立即发病，等到春天发病就变成了温病；到夏天发病的就叫暑病。”尽管这样，风寒邪气伤害人体，出现的比较轻的病证叫感冒，比较重的病证叫伤寒。即便是比较轻的感冒病，属于被风寒邪气伤害的最轻的病证，尚且还会出现头部疼痛，身体也疼痛，四肢拘紧挛急，鼻子堵塞，声音重浊不扬，吐痰咳嗽，喘促起急，憎寒怕冷，身体发热，受寒之后立即发病，邪气不能容留隐藏。现在于冬天受了寒邪的严重伤害，不是一件小事，寒邪怎能够隐藏潜伏过冬季到春季发病呢？我们可以进一步发问，怎样才是受到寒邪伤害就立即发病的？怎样的情况才是受到寒邪的伤害而没有立即发病的呢？

受到寒邪的伤害立即发病的人，为什么头部剧烈疼痛像要破裂一样，身体疼痛像被棍子痛打了一样，身体怕冷，项背僵硬，发热像被火烤过一样，有的喘息，有的呕吐，甚至发生惊风，两手的寸关尺脉跳的都很急快，心情烦躁不安，以至于后来的种种传变，更是数不胜数，仓促之间治疗失误，就会伤害病人的生命？感受了寒邪不立即发病的，为什么感受寒邪的时候竟然一丝一毫都没有知觉，进一步寒邪能够在体内存留到春季？在病人已经感受寒邪之后，没有发病之前，病人竟然能够饮食正常、活动自如，其神情面色、声音气息，与无病之时一点异常也没有，其发病之后的证候，热势一点也不比伤寒差？何况伤寒邪气伤人，没有不从人体的肌肉体表进入身体的，邪气伤害的部位都是营气与卫气，他们感受的都是风寒，为什么一种人是那样懵懂昏然不知，寒邪伤害了还完全不知道，邪气藏于体内也完全没有感觉？而另一类人却那么机灵，一有寒邪伤害就发病？发病的根源虽同属于感受寒邪，却有如此不同的转归，其差别如同天上与人间，难道没有解释的说法吗？既然没有合理的解释，就可以知道温病热病的病因不是风寒伤害的。

况且《伤寒例》说寒邪毒气潜藏在“肌肤”的中间，“肌”就是肌肉的表层，“肤”就是皮肤的浅层，这种肌肤之中的一根毫毛、一个汗孔，没有一个不是营气与卫气管理的地方，即便是受到一点的风寒袭击，寒邪还不能停留在肌肤之间，当下就发为伤寒病，更不用说是受到冬天十分寒冷的邪气的伤害，并且还是在皮肤最为肤浅的部位受的伤害，却反而能够被容留隐藏下来吗？用上述的道理来推断，必定不会发生寒邪潜藏在肌肤的事情。

治疗外来邪气的主要法则，最重要的是要把表证与里证辨别明确，所说的“还没有进入腑的部位”的病人，这是邪气还在经络的阶段，可以使用发汗的治疗方法使病人痊愈；在“已经进入到腑的部位”的患者，属于邪气已经入里，可以使用泻下的治疗方法使病人痊愈。如果确实是寒邪毒气隐藏在肌肤的部位，虽然是过了一个季节发病，邪气仍然在肌肤的体表，治疗的方法无非是发汗散邪，使邪气从汗出而解除。后世治疗温病热病的人们，假如拘泥于“肌肤部位的在表的邪气”的学说，一概使用发散的药物，这对于病情不仅没有益处，还会造成对于病人的损害。

凡是患病，都是先有致病的原因，然后才能有病证的出现，病因与病证互相参照，这样之后才能形成病的名称，在考察了病人的脉象之后，才能够谈论病人的治疗问题。假如伤寒、中暑都是因为病邪的原因才取的病名，现在的“热病”是因为发热的证候而确定的病名，上面所说的暑病反而不如说是热病，因为热病的名称还可以比较宽泛；如果用暑病命名，暑气作为致病的邪气，不是在盛夏的时候受病，就不能说是暑病。如果说是暑病，不过是香薷饮所治疗的病证，这与所说的伏气暑病两者岂能混称?

凡是外来邪气引起病证，邪气深重的，病证就严重，病人的热势也高；感受的邪气轻浅，所患的病证就比较轻浅，病人的热势也因此而轻微。病人热势的轻与重，完全取决于所感受的邪气的轻与重。每年的二三月份，以及每年的八九月份，这期间有的患外感病的病情深重，高热不退，可以因为失去治疗时机而死亡。每年的五月六月期间，患病的往往比较轻，热势也不很重，有些患者可以不用药而自己痊愈。大概说来，温病的病证一年四季都可以发生，只是夏季发病率比较高，春天与秋天少一些，而冬天的温病更少一些。只能按照季节估计发病人数的多与少，不能按照季节来划分患病的证候的轻与重。

【评介】

《素问》与《灵枢》提出了“冬伤于寒，春必温病”“凡病伤寒而成温者，先夏至日者为病温，后夏至日者为病暑”的学说，为伏气温病说的滥觞。然而，《素问》与《灵枢》的作者在这里并没有明说伤于寒的邪气可以伏藏在肌体的内部，而仅仅是说温病和暑病可以有很遥远的原因，是在冬季伤了寒邪之后，就容易在春夏季节患温病、热病。因此可以有“藏于精者，春不病温”的情况。但是，当后世有了“伏气温病”学说之后，人们才进一步上溯并追认、确定《素问》的“冬伤于寒，春必温病”，说的就是伏气温病，其中确有强迫古人的嫌疑。

《伤寒例》是《素问》《灵枢》《难经》《阴阳大论》的热病学说走向《伤寒杂病论》的理论桥梁，既体现了仲景学说与“古训”在学术上的继承关系，又反映了其辨证论治的突出成就，与《伤寒论》文字、内容如神龙出没，首尾相应。《伤寒例》引用《阴阳大论》的观点，首次明确提出寒毒伏藏是温病、暑病的病因。故云：“中而即病者，名曰伤寒；不即病者，寒毒藏于肌肤，至春变为温病，至夏变为暑病。暑病者，热极重于温也。”“伏气温病”学说认为，温病只发于春季，由于病因为伤于寒，是广义伤寒众多病证中的一种。

张仲景在《伤寒论》中指出温病的证候为："太阳病，发热而渴，不恶寒者为温病。"此处"太阳病"三字不是太阳病的提纲证"脉浮、头项强痛而恶寒"的代称，而是发病第一天之意。"恶寒"是太阳表证必备的证候，恰如古人所云："有一份恶寒，便有一份表证。"此处的"太阳病"因为"不恶寒"，故与《素问·热论》"伤寒一日，巨阳受之"一样，只能是"发病第一天"之意。仲景受《热论》学术思想影响，也有"伤寒一日，太阳受之"的论述。同理，"阳明病，脉迟，汗出多，微恶寒者，表未解也，可发汗，宜桂枝汤。""阳明病，脉浮，无汗而喘者，发汗则愈，宜麻黄汤。"这两条经文中的"阳明病"，也不是其提纲证的"胃家实"的代称，而是"发病第二天"之意。否则，我们就无法解释这三条原文。这也是仲景《伤寒论》受《素问·热论》"日传一经"影响的有力例证。

《伤寒例》对温病初期不恶寒的描述更为明确细致："从立春后，其中无暴大寒，又不冰雪，而有人壮热为病者，此属春时阳气发于（外），冬时伏寒变为温病。"立春节后冰雪消融，春暖花开，又无突来的风寒，病人不可能在近期内感受寒邪。于是，古人就认识到疾病的远期原因是"冬时伏寒"，发病之时即壮热烦渴，且不恶寒，可推知其为里热外发，非寒从外入。无寒邪在表，故不恶寒。

对伏气温病的治疗，因其为里热外发，无恶寒表证，故当直清里热，无须发汗解表；又因伏气温病，为里热外发，壮热烦渴，无麻黄汤、桂枝汤的证候，故知仲景必不以麻、桂之剂治无表证之伏气温病；另外，因其为里热亢盛之证，其白虎、柴胡、承气、黄芩、竹叶石膏诸清热泻火的汤剂势在必施。

《诸病源候论·伤寒病诸候》在区别外感病表证、里证的证候和治法上做了十分细致的论述："伤寒初，一日至二日，病在皮肤，名为在表。表者，阳也，法宜发汗。今发汗不解者，此是阳不受病。阳受病者，其人身体疼痛，发热而恶寒，敕啬拘急，脉洪大，有此证候则为病在表，发汗则愈。若但烦热，不恶寒，身不疼痛，此为表不受病，故虽强发汗，而不能解也。"说明汗法仅用于有表证之热病。

王安道继承仲景关于温病初起不恶寒的观点，他在《医经溯洄集》中说："观此（发热而渴，不恶寒者为温病）则知温病不当恶寒，而当渴，其恶寒而不渴者，非温病矣。""温病、热病后发于天令暄热之时，怫热自内而达于外，郁其腠理，无寒在表，故非辛凉或苦寒，或酸苦之剂，不足以解之。"王氏此论充分说明温病是里热外发，初起便须直折里热，无须发表。

明代陶华《伤寒琐言》云：“夫温病欲出，值天时和煦，自内达表，脉反见于右关，不浮紧而微数。曰：恶寒否乎？曰：伤寒自冬月风寒而成，外则有恶寒恶风之证。既名为温，则无此证矣。盍观之《经》曰：‘太阳病，发热不恶寒而渴者，温病也。’不恶寒，则病非因外来，渴则明其自内达表。”陶华尊重仲景对温病的定义，明确指出温病是里热外发。

吴又可著《温疫论》时亦宗仲景“发热而渴，不恶寒者为温病”之论。清初汪琥《伤寒论辨证广注》亦云：“此温病由温气而得，故不恶寒，初起便即发热而渴也。”

如上所述，诸医学名家均宗仲景和《伤寒例》的伏气温病说。认为伏气温病只发于春季，初起无恶寒表证，属里热外发型热病，是广义伤寒的一种类型，治当清泄里热，不须发表。

晋唐时期，伤寒与温病的界线已有模糊的趋势。葛洪《肘后方》云：“伤寒、时行、瘟疫，三名同一种耳，而源本小异。其冬月伤于寒，或疾行力作，汗出得风冷，至夏发，名为伤寒；其冬月不甚寒，多暖气及西风，使人骨节缓堕，受病，至春发，名为时行；其年岁中有疠气，兼挟鬼毒相注，名为温病。如此诊候并相似。又贵胜雅言，总名伤寒，世俗因号为时行，道术符刻言五温，亦复殊，大归终止是共途。”在治疗上主张：“伤寒有数种，人不能别之，令一药尽治之者，若初觉头疼肉热、脉洪起一二日，便做葱豉汤。”《小品方》的作者对此持不同观点，并据《伤寒例》中的观点，论述伤寒与温病、时：气的区别，但较少言及温病的证候。

《千金要方》云：“《小品》曰：古今相传，称伤寒为难疗之疾，时行瘟疫是毒病之气，而论治者不判伤寒与时行瘟疫为疫气耳。云伤寒是雅士之辞，天行瘟疫是田舍间号耳，不说病之异同也。考之众经，其实殊矣。所宜不同，方说宜辨，是以略述其要。《经》言：春气温和，夏气暑热，秋气清凉，冬气冰冽，此四时正气之序也。冬时严寒，万类深藏，君子周密，则不伤于寒。或触冒之者，乃为伤寒耳。其伤于四时之气，皆能为病，而以伤寒为毒者，以其最为杀厉之气也。中而即病，名曰伤寒；不即病者，其寒毒藏于肌骨中，至春变为温病，至夏变为暑病。暑病热极，重于温也。是以辛苦之人，春夏多温热病者，皆由冬时触冒寒冷之所致，非时行之气也。凡时行者，是春时应暖，而反大寒；夏时应热，而反大冷；秋时应凉，而反大热；冬时应寒，而反大温。此非其时而有其气，是以一岁之中，长幼之病多相似者，则时行之气也。伤寒之病，逐日深浅，以施方治。今世人得伤寒，或始不早治，或治不主病，或日数久淹，困乃告师。师苟（不）依方次第而疗，则不中病。皆宜临时消息制方，乃有效也。”《小品方》为东晋陈延之所撰，在晋唐时期影响很大，其中的观点可以说是当时非常有代表性的认识。《小品方》所引用的“经言”，取之于《伤寒例》，其中有不少虚词文字的差错、讹误，明显不同的是伏寒所藏匿的部位，《伤寒例》为“藏于肌肤”，而《小品》则作“藏于肌骨”。

《诸病源候论》以“日转一经”列述温病的证候，但究其实质，乃承袭伤寒诸侯加以铺张而成，不仅毫无创见，而且使本已有所混乱的伤寒与温病的界线更加模糊不清。但巢氏之论仅限于以六经分证，并未言其太阳温病有恶寒表证。

到了宋代，始见温病有恶寒表证的记述，但病证限于春季，病因也为外感风寒。朱肱《类证活人书》云：“夏至以前发热恶寒，头疼身体痛，其脉浮紧，此名温病也。春月伤寒谓之温病。冬伤于寒，轻者夏至以前发为温病。”这是温病有恶寒表证的最早记述，寒温关系复杂化约从此发端。清初名医汪琥《伤寒论辨证广注》认为朱氏不解仲景书旨，误出谬说。他说：“此直是春月伤寒，何得云冬伤于寒，至春始为温病邪？其言不顺。”

朱氏关于温病有恶寒表证的观点，被南宋名医郭雍继承并加以阐发，提出新感温病论。他在《仲景伤寒补亡论》中说：“假令春时有触冒，自感风寒而病发热恶寒、头痛、身体痛者，即非伤寒，又非疫气，不因春时温气而名温病，当何名也？如夏月之疾，由冬感者为热病，不由冬感者为暑、为暍，春时亦如此。”郭氏在提出春季新感风寒温病说时，对伏气温病说也未持排斥态度，他说：“医家论温病多误者，盖以温病为别一种。不思冬伤于寒，至春发者谓之温病；不伤寒而春自感风寒温气而病者，亦谓之温；及春有非常之气中人为疫者，亦谓之温。三者之温自有不同也。”显然郭氏认为发于春季的外感热病，无论由于伏气、新感或时邪，均谓之温病。其区分伤寒和温病，仅以发病季节不同，并不以证侯特征为据，致使温病与伤寒的关系复杂化。

叶天士云：“盖伤寒之邪留恋在表，然后化入里；温邪则热变最速。”温邪既然可以“热变”，说明其为病初期不热，或亦有恶寒表证。其“在卫汗之可也”的卫分证，也属表证无疑。吴鞠通对仲景关于温病初期不恶寒的观点采取明确的否定态度。他说：“仲景所云不恶寒者，非全不恶风寒也，其先也恶风寒，既热之后乃不恶风寒也。”吴氏不仅明确表示温病初起有恶寒表证，而且其所论温病之中包括冬温、春温、风温、暑温、湿温、秋燥、温毒等四时众多温病和热病，与汉代之前的广义伤寒所包括的众多热病基本相同，可以称之为广义温病。

温病学说发展至清代，其概念含义已由伏气变为新感；由仅发于春季变为可泛发于四季；由里热外发变成由表入里；由治当清泄里热变为治当发汗泄表。此与伏气温病说的学术观点有了明显的区别，故可名为广义温病。

【原文】

是以辛苦之人[1]，春夏多温热病者，皆因冬时触寒所致，非时行之气也[2]。凡时行者，春应暖而反大寒，夏应大热而反大凉，秋时应凉而反大热，冬时应寒而反大温，此非其时有其气[3]，是以一岁之中，长幼之病多相似者，此则时行之气也。

然气候亦有应至而不至[4]，或有至而太过者[5]，或未应至而至者[6]，此成病气也。

正误：春温、夏热、秋凉、冬寒乃四时之常，因风雨阴晴稍为损益[7]。假令春应暖而反多寒，其时必多雨；秋应凉而热不去者，此际必多晴；夫阴晴旱潦之不测，寒暑损益安可以为拘？此天地四时之常事，未必为疫。夫疫者，感天地之戾气也。戾气者，非寒、非暑、非暖、非凉，亦非四时交错之气，乃天地别有一种戾气[8]，多见于兵荒之岁，间岁亦有之，但不甚耳。上文所言“长幼之病多相似者，此则为时行之气”，虽不言疫，疫之意寓是矣[9]。盖缘不知戾气为交错之气而为疫，殊不知四时之气，虽损益于其间，及其所感之病终不离其本源[10]。假令正二月，应暖，偶因风雨交集，天气不能温暖，而多春寒，所感之病，轻则为感冒，重则为伤寒，原从感冒伤寒法治之，但春寒之气，终不若冬时严寒杀厉之气为重，投剂不无有轻重之分，此即应至而不至、至而不去二理也。又如八九月，适多风雨，偶有暴寒之气先至，所感之病，大约与春寒仿佛，深秋之寒，终不若冬时杀厉之气为重，此即未应至而至。即冬早严寒倍常，是为至而太过，所感亦不过即病之伤寒耳。假令夏时多风雨，炎威少息[11]，为至而不及。时多亢旱，烁石流金[12]，为至而太过。太过则病甚，不及则病微，时多伤暑一也，其病与四时正气之序何异耶？治法无出于香薷饮而已[13]。

【注释】

［1］是以辛苦之人：因此说劳累辛苦的人们。是以：介宾结构，即以是之意，因此。辛苦之人：此指体力劳动过度的人们。曹植在《说疫气》之中说："人罹此（瘟疫）者，悉被褐茹藿之子，荆室蓬户之人耳。若夫殿处鼎食之家，重貂累褥之门，若是者鲜焉。"

［2］非时行之气也：这不是当时流行的不正常的气候导致的疾病。时行：按时节流行的外感热病，也可以叫做天行、瘟疫。

［3］此非其时有其气：这是不在那个季节却出现了那个季节的气候。

［4］有应至而不至：有的属于季节已经来了，其相应的气候本应当一起到来，但是实际上来得晚了，就是"应至而不至"。

［5］有至而太过者：有的属于季节变换之后，刚进入的这个季节的主要气候来得太猛烈，叫做"至而太过"。

［6］未应至而至者：在季节还没有变换的时候，下一个季节的主要气候已经来到了，就属于"未应至而至"的气候。

［7］稍为损益：刮风下雨阴天晴天，只不过稍微影响当时的气候，使其得到加强或者减弱。

［8］乃天地别有一种戾气：是自然界另有一种不同于温凉寒暑的邪气。戾气：凶残、乖张的邪气，此指疫气。

［9］虽不言疫，疫之意寓是矣：《伤寒例》虽然没有说时行之气是疫气，但是疫气的含义已经寓于"时行"之中了。

［10］终不离其本源：四时之气造成的病证，最终也不会背离了它们性质的本来属性。

［11］炎威少息：夏季炎热的威势稍微减缓。息：停止。

［12］烁石流金：天气极热。使石头熔化，使金属熔化后流动。烁：同铄，熔化金属。

［13］治法无出于香薷饮而已：治疗的方法不外是使用香薷饮罢了。笔者按：暑病夹湿的时候，可以使用香薷饮；不是暑必夹湿，也不是暑病只有香薷饮的证候，吴又可在这个问题上，不断批评别人，自己却有偏执之嫌。张

风逵《伤暑全书》辨之于前，王孟英《温热经维》论述于后，都是主张暑病乃暑期外感病的总称。

【译文】

因此说，劳累辛苦的人们在春季与夏季的时候经常患各种温病与热病，这都是因为在冬天的时候触犯了寒邪所造成的，不是当时流行的气候所引起的时行病。凡是说时行的气候，春天本来应当暖和，却出现了非常寒冷的天气；夏天应当气候炎热，却相反地见到了很凉的气候；秋天应当气候凉爽，却反而天气很热；冬天应当很寒冷，却天气很温热。这四种情况都是不在那个季节却出现了那个季节的气候。因此，往往造成一年之中年长的与年少的都患基本相同的疾病，这就是不同时节流行的异常气候形成的疾病。

然而，气候异常的情况比较复杂，有的属于季节已经来了，其相应的气候本应当一起到来，但是实际上来得晚了，就是“应至而不至”；有的属于季节变换之后，刚进入的这个季节的主要气候来得太猛烈，叫做“至而太过”；在季节还没有变换的时候，下一个季节的主要气候已经来到了，就属于“未应至而至”的气候。这些异常的气候，都可以形成使人发病的邪气。

吴又可正误：春天温暖，夏天炎热，秋天凉爽，冬天寒冷，这是一年之中的四季应当有的正常气候，它们可以因为刮风下雨阴天晴天的变化而稍微影响其当时的气温。假如春天应当温暖，却出现了很多寒冷的天气，当时必定是阴雨天气太多造成的；秋天的气候应当凉爽，却出现了长期炎热不退的情况，这个时候一定是晴天过多造成的。阴天晴天干旱涝灾难于预测，气候的寒冷与暑热程度的增加与减损怎能人为限制呢？再说这种增加与减损的变化，是自然界四季经常出现的事情，不一定会形成疫病的流行。

所谓疫病，是感受了自然界之中的非常猛烈的邪气造成的。这种非常猛烈的、被称为“戾气”的邪气，不是寒气，不是暑气，不是热气，不是凉气，也不是四季交接的时候形成的复杂气体，而是自然界之中的一种非常猛烈的“戾气”气体，多产生在战乱的年月，和平时期也会隔几年有所产生，只是不很猛烈罢了。上面《伤寒例》说过的“年长的与年少的都患基本相同的疾病，这就是不同时节流行的异常气候形成的疾病”。其中虽然没有说时行之气是疫气，但是疫气的含义已经寓于“时行”之中了。这大概是不了解戾气就是季节交错的时候，形成的的瘟疫病。一点也不知道四季的气候，即使是增加或者减损其程度，它们伤害人体时仍然还不离其本来的属性。

假如正月、二月，天气应当温暖，偶尔由于刮风下雨，自然气候不能转暖，从而多为春寒的天气，由此受邪发病，病情轻的属于感冒，病情较重的就是伤寒，本应当按照治疗感冒和伤寒的方法进行治疗。但是春天的寒气，最终也不比冬天“杀厉之气”的寒气重，因此春天治疗用药与冬天也有轻重之分。这也就是《伤寒例》所说的春天的温暖气候“应至而不至”、冬天的寒冷气候“至而不去”的两个道理。又比如八月份、九月份，正赶上刮风多、下雨多，偶尔突然来了本属于冬天的寒气，好像冬天提前到来了，有人感受了这个寒气发病，大概与春天受寒的病证相似，深秋的寒气也不如冬季的“杀厉之气”的寒气重，这就是《伤寒例》所说的冬天的气候“未应至而至”形成的病证。即使是冬天的初期，寒冷的程度太重，超过平时的几倍，这就叫做冬天的寒气“至而太过”，病人感受了它而发病，不过就是立即发病的“即病之伤寒”罢了。假如夏季的时候风雨太多，夏季炎热的威势稍微减缓，这就是夏季的暑热之气“至而不及”；假如夏季当时多干旱，天气极热，就像要使石头熔化、使金属熔化后流动的“烁石流金”的酷热天气，这就是《伤寒例》所说的“至而太过”。“至而太过”所引发的暑热病就重，“至而不及”所造成的暑热病就轻，当时都属于伤暑气为病，则是完全相同的。这样的病证和每一年的四季的气候不正常所造成的病证，有什么差别呢？它们的治疗方法无非就是香薷饮罢了。

【评介】

张凤逵《伤暑全书》主张暑病乃暑期外感病的总称。张凤逵云：“暑气之毒甚于寒，乃古人专以寒为杀厉之气，而不及暑何也？”他认为，暑期发生的热病，其病情要比寒冬季节的热病病情深重得多，但古人对此没有给予足够的重视，也没有专门的著作，他因此敢于突破旧说，创立新论。他说：“谓古之寒病多而暑病少，今之寒暑并重，而暑为尤剧则可。愚故特列论曰：伤寒者感于冬之严寒，温病者感于春之轻寒，若暑病则专感于夏之炎热，若冰炭霄泉之不相及，一水一火，各操其令。治法一热剂，一凉剂，各中其窍，而概以为寒因，不几于执一遗二哉！予俯仰踌躇，万不得已，敢于翻千古之案，以开百世之觉，破迷而拔苦，遂自甘于僭窃云耳。”张凤逵的确有不少“开百世之觉”的新见解，为清代的温病学说奠立了基础，也直接影响了其后不久的吴又可，比如他说暑病多于寒病，吴又可则发挥成“求其真伤寒百无一二”。他认为伤寒与暑病的区别，不仅仅是发病季节的不同，而是“一水一火”的差异，这就使温热病不能再与狭义伤寒中风共用一个广义伤寒的帽子了，而是必须另起炉灶，建立另一个与伤寒学说相平行的学术体系。

周扬俊在关于瘟疫的论述中，较多地继承了吴又可的学说。周扬俊对前人的学说，有继承也有扬弃，比如他对于发于春季的温病，就提出了不同于喻嘉言的认识：温病“所伤者寒也，所病者温也，所伏者少阴也，所发者少阳也。故病必有阳而无阴，药必用寒而远热，黄芩汤其主治也。则嘉言之论温，有阴有阳，如伤寒三阴经可用辛热者。予曰：否、否！不然也”。周扬俊这样认为是有其理论依据的，所以他说：“冬伤于寒，春必温病，是言所感者本寒也。王叔和云：‘从立春节后其中无暴大寒，又不冰雪，有人壮热为病者，此属春时阳气发外，冬时伏寒，变为温病。’此亦明言寒也，‘变’字大妙。嘉言以为非，予独以为确。”喻嘉言坚持错简学说，对王叔和持有偏见，当然也就不会肯定王叔和的创见，周扬俊并不因人废言，所以其说能超越前人。

周扬俊对于冬温病机的解释，也能发前人所未发，他说：“冬为藏精之时，惟逆冬气，遂使少阴之经气不闭，复遭非时之暖，致令开泄，忽然严寒骤返，不免受伤。故受伤者，仍是寒邪也。”春天发病的温病，仲景云其“发热而渴，不恶寒者为温病”，周扬俊解释说：“曰不恶寒，明无表证也。则其热自内出，无外邪郁之也。”

周扬俊直指前人的过失，也不是为了标新立异，他说：“愚性甚拙，何敢好议先贤，但以为必如此，方与冬温两不相阻，且与仲景论温热，必推本始，动曰伤寒之旨无悖云耳。”的确，王安道、陶华、周扬俊等医家大都遵循仲景关于温病初期“不恶寒”的观点，这种情况不久就发生了改变，到了所谓“温病四大家”出现的时候，仲景的温病定义便不再具有约束力了。对于发于夏季的热病，周扬俊也注意尊重仲景的学说，他说：“热病皆伤寒伏邪也，至发则但热矣。乃仲景仍以伤寒揭之者，所谓‘乐，乐其所自生’，《礼》不忘其本也。”

【原文】

其冬时有非节之暖[1]，名曰冬温。

正误：此即未应至而至也。按冬伤于寒，至春变为温病，今又以冬时非节之暖为冬温。一感于冬寒，一感于冬温，一病两名，寒温悬绝，然则脉证治法又何似耶？夫四时乃二气之离合也[2]，二气即一气之升降也，升极则降，降极则升；升降之极，为阴阳离[3]，离则亢，亢气致病。亢气者，冬之大寒，夏之大暑也。和气者即春之温暖，秋之清凉也。是以阴极而阳气来和，为温暖；阳极而阴气来和，为清凉，斯有既济之道焉[4]。《易》曰："一阴一阳为之道"[5]，偏阴偏阳为之疾，得其道，未有反致其疾者。若夫春寒秋热，为冬夏之偏气[6]，倘有触冒之者，固可以为疾，亦无出于感寒伤暑，未可以言疫。若夏凉冬暖，转得春秋之和气，岂有因其和而反致疾者？所以但见伤寒中暑，未尝见伤温和而中清凉也[7]。温暖清凉，未必为病，又乌可以言疫[8]？

【注释】

[1] 其冬时有非节之暖：在冬天有超出那个季节的不正常的温暖气候。

[2] 四时乃二气之离合也：四季是由于阴气和阳气的分离与结合形成的。

[3] 升降之极，为阴阳离：阴阳气的上升与下降到了顶点，就成为阴阳相离的极点，也就是阴极与阳极的顶点。

[4] 斯有既济之道焉：这里有《易经》水火互济的道理。既济：《易经》的六十四卦之中有既济、未济两个卦象。既济属于水（坎）在上，火（离）在下；未济属于火（离）在上，而水（坎）在下。既济的意义是说，水能润下，火能上炎，水火互相制约，又互相弥补交融，不至于太过或者不及，是成功或者顺利的征兆。既：已经。济：过河、成功、接济、帮助。

[5]《易》曰："一阴一阳为之道"：《周易·系辞》云："神无方而《易》无体，一阴一阳之谓道。"意思是说，神灵不会停留在一个地方，《周易》的六十四卦变动不居，没有一定的形体；一个阴气与一个阳气，构成了世间的万物，也决定着万物的运动变化，这就是大自然的规律，也就是所谓的道。

[6] 若夫春寒秋热，为冬夏之偏气：假如出现春天气候寒冷，秋天的气候炎热，那是因为冬天与夏天的气候太过于偏盛所造成的，也就是"至而不去"。

[7] 未尝见伤温和而中清凉也：从来没有见过被温和的气候所伤害，也没有见过被清凉的气候所中伤。

［8］又乌可以言疫：又怎么可以谈论瘟疫呢？乌：哪、怎么。如柳宗元《永州龙兴寺息壤记》云："土乌能神？"

【译文】

《伤寒例》：在冬天有超出那个季节的不正常的温暖气候，名字就叫做冬温。

吴又可正误：在冬天有超出那个季节的不正常的温暖气候，这就是《伤寒例》所说的"未至而至"，也就是说春天的气候，在还不该来的时候就来了。按照《素问》等的理论，冬天被寒邪伤害，到春天就会变成温病，现在《伤寒例》又把冬天出现的不正常的温暖气候称为冬温。一个称感受了冬天的寒邪，一个称感受了冬天的温暖邪气，一种病证两种名称，而且是寒与温那样截然相反的差别，既然这样，它们的脉搏、证候、治疗方法，为什么又那样相似？

春夏秋冬四季的气候，是由于阴气与阳气的分离与调和所形成的，阴阳二气的升降，其实也可以说是一个阴气或者阳气的升降，决定了气温的变化。阴阳之气上升到了顶点之后就开始下降，下降到了极点之后就开始上升。升和降的极点，好像是有阴无阳，或者有阳无阴，这就是阴与阳的离别；阴与阳相分离，就会表现出一方过分亢盛，亢盛的气机就可以使人患病。什么是亢盛的气候？冬天的很寒冷的气候，夏天的最暑热的气候，都是亢盛的气候。温和的气候就是春天的温暖气候、秋天的凉爽气候。因此说阴寒的气候达到了极点，就会引起阳热气候前来调和，气候就会逐渐转为温暖；阳热的气候达到了极点，阴寒的气候也会来调和，使气候逐渐转为凉爽。这就表现出《易经》之中"既济卦"的意象，也就是说，水能润下，火能炎上，水火互相制约，又互相弥补交融，不至于太过或者不及，是成功或者顺利的征兆。《周易·系辞》还说："神无方而《易》无体，一阴一阳之谓道。"意思是说，神灵不会停留在一个地方，《周易》的六十四卦变动不居，没有一定的形体；一个阴气与一个阳气，构成了世间的万物，也决定着万物的运动变化，这就是大自然的规律，也就是所谓的道。气候偏于阴冷，或者偏于阳热，都容易让人产生疾病，得到"既济"天象的气候，不会反过来让人产生疾病。假如出现春天气候寒冷，秋天的气候炎热，那是因为冬天与夏天的气候太过于偏盛所造成的，也就是"至而不去"。假如有的人受到春寒秋热的伤害，虽然可以发为疾病，也不会超出冬天伤寒、夏天中暑的程度，不可以说是瘟疫病。

假如属于夏天凉爽、冬天温暖的气候，就好像得到了春秋的温和气候，难道会因为这种温和气候反过来会让人产生疾病吗？因此说我们只见到有人伤寒、有人中暑，却从未见到有人被温和的气候所伤害，也未见到被清凉的气候所中伤。温暖和清凉的气候，不一定让人发病，又怎能说可以引发瘟疫呢？

【评介】

秋冬季节，寒凉之气当令，人们触冒寒凉之气，产生以发热为主证的热病是很常见的，也容易被人们理解。但是在春夏季节，温热之气适合万物生长，这种“生而无杀”的主气怎么能使人患热病呢？冬季有非时之暖，使人毛孔开泄，易于伤风受寒，此理人们易于接受；而冬天的温气直接使人致病，也难于让人理解。因此冬温、春温，气候异常，其始动因素虽然是温热，而真正给人体造成伤害的直接因素还是风寒。不然，很难解释外感热病初期，为什么会有恶寒证状。

古人对于外感热病病因的认识，汉代之前都主张温热病是伤于寒邪。前面我们说过《素问》热病、仲景伤寒、曹植疫气，其实是一物而三象，不是三类不同的病证，是古人在认识取向上的不同侧重点造成的。也就是说，《素问》重视外感热病的发热证状，仲景重视外感热病的得病原因，曹植看重外感热病的流行性危害，因此才有了三种不同的名称。

张凤逵《伤暑全书》将夏季的温热病，称为暑病；吴又可《温疫论》把流行的温热病，称为瘟疫；清代温病四大家，把一切温热病概括为四时温病。他们对温热病的命名，都反映了温热病的一个或几个方面，我们切不可因为其不同的名称，而将它们说成是不同的疾病。当然，每个古代医学家个人的医学经历有限，也不可能见到现代医学所说的各种传染病的全部，他们总结的规律也难适用于一切传染病；另外，同一种温热病在发病季节上的不同，病人体质各异，可以导致其在证候表现方面有很大区别，可以有风热、温热、湿热等不同表现形式。因此才有《难经》“伤寒有五”的广义伤寒学说，其实“伤寒”何止有五？《伤寒例》称伤寒有十，朱肱称伤寒有十二，吴又可称疫气之病各有异气。

古人试图区别不同的外感热病，但由于时代与科学发展水平的限制，不可能与现代的传染性和感染性疾病，在名称上一一对应。以现代医学的观点来看，“外感热病”包括了现代医学许多传染和感染性疾病，我们也不能据此就认定古人已经掌握了众多不同的传染性和感染性疾病具体而详细的区别。

相反，古人还是根据他们自己的见解，将众多不同的传染性和感染性疾病所共有的证候、发展变化规律、治疗的法则、方药，归结到一起，把它们概括成为一类病证。他们在命名这类外感热病时，或名之为热病，或名之为伤寒，或名之为瘟疫，或名之为温病。这是由于他们在认识上的细微区别，或者说他们的不同着重点，使他们命名成不同温热病的原因。

温热病因学说，使以发热为主的外感温热病，从病因到病证都统一于温热性质之上，比较好地解决了外感热病初期的辛凉解表的问题，对阐发温热病易于伤津耗液的病理机转，解释治疗过程中的清热解毒、育阴潜阳学说，也有重要的贡献。然而，“温热病因学说”容易引导人们过用寒凉，甚至在表证阶段就使用寒凉药，致使如孙思邈所说“汤药虽行，百无一效”，或者在外感热病的病程之中，过用寒凉，导致伤阳害胃。比如著名的金元四大家之一的刘河间，就曾经因为过用寒凉，而致病情缠绵难愈。外感热病的寒温病因学说，形成于不同历史时期，是由不同医家的不同认识形成的，它们各有自己的优缺点，“法无完法”，分则两失，合则两利。所以，寒温病因说的互相排斥，是在一定的历史条件下形成的，是一物三象，而非三种不同的疾病。进入到现代，中西医学互相结合，外感温热病的病因已完全有可能得以阐明。

【原文】

从春分以后至秋分节，天有暴寒者[1]，此皆时行寒疫也[2]。三月四月，或有暴寒，其时阳气尚弱，为寒所折[3]，病热犹轻。五六月，阳气已盛，为寒所折，病热为重。七八月，阳气已衰，为寒所折，病热亦微，其病与温暑相似，但有殊耳[4]。

正误：按四时皆有暴寒，但冬时感严寒杀厉之气，名伤寒，为病最重，其余三时寒微，为病亦微。又以三时较之，盛夏偶有些小风寒，所感之病更微矣。此则以感寒之重，病亦重而热亦重；感寒之轻，病亦轻而热亦轻[5]。是重于冬而略于三时，至夏而又略之[6]，此必然之理也。上文所言“三四月阳气尚弱，为寒所折，病热犹轻；五六月，其时阳气已盛，为寒所折，病热为重；七八月其时阳气已衰，为寒所折，病热更微”，此则反见夏时感寒为重，冬时感寒为轻，前后矛盾，于理大违[7]。又春夏秋三时，偶有暴寒所着，与冬时感冒相同，治法无二，但可名感冒，不当另立寒疫之名[8]。若又以疫为名，殊类画蛇添足。

【注释】

［1］天有暴寒者：自然界有突然来临的猛烈的寒冷气候。暴：又急又猛、凶恶残酷。

［2］此皆时行寒疫也：这都是按季节流行的寒性疫气病。

［3］为寒所折：被寒气闭塞折杀。

［4］其病与温暑相似，但有殊耳：寒疫所出现的病证，和温病暑病的表现相似，只是治疗有所区别。但有殊耳：《伤寒例》原文为“但治有殊耳”，于意更为完整。

［5］感寒之轻，病亦轻而热亦轻：感受的寒邪较轻，所产生的病证也轻，热势表现也轻。

［6］至夏而又略之：到了夏天的时候，所发的病证就更轻一些。略：简单，扼要，此引申为轻便。

［7］前后矛盾，于理大违：《伤寒例》的论述，前边与后边互相矛盾，在道理上是讲不通的。笔者认为，吴又可误解了《伤寒例》，“为寒所折”指人身体的阳气而言，夏季人体的肌肤疏松，汗孔开泄，只有很重的寒邪之气才能郁闭毛窍，让人发为热病。

［8］但可名感冒，不当另立寒疫之名：只能将这类热病命名为感冒，不应当另起一个寒疫的名称。

【译文】

《伤寒例》：从春分节之后到秋分节，自然界有突然来临的凶残的寒气，让人得病，这就是按季节流行的寒性疫气病。每年的三月四月份，有时候有突然来临的凶残的寒气，当时的自然界之中的阳气还比较弱，比较容易被寒气闭阻折杀，人们患的热病还比较轻。每年的五月六月份，自然界的阳气已经很强盛，这时被寒气所折服，所患的热病就比较严重。每一年的七月八月份，自然界的阳气已经衰退，这时被突然来临的寒气所折服，所患的热病也比较轻。寒疫所出现的病证，和温病暑病的表现相似，只是治疗有所区别。

吴又可正误：按说一年四季都会有突然来临的猛烈的寒气，但是冬季感受的寒气，名为“杀厉之气”，所患的病名叫伤寒，是病情最重的。其他的三个季节之中的寒气轻微，所引起的病证也比较轻。进一步把春夏秋三季相比较，盛夏季节偶尔有一些小的风寒袭来，感受之后引起的病证应当更轻微才是。这就是根据感受寒邪的轻重来决定，感寒邪重的，发热就严重；感受寒邪轻的，发热的情况也轻。这就是说，冬天的病证重，而春夏秋三季的病证就应当比较轻。三季之中夏季的病证就更轻一点，这是很自然的道理。前面《伤寒例》说：“每年的三月四月份，有时候有突然来临的凶残的寒气，当时的自然界之中的阳气还比较弱，比较容易被寒气闭阻折杀，人们患的热病还比较轻。每年的五月六月份，自然界的阳气已经很强盛，这时被寒气所折服，所患的热病就比较严重。每一年的七月八月份，自然界的阳气已经衰退，这时被突然来临的寒气所折服，所患的热病也比较轻。”根据《伤寒例》的观点，反而是夏季感受的寒邪最为严重，冬天感受寒邪却较轻，其论述前后矛盾，在道理上是讲不通的。《伤寒例》又说，春夏秋三季，偶尔被寒邪所伤害，其患的病证和冬季的感冒一样，治疗方法完全相同，只能将这类病命名为感冒，不应当另起一个寒疫的名称。假如用疫病命名，完全象是画蛇添足。

【评介】

《素问》《灵枢》在学术上主张“今夫热病者，皆伤寒之类也，”虽然认为热病的病因是伤寒，但是在命名疾病的时候，却只重视病证之热，而对病因之寒没有给予突出的地位。这也反映了“热病”的称谓，在来源上更古朴，因为发热的证候，既可以是病人的自觉症状，也可以是被医生检测到的体征，所以古人早就有热病的名称。

至于为什么“人之伤于寒也，则为热病”，《素问》并没有回答。《外台秘要》卷一转引晋代的《范汪论》云：“黄帝问于岐伯曰：人伤于寒而得病，何以反更为热？岐伯曰：极阴变阳，寒盛则生热，热盛则生寒。诸病发热恶寒，脉浮洪者，便宜发汗。当发汗而其人过失血，及大下利，如之何？岐伯答曰：数少与桂枝汤，使体润，漐漐汗才出。连日如此，自当解也。”这段论述不见于《素问》《灵枢》，范汪引自何处，抑或他假借黄帝与岐伯论答来阐发自己的医学主张，已不得而知。但其中岐伯“使用”桂枝汤，应当是汉代之后的事。

人伤于寒而为热病的机理，唐代王冰已有新的解释，他说：“寒毒薄于肌肤，阳气不得散发，而内怫结，故伤寒者反为热病。”王冰这一创见，被北宋伤寒学家韩祗和所继承，他在《伤寒微旨论》中，大倡“伤寒乃郁阳为患”，解表发汗全不用仲景麻黄汤、桂枝汤等辛温方药，而是自制辛凉清解方药，与王冰的学说体现出学术上的先后继承关系。

“郁阳为热”的理论，充分说明伤于寒邪只是发热的诱因，发热是肌体的抗病反应；发热不是寒邪的属性，伤寒不是寒病而是热病。

寒邪致病的严重性和广泛性，是广义伤寒学说产生的理论基础。《伤寒例》云：“伤于四时之气，皆能为病，以伤寒为毒者，以其最成杀厉之气也。”秋冬寒气主杀藏，其产生疾病的严重性，自然不同于主生长的春夏季节，古人用“寒毒”来形容寒邪的性质，这是古人看重伤寒的主要原因。

诸家温疫正误

【原文】

云岐子[1]：伤寒汗下不愈，过经[2]，其证尚在而不除者，亦为温疫病也。如太阳证，汗下过经不愈，诊得尺寸俱浮者，太阳温病也[3]。如身热、目痛、不眠，汗下过经不愈，诊得尺寸俱长者，阳明温病也；如胸胁胀满，汗下过经不愈，诊得尺寸俱弦者，少阳温病也；如腹满、咽干，诊得尺寸俱沉细，过经不愈者，太阴温病也；如口燥、舌干而渴，诊得尺寸俱沉细，过经不愈者，少阴温病也；如烦满、囊缩[4]，诊得尺寸俱微缓，过经不愈者，厥阴温病也。是故随其经而取之，随其经而治之。如发斑，乃温毒也[5]。

正误：按伤寒叙一日太阳、二日阳明、三日少阳、四日太阴、五日少阴、六日厥阴，为传经尽，七日复传太阳，为过经。云岐子所言伤寒过经不愈者，便指为温病，竟不知伤寒、温病，自是两途，未有始伤寒而终变为温病者。若果温病自内达外，何有传经[6]？若能传经，即是伤寒[7]，而非温病明矣。

【注释】

[1] 云岐子：元代医学家，张元素之子，名张璧，号云岐子，河北易水

人。著有《云岐子脉法》《伤寒保命集》《医学新说》等。

［2］过经：古人认为伤寒热病，按照“一日太阳，二日阳明，三日少阳，四日太阴，五日少阴，六日厥阴”的次序，每日传变一经的速度，依次传遍六经；然后，热病再依次衰退，直至痊愈。如果依次传变六经，甚至又传遍一次，仍然不愈，就称之为过经。“过经”语出张仲景《伤寒论》，如第105条云：“伤寒十三日，过经，谵语者，以有热也，当以汤下之。”123条云：“太阳病，过经十余日，心下温温欲吐，而胸中痛，大便反溏，腹微满，郁郁微烦，先此时自极吐下者，与调胃承气汤。”成无已注云：“伤寒十三日，再传经尽，谓之过经。”

［3］太阳温病：张仲景时代的温病，属于里热外发，没有太阳病的恶寒表证。《伤寒例》云：“从立春节后，其中无暴大寒，又不冰雪，而有人壮热为病者，此属春时阳气发于（外），冬时伏寒，变为温病。”可见此时的温病属于里热外发型的热病，初期没有表证，因此治疗上也就不会使用麻黄汤、桂枝汤来发汗解表。

［4］烦满、囊缩：心烦胸满，阴囊紧缩。《素问·热论》云：“六日，厥阴受之，厥阴脉循阴器而络于肝，故烦满而囊缩。”

［5］温毒：古病名，属于外感热病。《伤寒例》云：伤寒病“阳脉洪数，阴脉实大者，更遇温热，变为温毒。温毒为病最重也”。

［6］若果温病自内达外，何有传经：假如果然是温病从里向外表发散，怎么会有传经的现象发生呢？张仲景时代的温病，都是里热外发的伏气温病，没有表证。

［7］若能传经，即是伤寒：假如外感热病是按照六经传变的，那么它就是伤寒，而不是里热外发的温病。

【译文】

元代的云岐子张璧说：伤寒病经过发汗、泻下之后，仍然不能治愈，发病的十三天已经两次传遍了六经，属于伤寒病的“过经”，病人的证候还存在而不消除，这也许就是瘟疫病。比如有发热恶寒、头痛的太阳证候，经过发汗泻下，十三天以上已属于“过经”，仍然不能痊愈，诊脉时见到尺部脉与寸部脉都属于浮脉的脉象，这就是太阳温病。如果病人身体发热，眼目疼痛，不能睡眠，经过发汗、泻下之后，已经属于过经，仍然不能治愈，诊脉时出现尺部与寸部的脉象都属于长脉的脉象，这就是阳明温病。如果病人胸部与胁肋部出现发满作胀，经过发汗、泻下之后，已经属于过经，仍然不能治愈，诊脉时出现尺部与寸部的脉象都属弦脉的脉象，这就是少阳温病。如果病人出现腹部胀满，咽喉干燥，诊脉时出现尺部与寸部的脉象都是沉而细的脉象，已经属于过经，仍然不能治愈，这就是太阴温病。如果病人出现口腔干燥，舌头干燥，而且口渴，诊脉时出现尺部与寸部的脉象都是沉而细的脉象，已经属于过经，仍然不能治愈，这就是少阴温病。如果病人表现为心烦胸满，阴囊收缩，诊脉时出现尺部与寸部的脉象都是微而缓的脉象，已经属于过经，仍然不能治愈，这就是厥阴温病。因此说应当随着病人的经脉证候，进行相应的治疗。如果病人表现为皮肤出斑，这就是温毒病。

吴又可正误：按照《伤寒例》叙述说，伤寒病是按照“一日太阳，二日阳明，三日少阳，四日太阴，五日少阴，六日厥阴”的次序，每日传变一经的速度，依次传遍六经，第七天再一次传入太阳经，就叫做“过经”。云岐子张璧所说的伤寒病过经之后还不能治愈，就指定病人属于温病，竟然不知道伤寒病与温病，本来是两个病，没有一开始属于伤寒，而后来却变成了温病的。假如果然是温病，则从里向外表发散，怎么会有传经的现象发生呢？假如外感热病是按照六经传变的，那么它就是伤寒，而明摆着不是里热外发的温病。

【评介】

仲景时代的温病，其概念与后代是有区别的，这种区别是在漫长的历史时期中逐渐形成的。《伤寒论》云：“太阳病，发热而渴，不恶寒者，为温病。”“太阳病”三字，历代皆未参透其意，多把其理解为太阳病的提纲证，也就是“发热恶寒、头项强痛、脉浮”等症状的总称；也有的认为，太阳病本身就有恶寒，后文云“不恶寒”，显然是自相矛盾，所以“太阳病”应当是“阳明病”的误笔或错简。成无己《注解伤寒论》为仲景此条作注解时云：“发热而渴，不恶寒者，阳明也。”所以有人认为温病就是阳明病，比如陆九芝《世补斋医书》就持温病即是阳明病的观点。笔者认为，此处的“太阳病”三字，既不是太阳病的提纲证，也不是阳明病的错简，而是外感热病发病第一天之意，也就是“伤寒一日，巨（太）阳受之”的意思，是外感热病初起第一天的另一种说法。因为当时“日传一经”的学说，人人皆知，而且《伤寒论》之中也可以找到受“日传一经”影响的痕迹。

“恶寒”是太阳病的必备证候，“不恶寒”而发热，则是阳明病的特点，

“渴”是入里化热伤津之象，所以仲景对温病的定义，是没有表证的、里热外发型的外感热病。《伤寒例》对温病的发病情况作了更为细致的描述：“从立春节后，其中无暴大寒，又不冰雪，而有人壮热为病者，此属春时阳气，发于冬时伏寒，变为温病。”立春之后，天气转暖，冰雪消融，没有突然出现的寒气，患者也没有受凉，没有近期感寒的诱因，却突然出现“壮热为病”，这种没有恶寒表证的外感热病，就叫温病。它是一种里热外发型的伏气温病。

对于温病的治疗，仲景并没有明言，《伤寒论》虽然受《素问·热论》“日传一经”的影响，但是更重视辨证论治，笔者坚信仲景决不会用麻黄汤、桂枝汤去治疗“不恶寒”的里热外发型的温病；而且仲景见到“发热而渴”或是“壮热为病”的温病，其白虎汤、竹叶石膏汤、黄芩汤、大小柴胡汤等加减使用也势所必然。

温病学说发展至清代，对于温病的概念不遵仲景的定义，其含义已由伏气变为新感；由仅发于春季变为可泛发于四季；由里热外发变成由表入里；由治当清泄里热变为治当发汗泄表。此与伏气温病说的学术观点有了明显的区别，故可名为广义温病。

吴鞠通说：“仲景所云（温病）不恶风寒者，非全不恶风寒也。其先亦恶风寒，迨既热之后，乃不恶风寒耳。古文质简，且对太阳中风热时亦恶风寒言之，故不暇详耳。”吴鞠通承认仲景时代也有他说的几种温病，其区别只是他用温病的治疗方法进行治疗，而仲景、叔和却是用伤寒的方法进行治疗的。他的这一观点，与叶天士《温热论》所说如出一辙。叶天士《温热论》云：温病“辨卫气营血虽与伤寒同，若论治法则与伤寒大异也”。其实，事实上仲景伤寒与后世温病的区别，并不是像叶天士所说的那样水火不容。叶天士的卫气营血辨证，与仲景伤寒的六经辨证大致相似，都是表述外感热病由表入里、自轻而重的发展规律。所不同的是它们的治疗方法，尤其是表证的治疗方法表现为辛温与辛凉。当然，这种区别的形成，经历了一千多年的不懈探索。是辛凉解表法的成熟，催生了温病学派的诞生。

【原文】

汪云[1]：愚谓瘟与热，有轻重之分，故仲景云：若遇温气，则为温病，此叔和之言，非仲景论。更遇温热气，即为温毒，热比温尤重故也。但冬伤于寒，至春而发，不感异气，名曰温病，此病之稍轻者也。温病未已，更遇温气，变为温病，此病之稍重者也。《伤寒例》以再遇温气名曰温疫，又有不因冬伤于寒，至春而病温者，此特感春温之气，可名春温，如冬之伤寒、秋之伤湿、夏之中暑相同也。（按：《阴阳大论》[2]四时正气之序：春温、夏暑、秋凉、冬寒。今特感春温之气，可名春温，若感秋凉之气，可名秋凉病矣。春温可以为温病，秋凉独不可为凉病乎？以凉病似觉难言，勉以湿证搪塞，既知秋凉病有碍，反而思之，则知春温病殊为谬妄矣。）以此观之，是春之温病，有三种不同：有冬伤于寒，至春变为温病者；有温病未已，再遇温气，而为温病者；有重感温气，相杂而为温病者；有不因冬伤于寒，不因更遇温气，只于春时，感春温之气而病者。若此三者，皆可名为温病，不必各立名色，只要知其病原之不同也。

正误：凡病各有病因，如伤寒自觉触冒风寒，如伤食自觉饮食过度，各有所责。至于温病，乃伏邪所发，多有安居静养，别无他故，倏焉而病。询其所以然之故，无处寻思，况求感受之际且自不觉。故立论者或言冬时非节之暖，或言春之温气，或言伤寒过经不解，或言冬时伏寒，至春夏乃发，（按：[3]冬伤于寒春必病温，出自《素问》，此汉人所撰，晋王叔和又以述“伤寒例”，盖顺文之误也。）或指冬不藏精，春必温病。（此亦汉人所撰，但言斫丧致病，不言因邪致病。即使寓意邪气乘虚，实不言何使然。夫邪气乘虚，最是切当，然又有童男室女，以无漏之体，富贵享逸，以幽间之志，在疫亦未能免，事有不可执滞。）又见冬时之温病，与春夏之温疫，脉疾相同，治法无异。据云[4]：冬时即病为伤寒，今发于冬时，应作正伤寒，且又实是温病；既是温病，当发于春夏，而又何发于冬时？思之至此，不能无凝。乃觉前人所论难凭，务求所以然之故。既不可言伤寒，又不可言伏寒，即得以冬时非节之暖，牵合而为病。原不思严寒酷暑，因其锋利，人所易犯，故为病最重。至于温暖，乃天地中和之气，万物得之而发育，气血得之而融和，当其肃杀之令，权施仁政，未有因其仁政，而反蒙其害者。窃尝较之[5]，冬时未尝温暖，亦有温病，或遇隆冬，暂因温暖，虽有温病感温之由，亦无确据，此不过猜疑之说，乌足以为定论。或言感三春当令之温气为温病，夫春时，自应温暖，责之尤其无谓；或言温病后感温气，而为温病，正如头上安头[6]；或言伤寒汗下，过经不愈者为温病，则又指鹿为马。《活人》又以夏应暑而寒气折之[7]，责邪在心，为夏温；秋应凉而大热折之，责邪在肺，为秋温，辗转支离。陶氏又以秋感温气[8]，而为秋温，明是杂证，叙温者络绎[9]，议论者各别，言愈繁杂，而本源愈失，使学者反增亡羊之感[10]，与医道何补？

【注释】

[1] 汪云：汪机，字省之，号石山，生活于1463～1539年，安徽祁门人，为当地名医。著有《石山医案》《医学原理》《外科理例》《伤寒选录》等医书。

[2]《阴阳大论》：古医经著作。张仲景《伤寒杂病论·序》云："撰用《素问》《九卷》《八十一难》《阴阳大论》。"

[3] 按：这两段在"正误"之内的按语，似吴又可自己的夹叙夹议，也似后人所加，清初年希尧所注解的本子，也有这段按语，可见这一按语在很早的时候就有了。

[4] 据云：据汪机所云。汪机引用《伤寒例》的观点，冬天伤于寒邪，即病者为伤寒。

[5] 窃尝较之：私下里认真比较。窃：暗里、私自、私下，自谦语。

[6] 正如头上安头：就好像在人的头上再加一个头，实在不妥。

[7]《活人》：北宋朱肱著。朱肱字翼中，乌程（今浙江吴兴）人。公元1088年中进士，1114年被聘为医学博士，因曾为奉议郎，故人称朱奉议。他潜心研究仲景伤寒学术，于1108年写成《伤寒百问》，阐发仲景《伤寒论》中的证治。又于公元1118年，将《伤寒百问》重加校正，并增加附方，改名为《南阳活人书》，又名《类证活人书》，全书共为20卷，内容丰富，影响深远。

[8] 陶氏：陶华，字尚文，号节庵，浙江余杭人，生于公元1367年，长寿百余岁。治病有奇效，为一时名医，年七十余始著医学著作，号称《伤寒

六书》。计有：《伤寒明理续论》《伤寒琐言》《伤寒家秘的本》《伤寒一提金》《伤寒刹车槌法》《伤寒证脉截江网》。除《伤寒明理续论》是对成无己《伤寒明理论》的补充和阐发之外，其余五种都是陶华研究仲景伤寒学说的心得之作，虽内容上互相有所重复，但皆能发前人之未发，流行颇广，影响深远。

[9] 叙温者络绎：述说温病的人，前后相接，连续不断。络绎：前后相接，连续不断。

[10] 使学者反增亡羊之感：使学习的人反而增加了不知所措的感觉。亡羊：即“歧路亡羊，不知所之”的缩语，故事说，有人寻找丢失的羊只，在岔路口处，不知该顺哪一条道路去寻找。

【译文】

汪机：我认为瘟疫与热病，存在着病情轻与病情重的差别，所以张仲景说，若遇到温气，就变为温病（原书小注：此是王叔和的话，不是张仲景的论述）；更进一步遇到温热的气候，就成为温毒的病证。这是因为热病比温病更严重。但是冬天受到寒邪的伤害，到了春天发病，没有再感受其他的邪气，这种病的名称就叫温病。这是温病之中较为轻浅的一种。温病的病证还没有痊愈，又进一步遇到温气的伤害，此病也为温病，是比前一种重一些的温病。《伤寒例》说再一次遇到温气，病的名称就叫温疫。又有一种不是冬天感受寒邪，只是在春天里自己发生了温病，这是专门感受了春天的温气而发的疾病，可以叫做春温，这就和冬天的伤寒、秋天的伤于湿邪、夏天的中暑是一样的情况。（吴又可原按：《阴阳大论》说四季的正常气候的顺序是：春天温和，夏天暑热，秋天凉爽，冬天寒冷。现在特别地感受了春天的温气，可以称其为春温，假如感受了秋天的凉爽气候，就可以称其为秋凉病了？春温可以说是温病，秋凉怎么不可以说是凉病呢？认为凉病的名称不好说，就勉强说成是湿病来搪塞人们。既然知道凉病不恰当，反过来想一想，就应该知道温病的名称也是更加荒谬的称呼。）由此看来，这春天的温病，有三种不同的情况：有的属于冬天伤于寒邪，到了春天成为温病；有的病人属于患温病还没有痊愈，又一次遇到温气伤害，仍然成为温病；有的属于重复感受温气，互相夹杂成为温病。有的病人属于不是冬天感受寒邪，也不是在春天进一步遇到温气的伤害，只是在春天感受了当时的温气而发病，成为温病。像这样的三种情况，都可以称为温病，没有必要分别取一个病名，只要了解它们的受病原因不相同就行了。

吴又可正误：凡是疾病都有患病的原因，比如伤寒病人，自己可以感觉到曾经受到风寒的侵害；伤于饮食的病人，自己也可以知道曾经饮食过多，超过平常的限度。这两种情况，都有可以追究的病因。至于说到温病，这是由于体内的伏藏的邪气向外发动，大多数情况是在安静的居住条件下，静养心神的时候起病，找不到其他的原因，忽然之间就发起病来。询问病人为什么会患病，病人也没有值得记述的诱因，况且直到发病的当时，病人一点预兆也没有出现。所以说创立理论的人们，有的说是受到了在冬天出现的、不正常的温暖气候的伤害；有的说是春天的温气伤害；有的说是由于伤寒病，"过经"之后还不能痊愈，转为温病；有的说是由于冬天的寒气伏藏在人的体内，到了春天才发为温病；（原按语：冬天感受寒邪，春天必定患温病的说法，出于《素问》之中，这是汉代的人写的书，王叔和又把这个观点拿来写进《伤寒例》之中，这大概就是顺文演绎造成的错误吧。）有的认为，冬天不能储存精气，春天必定会发生温病。（原按语：这也是汉代人所写的东西，只提到房事劳累伤精过多，造成温病，而不提邪气造成疾病的事。即便是这种说法之中有寓意，暗指邪气趁着人体精气空虚的机会，侵入人体，也不提是什么邪气侵入的。要说邪气乘虚进入人体，是最为适当的说法。当然有的是还没有结婚的童男子、还没有出嫁的室女，尽管他们的肾精还没有泄漏、亏损，他们的家庭又是有钱有势，本人也正在安享闲在舒适，用安闲的心态处世，在患瘟疫的时候也不能幸免，所以说不能限定于邪气乘虚进入人体的说法。）又可以见到，冬天的温病和春天、夏天的瘟疫病在脉象与证候上相同，治疗方法也没有区别。根据汪机所说，冬天伤于寒邪，当即发病的就是伤寒，现在就是在冬季发病，本来属于真正的伤寒病，但是他的文字描写的却是温病；既然是温病，就应当在春夏季节发病，怎么会发于冬季呢？

我想到这些问题，不能没有疑问。于是觉得前人的论述难于完全相信，一定要寻求这些出现问题的原因。既然不能称其为伤寒病，又不能说是伏藏的寒邪引起的病证，只能说是冬天的不正常的温暖的气候作祟，这样勉强地解释为什么使人患病。却不想想，冬天的严寒、夏天的酷暑，由于它们的性质十分酷烈，人们也容易冒犯它们，严寒与酷暑造成的疾病，在病情上也应当是最为严重的。至于温暖的气候，这正是自然界之中最温和的气候，万物得到它就发芽孕育，人的气血得到它就和谐顺畅，在实行严寒肃杀的季节，暂时实行仁慈的政令，从未见过由于实行仁政，却造成了人们蒙受灾害的情况。我私下里认为，冬天即使不曾气候温暖，也可以有患温病的人；有的时候在隆冬季节，暂时有一股温暖的气候，尽管有了感受温气的理由，也没有确凿的证据可以认定，伤于冬温之气的说法只不过是一种猜测而已，不能形成确定无疑的论断。有的人说感受了春三月的温气，可以称为温病，其实春天，本来就应当温暖，把患病的罪责推到它身上，尤其是难于服人；有的(《伤寒例》）说温病之后又感受温气，其病证属于温病，这就像人的头上又安上一个头一样，多此一举。有的说伤寒病用过汗法和下法，长期不愈属于“过经”，这也叫做温病，完全是错误地指鹿为马的行为。朱肱的《南阳活人书》之中，又提到夏天本来应当暑热，却受到寒邪的折杀，病邪侵犯心脏，病名叫夏温；秋天的气候应当清凉，却受到大热气候的折杀，病邪侵犯肺脏，病名叫秋温。这些说法，弯曲饶舌，支离破碎。陶华的《伤寒六书》又提出，秋天感受温气，就成为秋温病，这明摆着是杂病证候，却被当成了温病。叙述温病的人前后络绎不绝，他们所发表的议论各具特色，五花八门，言论越是头绪不清，温病的本来的原因就越是混乱不堪，让后来的学者更加迷茫，不知何去何从，这对于阐明医学的道理有什么帮助呢？

【评介】

吴又可的外感热病学说，受到后世的重视，其后不久的周扬俊在关于瘟疫的论述中，较多地继承了吴又可的学说，著成了《温热暑疫全书》。周扬俊以“疫病方论、但表不里、但里不表、表而再表、表里分传、再表再里、先表后里、先里后表、表证偏盛、里证偏盛、大头瘟、捻颈瘟、瓜瓤瘟、杨梅瘟、疙瘩瘟、绞肠瘟、软脚瘟、疫病论”等为题，阐发瘟疫病的证治，足见吴又可的影响很深。当然周扬俊对前人的学说，有继承也有扬弃，比如他对于发于春季的温病，就提出了不同于喻嘉言的认识：温病“所伤者寒也，所病者温也，所伏者少阴也，所发者少阳也。故病必有阳而无阴，药必用寒而远热，黄芩汤其主治也。则嘉言之论温，有阴有阳，如伤寒三阴经可用辛热者。予曰：否、否！不然也”。周扬俊这样认为是有其理论依据的，所以他说：“冬伤于寒，春必温病，是言所感者本寒也。王叔和云：‘从立春节后其中无暴大寒，又不冰雪，有人壮热为病者，此属春时阳气发外，冬时伏寒，变为温病。’此亦明言寒也，‘变’字大妙。嘉言以为非，予独以为确。”喻嘉言坚持错简学说，对王叔和持有偏见，当然也就不会肯定王叔和的创见，周扬俊并不因人废言，所以其说能超越前人。

周扬俊对于冬温病机的解释，也能发前人所未发，他说：“冬为藏精之时，惟逆冬气，遂使少阴之经气不闭，复遭非时之暖，致令开泄，忽然严寒骤返，不免受伤。故受伤者，仍是寒邪也。”春天发病的温病，仲景云其“发热而渴，不恶寒者为温病”，周扬俊解释说：“曰不恶寒，明无表证也。则其热自内出，无外邪郁之也。”

周扬俊直指前人的过失，也不是为了标新立异，他说：“愚性甚拙，何敢好议先贤，但以为必如此，方与冬温两不相阻，且与仲景论温热，必推本始，动曰伤寒之旨无悖云耳”。的确，王安道、陶华、周扬俊等医家大都遵循仲景关于温病初期“不恶寒”的观点，这种情况不久就发生了改变，到了所谓“温病四大家”出现的时候，仲景的温病定义便不再具有约束力了。对于发于夏季的热病，周扬俊也注意尊重仲景的学说，他说：“热病皆伤寒伏邪也，至发则但热矣。乃仲景仍以伤寒揭之者，所谓‘乐，乐其所自生’，《礼》不忘其本也。”

【原文】

《活人书》云：夏月发热，恶寒，头痛，身体肢节痛重，其脉洪盛者，热也。冬伤于寒，因暑气而发为热病，治热病与伤寒同，有汗宜桂枝汤，无汗宜麻黄汤。如烦燥，宜大青龙汤。然夏月用药须带凉，不可大温，桂枝、麻黄、大青龙须识加减。夏至前，桂枝加黄芩。夏至后，桂枝、麻黄、大青龙加知母、石膏，或加升麻。盖桂枝、麻黄性热，地暖处非西北之比，夏月服之，必有发黄斑出之失。热病三日外，与前汤不瘥，脉势仍数，邪气犹在经络，未入脏腑者，桂枝石膏汤主之。此方夏至后，代桂枝证用。若加麻黄，可代麻黄青龙汤证也。若三月至夏为晚发伤寒，栀子升麻汤，亦暂用之。（王宇泰[1]述万历癸卯[2]，李氏之婿，应举南下，时方盛暑，病伤寒，一大学生[3]，新读仲景书，自谓知治，投以桂枝汤，入腹即毙。大抵麻黄桂枝二汤，隆冬正伤寒之药，施之于温病不可，况于热病乎？）

正误按：《活人》以温热病，用桂枝、麻黄，虽加凉药，终未免发散之误，不危幸也，岂止三日外，与前汤不瘥，脉势仍数而已哉？至此尚然不悟为半里之证，且言邪气犹在经络，仍用桂枝石膏汤，至死无悔。王宇泰非之甚当，是以不用麻黄、桂枝，贤于《活人》远矣。究竟不识温热之源，是以不知用药耳。

【注释】

［1］王宇泰：王肯堂，字宇泰，号损庵，又自号念西居士，生活于1549~1613年，江苏金坛人。著有《证治准绳》《医论》《医辨》等著作。

［2］述万历癸卯：说是明代万历纪年癸卯年，也就是公元1603年。

［3］一大学生：一个太学生。大学：就是太学，我国古代在京城设立的最高学府。

【译文】

北宋朱肱所著的《南阳活人书》说：夏天的时候病人发热，怕冷憎寒，头部疼痛，身体的四肢关节沉重疼痛，病人的脉象洪大而有力，这就是热病。冬天里感受了寒邪，在夏天由于暑气的蒸腾就发为热病。治疗热病和治疗伤寒病一样，病人有汗出就使用桂枝汤，病人不出汗就使用麻黄汤。如果病人烦躁不安，应当使用大青龙汤进行治疗。但是在夏天使用这几首方药，应当使方药偏于凉性，不能过分温热，桂枝汤、麻黄汤、大青龙汤的使用，应当知道它们的加减法。在夏至之前，用桂枝汤，应当加黄芩；在夏至之后使用桂枝汤、麻黄汤、大青龙汤，应当加上石膏、知母，或者加上升麻。总括地说起来，桂枝汤、麻黄汤的药性偏热，地势比较温暖的南方与西北比较寒冷的情况不同，夏天服用它们的原方剂，必定会发生病人身目发黄、斑出的情况。得热病在三天以上，给予上述三方不能获效，脉搏仍然属于数脉的脉象，邪气还在经络之中，还没有进入脏腑的，应当使用桂枝石膏汤进行治疗。桂枝石膏汤这个药方，在夏至之后，代替桂枝汤使用。桂枝石膏汤加上麻黄，可以用于麻黄汤证、青龙汤证的治疗。假如三月份至夏天的时候，属于晚期发病的伤寒病，栀子升麻汤也可以暂时使用。（明代的王肯堂说，万历纪年癸卯年，也就是公元1603年，一个李姓的女婿，参加科举考试到南方去，当时正是夏天最暑热的天气，患了伤寒病。一个在太学上学的太学生，刚读过张仲景的《伤寒论》，自告奋勇地说知道如何治疗，给病人使用了桂枝汤，药物进到肚子里病人就死了。大概麻黄汤、桂枝汤是治疗严冬季节典型伤寒的药物，用于春季温病是不对的，更不用说是夏季的热病了。）

吴又可正误：朱肱《南阳活人书》，用桂枝汤、麻黄汤治疗春夏季节的温病、热病，虽然在其中加上凉药，总之属于发散的药物，未免有错误在其中，不造成病人的危重情况，已经是非常幸运的了，岂能够在病人患病三天以上，服用了麻黄汤、桂枝汤却不见好转的情况之下，脉搏仍然属于数脉的时候，还继续使用吗？在这个时候还不醒悟过来，本是半在表半在里的证候，还说邪气仍然在经络之中，仍然使用桂枝石膏汤治疗，直到病人死亡也不悔悟。王肯堂批评的很对，因此不使用麻黄汤、桂枝汤治疗，比《南阳活人书》强得远啦。终究是没有弄清温病热病的患病原因，因此不知道正确的用药方法。

【评介】

朱肱《类证活人书》云："夏至以前发热恶寒，头疼身体痛，其脉浮紧，此名温病也。春月伤寒谓之温病。冬伤于寒，轻者夏至以前发为温病。"这里朱肱将庞安常《伤寒总病论》的温病"其病与冬时即病候无异"的观点，明确表示为"发热恶寒，头疼身体痛，其脉浮紧，此名温病也。春月伤寒谓之温病。"是直接提出温病有恶寒表证的最早记述，寒温关系复杂化约从此发端。清初名医汪琥的《伤寒论辨证广注》认为朱氏不解仲景书旨，误出谬说。他说："此直是春月伤寒，何得云冬伤于寒，至春始为温病邪？其言不顺。"

朱肱还吸收了庞安常将仲景《伤寒论》的麻黄汤、桂枝汤、青龙汤中加上寒凉药，变辛温解表之方为辛凉解表之剂的经验，他在《类证活人书》中说："桂枝汤，自西北二方居人，四时行之，无不应验。自江淮间地偏暖处，唯冬及春初可行。自春末及夏至以前，桂枝证可加黄芩半两（原文小注：阳旦汤是也）。夏至后，有桂枝证，可加知母一两、石膏二两，或加升麻半两。若病人素虚寒者，正用古方，不在加减也。"这种做法使张仲景的古方得以新用，变辛温为辛凉，实有贡献在其中。

朱氏关于温病有恶寒表证的观点，被南宋名医郭雍继承并加以阐发，提出新感温病论。他在《仲景伤寒补亡论》中说："假令春时有触冒，自感风寒而病发热恶寒、头痛、身体痛者，即非伤寒，又非疫气，不因春时温气而名温病，当何名也？如夏月之疾，由冬感者为热病，不由冬感者为暑、为暍，春时亦如此。"郭氏在提出春季新感风寒温病说时，对伏气温病说也未持排斥态度，他说："医家论温病多误者，盖以温病为别一种。不思冬伤于寒，至春发者谓之温病；不伤寒而春自感风寒温气而病者，亦谓之温；及春有非常之气中人为疫者，亦谓之温。三者之温自有不同也。"显然郭氏认为发于春季的外感热病，无论由于伏气、新感或时邪，均谓之温病。其区分伤寒和温病，仅以发病季节不同，并不以证候特征为据，致使温病与伤寒的关系复杂化。

【原文】

春温

《活人书》曰：春应温而清气折之，责邪在肝，或身热头疼，目眩呕吐，长幼率相似，升麻葛根汤、解肌汤、四时通用败毒散。

陶氏曰[1]：交春后，至夏至前，不恶寒而渴者，为温病。用辛凉之药微解[2]，不可误汗误下，须当识此。表证不与正伤寒同法，里证治法同[3]。

夏温

《活人书》曰：夏应暑而寒气折之，责邪在心，或身热头疼，腹满自利，长幼率相似，理中汤、射干汤、半夏桂枝汤。

陶氏曰：交夏至，有头疼发热，不恶寒而渴，此名温病。愈加热者为热病。止用辛凉之药解肌，不宜大汗，里证见者，急攻下，表证不与正伤寒同法，里证治法同。

秋温

《活人书》曰：秋应凉，而大热折之，责邪在肺，湿热相搏，民病咳嗽，金沸草散、白虎加苍术汤。病疸发黄，茵陈五苓散。

陶氏曰：交秋至霜降前，有头疼发热，不恶寒，身体痛，小便短者，名湿病。亦用辛凉之药，加疏利以解肌，亦不宜汗，里证见者，宜攻下，表证不与正伤寒同。

冬温

《活人书》曰：冬应大寒，而反大温折之，责邪在肾，宜葳蕤汤。

丹溪曰[4]：冬温为病，非其时，有其气者，冬时伤寒，君子当闭藏，而反发泄于外，专用补药带表药。

正误按：西北高厚之地，风高气燥，湿证希有。南方卑劣湿之地，更遇久雨淋漓，时有感湿者。在天地或时久雨，或时亢旱，盖非时令所拘，故伤湿之证，随时有之，不待交秋而后有也。推节庵之意[5]，以春为温病，至夏为热病，至秋似不可复言温热，然至秋冬，又未免温病，只得勉以湿证抵搪。且湿为杂证，更不得借此混淆。惟其不知温病，四时皆有，故说到冬时，遂付之不言。宇泰因见陶氏不言，乃引丹溪述非其时有其气，以补冬温之缺，然则冬时交错之气，又不可以为冬温也。《活人》但言四时之温，盖不知温之源，故春责清气，夏责寒气，秋责热气，冬责温气，殊不知清、温、寒、热，总非温病之源。复以四气专令之藏而受伤，不但胶柱鼓瑟[6]，且又罪及无辜矣[7]。

【注释】

[1] 陶氏曰：陶华说。陶华：字尚文，号节庵，浙江余杭人，生于公元1367年，长寿百余岁。治病有奇效，为一时名医，年七十余始著医学著作，号称《伤寒六书》。计有：《伤寒明理续论》《伤寒琐言》《伤寒家秘的本》《伤寒一提金》《伤寒刹车槌法》《伤寒证脉截江网》。

[2] 用辛凉之药微解：使用辛凉解表的药物，轻清解表。

[3] 表证不与正伤寒同法，里证治法同：温病的表证治疗方法以辛凉为主，与经典的伤寒解表以辛温为主不同；温病的里证与伤寒的里证，治疗方法完全相同。

[4] 丹溪曰：朱丹溪说。朱丹溪：名震亨，字彦修，生活于公元1281～1358年，著《格致余论》等，倡导“阳常有余，阴常不足”的论点，从内伤立论阐发阴虚病机。

[5] 推节庵之意：推想、猜测陶华的意思。

[6] 胶柱鼓瑟：用胶粘住调瑟的柱子，便不能调整音色的高低。比喻固执拘泥，不知变通。

[7] 罪及无辜：治罪牵涉到没有罪的人，或者给无罪的人罗织罪名。辜：罪。

【译文】

春温病

北宋朱肱《类证活人书》说：春天应当气候温暖，却出现清凉的气候来干涉它，人体容易受到邪气的侵犯，这与肝有关。或者出现身体发热，头部疼痛，视物旋转头晕呕吐，年老的与年幼的人的病证都相同，应当用升麻葛根汤、解肌汤进行治疗，春夏秋冬四季都可以使用败毒散治疗。

明代陶华说：立春之后到夏至之前，病人不怕冷恶寒，反而口渴，这就是温病。使用辛凉解表的药物，轻清解表即可，不能错误地使用汗法、下法，必须牢记这一点。温病的表证治疗方法以辛凉为主，与经典的伤寒解表以辛温为主不同；温病的里证与伤寒的里证，治疗方法完全相同。

夏天的温病

朱肱《类证活人书》说：夏天应当出现暑热的气候，却出现了寒冷的气候来改变它，人体容易受到邪气的侵犯，这与心主夏气有关。有的出现身体发热，头部疼痛，腹部胀满，泻利便溏，年老的与年少的病证都相同，应当使用理中汤、射干汤、半夏桂枝汤进行治疗。

明代陶华《伤寒六书》说：到夏至之后，有病人头痛，身体发热，不怕冷恶寒，而且口渴，这就是温病。热势更高的就叫热病。只能使用辛凉的药物，解肌散邪，不应当发汗太多，见到里证的情况，赶紧使用泻下攻里的药物。病人即使有表证，也不能和冬天的典型伤寒使用相同的治疗方法，而治疗里证可以与伤寒一样。

秋天的温病

朱肱《类证活人书》说：秋天的气候应当清凉，却出现了很热的气候来影响，人体容易受到邪气的伤害，这与肺气通于秋有关。湿邪与热邪互相搏结，人们就容易出现咳嗽的病变，应当使用金沸草散、白虎加苍术汤进行治疗。如果属于黄疸病而身目发黄，就应当使用茵陈五苓散治疗。

明代陶华《伤寒六书》说：到了秋天的霜降之前，有的病人出现头部疼痛，身体发热，不怕冷恶寒，身体疼痛，小便短赤，这样的病证叫湿病。也应当使用辛凉的药物治疗，再加上疏散利气的药物，用来解肌散邪，也是不应当过分发汗，如果有里证出现，应当使用泻下的治疗方法，而表证的治疗方法与冬季的典型伤寒不同。

冬天的温病

朱肱《类证活人书》说：冬天气候应当很寒冷，反而出现了很温暖的气候影响它，人体容易受到邪气的伤害，这与肾气通络有关。应当使用葳蕤汤进行治疗。

朱丹溪说：冬温这个病，是由于在冬天里出现了不应出现的温暖气候，造成疾病。冬天的时候伤于寒邪，有修养的人在冬天应当闭密、潜藏精气的时候，却使精气因温暖而发泄于外，治疗时专门使用补益的药物，兼用解表的药物。

吴又可正误：西北方属于天高地厚的地区，风大气候也干燥，患湿证的病人是很少的。南方属于低洼潮湿的地方，再加上长时间下雨淋漓不断，时常会有感受湿邪的人。在自然界之中，有的时候经常下雨，有的时候长时间干旱，总之人不能被气候限定，所以说伤于湿邪的病证，经常会遇到，不必在立秋之后才会出现。

按着陶华的意思推测，把春天发作的叫温病，到了夏天就称为热病，在到了秋天与冬天的时候，似乎不应当叫温病或者热病了，然而在秋天与冬天的季节里，却又少不了温病，只好勉强拿湿证搪塞、充数。何况湿证本来属于杂病的证候，更是不能借用过来蒙混的。只是他不知道温病的证候，一年四季都会有，所以说到冬季的时候，就不做声了。王肯堂由于见到了陶华在冬季温病上的默不作声，就引用朱丹溪的有关论述，说冬天出现了非时之气的话，用来补陶华不说冬温的空缺。但是，冬天出现的错杂的气候，也不能说是冬温的原因。

朱肱《类证活人书》只说四季之中的温病，大约并不知道温病的原因，所以说春天应当责怪气候清冷，夏天应当责怪气候寒冷，秋天应当责怪气候太热，冬天应当埋怨气候太温暖，一点也不了解清凉、温暖、寒冷、暑热，它们并不是温病的病原；并进一步把四气主令的脏腑，说成是受伤害的对象。这不仅仅是不知变通的拘泥做法，而且进一步错怪了无辜的脏腑。

【评介】

龚绍林曰："伤寒瘟疫，本是两途，病原不同，治法亦异。伤寒乃天地之常气，温疫乃天地之邪气。伤寒由外而传内，以发散为主。温疫由中而达表，以清疏为先。伊古以来，纷纷议论，每多荒唐，有以伤寒而误认为温疫者，并多以温疫而误认为伤寒者，求其认证的确，制方恰当者，不少概见。所以今之医者，临斯二症，往往指鹿为马，误治而致死者，不可胜数。医家不知前人之误，见病转剧，语病者曰：吾遵前人之法以治之也，并未稍误。病家不知医家之误，药到病殂，反慰医者曰：是遵前人之法以治之也，并非误死，莫非命也。夫谁知医者，为前人所误，病家为医家所误者哉！今得吴师将前人之误而一正之，则伤寒温疫，了如指掌，医者细心体之，庶不致于误人矣。"